中国康复医学会"康复医学指南"丛书

儿童常见疾病康复指南

主　　编　李晓捷
副 主 编　唐久来　马丙祥　姜志梅
常务编委　（按姓氏笔画排序）
　　　　　王家勤　朱登纳　杜青　李恩耀　肖农　吴建贤
　　　　　宋虎杰　陈翔　陈光福　庞伟　郑宏　高晶
　　　　　唐亮　黄真　曹建国　梁兵
主编助理　张建奎

人民卫生出版社
·北京·

图书在版编目（CIP）数据

儿童常见疾病康复指南 / 李晓捷主编 . —北京：
人民卫生出版社，2020.11（2021.11重印）
ISBN 978-7-117-30702-4

Ⅰ.①儿… Ⅱ.①李… Ⅲ.①小儿疾病-常见病-康
复医学-指南 Ⅳ.①R720.9-62

中国版本图书馆 CIP 数据核字（2020）第 199800 号

人卫智网	www.ipmph.com	医学教育、学术、考试、健康，
		购书智慧智能综合服务平台
人卫官网	www.pmph.com	人卫官方资讯发布平台

儿童常见疾病康复指南
Ertong Changjian Jibing Kangfu Zhinan

主　　编：李晓捷
出版发行：人民卫生出版社（中继线 010-59780011）
地　　址：北京市朝阳区潘家园南里 19 号
邮　　编：100021
E - mail：pmph @ pmph.com
购书热线：010-59787592　010-59787584　010-65264830
印　　刷：北京盛通商印快线网络科技有限公司
经　　销：新华书店
开　　本：787 × 1092　1/16　印张：16
字　　数：399 千字
版　　次：2020 年 11 月第 1 版
印　　次：2023 年 10 月第 3 次印刷
标准书号：ISBN 978-7-117-30702-4
定　　价：78.00 元

打击盗版举报电话：**010-59787491　E-mail：WQ @ pmph.com**
质量问题联系电话：**010-59787234　E-mail：zhiliang @ pmph.com**

编委（按姓氏笔画排序）

丁　利（浙江大学医学院附属儿童医院）

马丙祥（河南中医药大学第一附属医院）

王家勤（新乡医学院第三附属医院）

付桂兵（深圳市儿童医院）

包新华（北京大学第一医院）

朱登纳（郑州大学第三附属医院）

刘玉堂（陕西中医药大学附属西安中医脑病医院）

刘福云（郑州大学第三附属医院）

关丽君（沈阳市儿童医院）

许　毅（浙江大学医学院附属第一医院）

许晓燕（安徽医科大学第一附属医院）

孙　颖（海南省妇女儿童医学中心）

杜　青（上海交通大学医学院附属新华医院）

李文竹（北京大学第一医院）

李晓捷（佳木斯大学附属第三医院）

李恩耀（郑州大学第五附属医院）

李海峰（浙江大学医学院附属儿童医院）

杨　红（复旦大学附属儿科医院）

肖　农（重庆医科大学附属儿童医院）

吴　德（安徽医科大学第一附属医院）

吴建贤（安徽医科大学第二附属医院）

邱久军（深圳市妇幼保健院）

何　侃（南京特殊教育师范学院康复科学学院）

余永林（浙江大学医学院附属儿童医院）

余亚兰（陕西中医药大学附属西安中医脑病医院）

宋虎杰（陕西中医药大学附属西安中医脑病医院）

张建奎（河南中医药大学第一附属医院）

张洪宇（中山大学附属第一医院）

陈　波（中国人民武装警察部队浙江省总队医院）

陈　翔（温州医科大学附属第二医院）

陈　楠（上海交通大学医学院附属新华医院）

陈光福（深圳市第二人民医院）

陈艳妮（西安交通大学附属儿童医院）

林　莉（重庆医科大学附属儿童医院）

罗飞宏（复旦大学附属儿科医院）

周　璇（上海交通大学医学院附属新华医院）

庞　伟（佳木斯大学附属第三医院）

郑　宏（河南中医药大学第一附属医院）

姜志梅（佳木斯大学附属第三医院）

高　晶（淮安市妇幼保健院）

郭　津（佳木斯大学附属第三医院）

郭岚敏（佳木斯大学附属第三医院）

唐　亮（上海市儿童医院）

唐久来（安徽医科大学第一附属医院）

黄　艳（山东大学齐鲁儿童医院）

黄　真（北京大学第一医院）

曹建国（深圳市儿童医院）

商淑云（沈阳市儿童医院）

梁　兵（苏州工业园区博爱学校）

董关萍（浙江大学医学院附属儿童医院）

中国康复医学会"康复医学指南"丛书

序言

受国家卫生健康委员会委托,中国康复医学会组织编写了"康复医学指南"丛书(以下简称"指南")。

康复医学是卫生健康工作的重要组成部分,在维护人民群众健康工作中发挥着重要作用。康复医学以改善患者功能、提高生活质量、重塑生命尊严、覆盖生命全周期健康服务、体现社会公平为核心宗旨,康复医学水平直接体现了一个国家的民生事业发展水平和社会文明发达程度。国家高度重视康复医学工作,近年来相继制定出台了一系列政策文件,大大推动了我国康复医学工作发展,目前我国康复医学工作呈现出一派欣欣向荣的局面。康复医学快速发展迫切需要出台一套与工作相适应的"指南",为康复行业发展提供工作规范,为专业人员提供技术指导,为人民群众提供健康康复参考。

"指南"编写原则为,遵循大健康大康复理念,以服务人民群众健康为目的,以满足广大康复医学工作者需求为指向,以康复医学科技创新为主线,以康复医学技术方法为重点,以康复医学服务规范为准则,以康复循证医学为依据,坚持中西结合并重,既体现当今现代康复医学发展水平,又体现中国传统技术特色,是一套适合中国康复医学工作国情的"康复医学指南"丛书。

"指南"具有如下特点:一是科学性,以循证医学为依据,推荐内容均为公认的国内外最权威发展成果;二是先进性,全面系统检索文献,书中内容力求展现国内外最新研究进展;三是指导性,书中内容既有基础理论,又有技术方法,更有各位作者多年的实践经验和辩证思考;四是中西结合,推荐国外先进成果的同时,大量介绍国内开展且证明有效的治疗技术和方案,并吸纳中医传统康复技术和方法;五是涵盖全面,丛书内容涵盖康复医学各专科、各领域,首批计划推出66部指南,后续将继续推出,全面覆盖康复医学各方面工作。

"指南"丛书编写工作举学会全体之力。中国康复医学会设总编写委员会负总责,各专业委员会设专科编写委员会,各专业委员会主任委员为各专科指南主编,全面负责本专科指南编写工作。参与编写的作者均为我国当今康复医学领域的高水平专家、学者,作者数量达千余人之多。"指南"是全体参与编写的各位同仁辛勤劳动的成果。

"指南"的编写和出版是中国康复医学会各位同仁为广大康复界同道、

为人民群众健康奉献出的一份厚礼,我们真诚希望本书能够为大家提供工作中的实用指导和有益参考。由于"指南"涉及面广,信息量大,加之编撰时间较紧,书中的疏漏和不当之处在所难免,期望各位同仁积极参与探讨,敬请广大读者批评指正,以便再版时修正完善。

衷心感谢国家卫生健康委员会对中国康复医学会的高度信任并赋予如此重要任务,衷心感谢参与编写工作的各位专家、同仁的辛勤劳动和无私奉献,衷心感谢人民卫生出版社对于"指南"出版的高度重视和大力支持,衷心感谢广大读者对于"指南"的关心和厚爱!

百舸争流,奋楫者先。我们将与各位同道一起继续奋楫前行!

中国康复医学会会长

方国恩

2020 年 8 月 28 日

中国康复医学会"康复医学指南"丛书
编写委员会

中国康复医学会"康复医学指南"丛书

目录

30. 精神疾病康复指南	主编	贾福军		
31. 生殖健康指南	主编	匡延平		
32. 产后康复指南	主编	邹 燕		
33. 疼痛康复指南	主编	毕 胜		
34. 手功能康复指南	主编	贾 杰		
35. 视觉康复指南	主编	卢 奕		
36. 眩晕康复指南	主编	刘 博		
37. 听力康复指南	主编	周慧芳		
38. 言语康复指南	主编	陈仁吉		
39. 吞咽障碍康复指南	主编	窦祖林		
40. 康复评定技术指南	主编	恽晓萍		
41. 康复电诊断指南	主编	郭铁成		
42. 康复影像学指南	主编	王振常		
43. 康复治疗指南	主编	燕铁斌	陈文华	
44. 物理治疗指南	主编	王于领	王雪强	
45. 运动疗法指南	主编	许光旭		
46. 作业治疗指南	主编	闫彦宁	李奎成	
47. 水治疗康复指南	主编	王 俊		
48. 神经调控康复指南	主编	单春雷		
49. 高压氧康复指南	主编	潘树义		
50. 浓缩血小板再生康复应用指南	主编	程 飚	袁 霆	
51. 推拿技术康复指南	主编	赵 焰		
52. 针灸康复技术指南	主编	高希言		
53. 康复器械临床应用指南	主编	喻洪流		
54. 假肢与矫形器临床应用指南	主编	武继祥		
55. 社区康复指南	主编	余 茜		
56. 居家康复指南	主编	黄东锋		
57. 心理康复指南	主编	朱 霞		
58. 体育保健康复指南	主编	赵 斌		
59. 疗养康复指南	主编	单守勤	于善良	
60. 医养结合康复指南	主编	陈作兵		
61. 营养食疗康复指南	主编	蔡美琴		
62. 中西医结合康复指南	主编	陈立典	陶 静	
63. 康复护理指南	主编	郑彩娥	李秀云	
64. 康复机构管理指南	主编	席家宁	周明成	
65. 康复医学教育指南	主编	敖丽娟	陈健尔	黄国志
66. 康复质量控制工作指南	主编	周谋望		

前言

在中国康复医学会"康复医学指南"丛书编委会的统一部署下，中国康复医学会儿童康复专业委员会组织国内儿童康复界的专家学者，就目前我国儿童康复领域常见疾病的临床康复工作特点、难点和需求，以及我国出版的专业书籍、专业教材、科普读物、相关指南及质量控制标准等现状进行了充分的分析和研讨。大家一致认为，面对当前我国儿童康复事业蓬勃发展，康复需求日益增多，对康复技术的水平及服务质量要求日益提高，康复机构设施大量建立，儿童康复专业队伍数量迅速递增的现实，编写具有实践指导价值、规范康复医疗工作、正确指导不同疾病及功能障碍康复的《儿童常见疾病康复指南》，可适应我国儿童康复科学、规范、健康、快速发展的需求，普惠广大儿童康复专业工作者及相关人员。

根据儿童疾病康复的特点和需求，我们初步筛选出临床最常见的19种疾病及功能障碍进行编写。由于《中国脑性瘫痪康复指南》作为循证临床实践指南已于2015年在国家核心期刊独立刊登，2019年启动修订程序后仍将独立刊登，因此未纳入本册指南之中。

本册指南的编写团队由积极活跃在我国儿童康复领域医教研第一线的领军人物、著名专家学者、学科带头人和专业技术骨干组成，每一个疾病康复指南都由最熟悉该疾病或功能障碍康复的2~3名专家承担撰写工作，第一作者为该指南编写的负责人，也是本册指南的常务编委。本册指南编委会的成员，不仅包括资深儿童康复医务工作者，而且包括资深教育专家和其他相关学者；不仅全面了解国内外儿童康复医学的最新理念、理论和技术，而且全面了解国内外教育、科学研究前沿及社区、社会康复状况；不仅具有丰富的临床康复实践经验，而且具有培养不同层次人才和科学普及工作的经验。基于以上条件，在查阅国内外文献、广泛征求专家意见和充分研讨的基础上，经过多轮不同层次和不同形式的审阅修改工作，遵照中国康复医学会"康复医学指南"丛书编委会的要求，完成了本册指南的编写工作。

希望本册指南能够成为广大儿童康复工作者的好朋友、好工具，为大家在康复实践工作中，提供清晰的康复思路、正确的康复实践指导和操作规范原则，为提高我国儿童常见疾病及功能障碍的康复实践能力，规范我国儿童康复医疗工作，发展我国儿童康复事业，做出应有的贡献。

由于时间较为仓促,主编水平有限,本册指南难免存在不足和瑕疵,敬请读者予以指正,以便在今后的修订中不断完善。未能在本次编写中纳入的儿科常见疾病和功能障碍,将在今后再版修订中逐步纳入。

中国康复医学会儿童康复专业委员会名誉主任委员

李晓捷

2020 年 6 月

目录

第一章　绪　论

一、儿童康复的基本概念及研究对象

（一）儿童康复的基本概念

1. 儿童　《联合国儿童权利公约》中的儿童指 18 岁以下的任何人。中国有关法律也将年满 18 周岁作为成年的标志,18 周岁以下者为儿童。根据儿童生长发育的特点,划分为 6 个年龄段。①新生儿期:自胎儿娩出脐带结扎至生后 28 天之前,此期实际包含在婴儿期内。②婴儿期:自出生至 1 周岁之前为婴儿期。③幼儿期:自 1 周岁至满 3 周岁之前为幼儿期。④学龄前期:自 3 周岁至 6~7 岁入小学前为学龄前期。⑤学龄期:自入小学前即 6~7 岁开始至青春期前为学龄期。⑥青春期:一般从 10 岁到 18 岁,女孩的青春期开始年龄和结束年龄都比男孩早 2 年左右。

2. 儿童康复　儿童康复即是对 18 岁以下这一特定人群中的"特殊需求儿童"的康复。WHO 对康复的描述是"采取一切有效措施,预防残疾的发生和减轻残疾的影响,以使残疾者重返社会"。康复不仅是指训练残疾者适应周围的环境,也指调整残疾者的环境和社会条件以利于他们重返社会。儿童康复的基本概念亦是如此。

3. 儿童康复医学　儿童康复医学是康复医学的亚专科,因特殊需求儿童功能障碍预防、评定和处理的特殊性,使其成为具有基础理论、评定方法和治疗技术的独特医学学科。

儿童康复要遵循不同年龄段儿童生理、心理、社会发育的特征与规律来开展。所有生理、心理及社会功能障碍,参与群体及社会活动受阻的儿童,都需要接受不同种类、方法和途径的康复。儿童康复就是运用各种措施减轻或消除特殊需求儿童功能障碍,为将来进入社会做好准备。对于特殊需求儿童而言,儿童时期对其人生发展具有更为重要的意义。

（二）儿童康复的研究对象

1. 残疾儿童　根据第二次全国残疾人抽样调查显示,我国共有 0~14 岁残疾儿童 817 万,其中包括视力残疾 18 万、听力残疾 116 万、肢体残疾 539 万、智力残疾 62 万、精神残疾 1.4 万、多重残疾 80 万,占全国残疾人总数的 15.8%,占全国儿童总数的 2.66%。0~6 岁残疾儿童约 139.5 万,每年新增近 20 万。近年来,将残疾儿童称为特殊需求儿童,简称特殊儿童(special children),以表示他们享有平等的权利和对他们的尊重。

2. 发育障碍儿童　当儿童生长发育违背正常规律时,就会发生形态及功能发育的异常。大多数发育障碍儿童为康复需求者,如发育指标(里程碑)延迟、暂时性智力发育障碍、发育性协调障碍、孤独症谱系障碍、注意缺陷多动障碍、学习障碍、多重复杂发育障碍等。近年来,孤独症谱系障碍发病率有显著增高的趋势,康复需求量已大幅上升。

3. 各类疾病及功能障碍者　包括:①主要为先天性因素导致,如先天性颅脑发育畸形、先天性脑积水、先天性脊柱裂、先天性肢体畸形、脑性瘫痪、进行性肌营养不良、染色体及基因异常、代谢异常、先天性感染等;②主要为围生期因素导致,如早产及低体重儿、新生儿脑病、胆红素脑病、分娩性臂丛神经损伤等;③主要为后天性因素导致,如急性疾病、慢性疾病、各类损伤以及个人或环境因素导致的功能障碍者;④亚专科疾病,如重症新生儿、先天性心脏病、儿童骨科疾病、儿童遗传性疾病、儿童糖尿病、儿童肿瘤、儿童肥胖症等亚专科疾病。

二、儿童康复的特点

(一)生长发育与儿童康复

儿童康复与成人康复有相似之处,但更多的是不同之处。儿童并不是成人的微缩,而是具有其特殊生理、心理和社会发育特征和康复需求,需要提供综合性或独特干预的人群。生长发育贯穿儿童时代的不同阶段。生长(growth)是指儿童身体器官、系统和身体形态上的变化,是量的增加;发育(development)是指细胞、组织和器官的分化与功能成熟,主要指一系列生理、心理和社会功能发育,是质的改变。生长发育在整个儿童时期是不断进行的,不同年龄阶段的生长发育有不同特点,儿童生长发育遵循以下原则:①生长发育的连续性和阶段性,各年龄阶段按顺序衔接,前一年龄阶段的生长发育为后一年龄阶段的生长发育奠定基础。②生长发育的不均衡性,人体各器官系统的发育顺序遵循一定规律,不以同一速度生长和停止生长,即有先有后,快慢不一。③生长发育的一般规律,生长发育遵循由上到下、由近到远、由粗到细、由低级到高级、由简单到复杂的规律。④生长发育的个体差异,生长发育虽然按照一定的总规律发展,但在一定范围内因受遗传和环境因素的影响,存在相当大的个体差异。儿童的生长发育是在复杂的环境因素和先天素质相互作用中实现的,因此不利的环境因素或遗传因素可打破儿童生长发育的正常规律,导致疾病或功能障碍的发生。

儿童早期发育是成年期基本素质形成的最初阶段,也是某些疾病或功能障碍产生的关键时期。婴幼儿期,特别是婴儿期,各项功能处于发育的"关键期","关键期"内科学合理的早期干预,如同一把钥匙开一把锁,最有可能成功开启尚未建立或已经遭到破坏的功能之锁,起到事半功倍的理想效果,这是儿童与成人康复的不同之处。近些年儿童发育障碍及心理行为问题尤显突出,与儿童发育相关的疾病,已经成为国内外研究的重点和难点。面对居高不下的小儿神经发育障碍性疾病的发病率,与儿童发育相关疾病的防治与康复已经成为康复医学及相关学科的重要任务。

人们越来越多地关注和研究儿童的早期发育,将儿童的发展学科与康复医学结合起来,对儿童发育障碍、行为偏离和异常进行防治与康复,对出生缺陷进行研究和筛查。许多国家把保障和促进儿童早期发育,列为加强综合实力和竞争力的战略措施。近20年来,儿童早期发育与康复研究的进展,在很大程度上受到系统生物学、遗传学、胚胎学、心理学、脑神经科学和发育儿科学等重要学科进展的影响和推动,使儿童康复医学获得了新的理论支持和循证基础。根据不同年龄段生长发育规律、疾病及功能障碍特点,选择采用适宜的康复评定方法及康复治疗策略,是儿童康复的重要特点。

(二)医教结合与儿童康复

特殊需求儿童也和其他儿童一样处于生长发育和接受教育的阶段,只有将特殊需求儿童的康复治疗与教育相结合,才能真正实现在降低功能障碍、预防或减少残疾的同时,挖掘潜能,提高特殊需求儿童的素质、能力和生活质量,使其获得知识和基本文化以及未来的职业技能,最终实现独立生活、参与社会的目的。

教育康复包括对大多数特殊需求儿童进行的普通教育;对部分运动功能障碍、盲、聋哑、精神障碍等儿童进行的特殊教育。特殊教育是使用特别设计的课程、教材、教法、教学管理和设备,对特殊需求儿童进行的、实现一般和特殊培养目标的教育。普通教育的最佳方式应是医教康结合的一体化教育,多在康复机构或普通学校开展。教育康复的途径和形式可以多种多样,对特殊需求儿童进行康复的同时,可以选择在普通学校、特殊学校、康复机构、社区或家庭实施。

应根据特殊需求儿童的病情轻重不同和特点,按照儿童正常发育进程进行有目的、有计划、有步骤的教育。创造条件使这些儿童通过不同渠道和方式接受教育,掌握与其智力水平相当的文化知识、日常生活和社会适应技能。无论是在学校、康复机构还是社区,都应强调早期教育。儿童生长发育的早期,是大脑形态和功能发育的关键时期,有较大的可塑性和代偿性,在这一时期积极开展相应的教育,可取得理想的效果。无论哪一种形式的教育,都应由学校教师、家长、临床心理治疗师和康复治疗师等相互配合进行。教给家长有关教育和训练的知识非常重要,可通过不同形式的家长培训以及互联网等其他途径实施。

特殊需求儿童的教育要采用形象、直观、反复强化的方法,循序渐进地进行包括日常生活技能、基本劳动技能、回避危险和处理紧急事件能力、与人交往以及正常行为、举止和礼貌、表达自己的要求和愿望等能力的培养和适当的文化知识的教育。目前,我国还有很多特殊需求儿童缺少条件像正常儿童一样接受教育。因此,积极探索和尝试采取不同途径解决特殊需求儿童的教育问题,将医疗康复与教育康复相结合尤为重要。如何设计和实施符合儿童身心全面发展及功能障碍特点的康复策略,使其在游戏、娱乐、学习过程中得到身心全面发展和康复,是儿童康复的基本需求和必备元素。

(三)ICF-CY 与儿童康复

WHO 于 2007 年颁布了《国际功能、残疾和健康分类儿童和青少年版》(International Classification of Functioning, Disability and Health for Children and Youth Version, ICF-CY),以更广泛的类目编码用于描述儿童和青少年的功能和健康状况。ICF-CY 的基本理论及基本框架与 ICF 主卷一致,分为 4 个部分:第一维度是身体功能与身体结构;第二维度是活动,采用"活动"取代"障碍"的负面描述;第三维度是参与,取代残障概念;第四维度是背景性因素,包括环境因素和个人因素。ICF-CY 的框架及基本理念使得儿童康复从单一的生物学领域,引伸到生物 - 心理 - 社会学模式;从线性因果关系引申到四个维度的相互作用、相互影响的关系。这一转变,使人们更为重视特殊需求儿童的活动和参与,以及环境因素与结构和功能的相互关系及重要性,从而使儿童康复视野更为宽阔,儿童康复的策略更为合理,儿童康复的效果更为理想。

ICF-CY 用来记录儿童和青少年健康和功能的特点,方便临床医生、教育工作者、公共政策制定者、家庭成员、消费者和研究人员使用。目前国际上已经对唇腭裂、天使综合征、注意缺陷多重障碍、儿童肥胖症、儿童脑卒中、低体重儿、特发性脊柱侧凸等疾病的 ICF-CY 核心组合类目,进行了不同程度的探索和开发,已经完成对脑性瘫痪、孤独症谱系障碍等疾病的核心分类组合的开发与应用。ICF-CY 不仅可应用于特殊需求儿童的康复评估,还可将其贯穿于整个康复程序中,包括监测功能及其进步情况,评价康复结局,制订康复目标、措施等。因此,ICF-CY 正在打破原有根深蒂固的纯生物学模式,以生物 - 心理 - 社会学模式的框架体系和崭新理念为指导,引领儿童康复沿着正确的方向和道路前进。

尽管探索建立各类疾病 ICF-CY 评估核心模板,将是未来一段时间研究的重点,但 ICF-CY 并不能取代临床检查和评定,儿童康复工作者应正确认识和处理好二者的关系,将视野更多地放在如何应用 ICF-CY 的框架和理论体系指导各类特殊需求儿童的康复工作,开展更为科学、合理和有效的康复服务。

(四)循证医学与儿童康复

循证医学(evidence-based medicine, EBM),直译为"遵循证据的医学",其核心思想是医疗决策应在现有最好的临床研究依据的基础上作出,将临床证据、个人经验与康复对象的实际状况和意愿相结合。传统的儿童康复医学是以经验医学为主,即根据非实验性的康复医疗经验、临床资料以及对疾病或功能障碍基础知识的理解而开展的康复医疗工作。循证医学则更加重视和强调任何康复医疗决策都应建立在最佳科学研究证据的基础上,最佳临床证据主要来自大样本的随机对照临床试验(randomized controlled trial, RCT)和系统性评价(systematic review)或荟萃分析(meta analysis)。近年来,儿童康复医学领域高度重视和提倡在 ICF 理念指导下,遵循循证医学的原则开展临床工作,这不仅指明了儿童康复的正确方向,也为儿童康复工作者提出了新的挑战。

基于此,国际上越来越重视高循证依据的临床研究,我国也取得了长足进步。2001 年美国脑瘫与发育医学学会(AACPDM)对神经发育学疗法(NDT)提出了证据报告;2013 年 Iona Novak 等发表了脑瘫干预疗法循证医学证据的系统综述《脑瘫儿童干预方法的系统综述:证据分级》,对 166 篇文献,64 种儿童康复领域常用的干预措施,131 个 ICF 层面的干预结果,采用交通信号灯的方式,依据循证证据等级进行了总结,其中绿灯(推荐应用)仅占 16%,红灯(建议禁止应用)占 6%,黄灯(有待进一步研究)占 78%;英国国家保健管理研究所指南(NICE guideline)于 2016 年修订了低于 19 岁的痉挛管理循证指南,于 2017 年制订了低于 25 岁脑瘫评定及管理指南。澳洲及欧洲基于完善的全域性脑瘫信息监测网络平台和数据库,近年来提出脑瘫发病率局域性下降趋势的循证证据,并在探索脑瘫发病机制及防治工作等方面取得积极进展。Iona Novak 等于 2017 年发表的《脑瘫的早期、准确诊断和早期干预:诊断和治疗的进展》一文,基于大量循证证据提出了脑瘫早期精准诊断和早期干预的方法,并提出"脑瘫高风险状态"(high risk of cerebral palsy)的暂时性诊断建议。近年来,国际上多采用多中心循证医学研究的方法,开展对于儿童康复领域各类康复治疗方法、技术、途径的研究,取得了多方面的成果。我国也于 2015 年在《中国康复医学杂志》连续 11 期刊登了循证临床指南《中国脑性瘫痪康复指南》(目前正在修订中);基于对我国 12 个省市自治区 32 万余名 1~6 岁儿童的大样本脑瘫流行病学调查结果,于 2018 年在《中华实用儿科临床杂志》发表了《中国十二省市小儿脑性瘫痪流行病学特征》;于 2019 年提出将"脑瘫神经发育学疗法循证依据多中心临床研究"作为我国儿童康复领域重大科学问题和工程技术难题的建议。

总之,在对特殊需求儿童进行临床康复医疗的过程中,应高度重视循证康复医学实践模式,实施依据证据的循证决策。为提高循证决策的意识和能力,注重提出问题,进行医学信息检索、证据评价和证据应用。构建我国儿童康复循证决策的医学信息服务体系,对重大问题联合多中心开展循证研究,大力加强学科建设和人才培养,为循证决策提供证据保障服务。广大儿童康复工作者在康复实践中,不仅要注重个人的临床经验,更要注重高质量的循证证据,慎重、准确和明智地应用当前所能获得的最好的研究依据,结合个人专业技能和临床经验,兼顾特殊需求儿童及其家庭的价值和愿望,将三者完美地结合,做出康复医疗决策和实践。

三、儿童康复的策略

（一）康复评定

康复评定的目的是判断功能障碍的状况、制订康复治疗计划、评定康复治疗效果、帮助判断预后以及分析卫生资源的使用效率等。通过康复评定,可以更好地指导康复治疗、加强医患间的沟通以及提供准确的卫生统计学数据和医疗保险依据等。儿童康复评定主要分为定性与定量两大类别,定性评定给出的结论应是"有没有"或者"是不是",而定量评定是指等级资料的量化评定,可以更加清晰地表达功能障碍的性质、范围和程度,常采用访谈、问卷调查和观察以及标准化评定量表进行评定。

从19世纪80年代美国Arnold Lucius Gesell制订的Gesell发育诊断量表,到儿童神经心理发育评定中各类筛查性评定、诊断性评定、适应性行为评定、运动功能评定,以及21世纪WHO所倡导的ICF-CY,均不同程度地应用于儿童康复医学临床工作中。儿童康复工作者不仅需要掌握和应用各类康复医学相关评定方法与技术,还应熟悉和应用能够反映儿童生长发育状况的评定方法及技术。对特殊需求儿童所要进行的评定一般包括病史的采集、身体状况评定、体格发育评定、神经心理功能评定、社会功能评定、运动功能评定、日常生活能力评定。此外,还应根据疾病汇合功能障碍特点,选择采用实验室或仪器设备的辅助检查及评定,如影像学评定、电生理学评定、三维步态分析等。此外,儿童康复工作者还应了解、熟悉和应用某些特殊障碍或疾病的实验室检查及评定方法,以对某些特殊障碍或疾病进行判定,如言语语言障碍、视觉障碍、听觉障碍、孤独症谱系障碍、精神类疾病、遗传代谢性疾病等专项评定。

（二）康复治疗

1. 不同疾病及功能障碍的康复治疗策略 儿童康复所涉及的疾病种类很多,应根据不同疾病及功能障碍特点,在康复评定的基础上,根据特殊需求儿童特点选择康复治疗策略,采用适合于该儿童生长发育需求以及功能障碍特征的康复治疗途径、方法与技术。例如:单一发育里程碑落后的儿童,大约10%需要进行专业性康复,多数应在专业人员指导下在家庭进行合理的干预;暂时性智力发育落后是暂时性诊断,在康复干预过程中需要进一步观察、评定和诊断;脑性瘫痪的康复应采用以康复训练为主的综合康复方法;孤独症谱系障碍的康复应当根据儿童的具体情况,采用教育干预、行为矫正、药物治疗等相结合的综合干预措施;学习障碍儿童的康复应通过医学、教育学、心理学、社会学等多学科努力,缩小此类儿童的能力与学习成绩之间的差距;小儿脊髓损伤的康复包括急性期的康复治疗和恢复期的康复治疗以及合并症的处理和治疗等。

2. 不同年龄段的康复治疗策略 无论哪种疾病或功能障碍,都发生于儿童不同的生长发育阶段,其发病机制、病理生理学特点、临床表现等生物学特征及其生长发育和致病的社会学因素,均有所区别。因此,在临床康复工作中,以儿童发展理论为依据,才能全面理解和正确解释儿童发育障碍、各类损伤与残疾以及相关疾病的临床表现,恰当地应用适合于儿童的康复途径、方法和技术。不同生长发育阶段的康复治疗目标及策略的选择不同。婴幼儿期的主要目标是建立基本功能及促进生理、心理、社会功能的全面发展;学龄前期的主要目标是为入学作准备;学龄期的主要目标是适应学校及社会的环境;青春期的主要目标是为成年后参与社会作准备。无论何种原因所致的功能障碍,无论功能障碍的特点、程度如何,均应根据不同年龄段儿童康复目标,选择采用不同的康复策略。

3. 特殊需求儿童及家庭参与的重要性　儿童康复的策略选择还要充分强调特殊需求儿童及其家庭参与的重要性,特殊需求儿童的活动和参与既应作为康复的方法,也应作为康复的目标。家庭成员作为重要的康复团队成员,所能起到的作用不亚于专业人员,因此儿童康复工作者所面对的不仅是康复对象,还包括家庭成员以及所有相关人员。因此,儿童康复工作者不仅要实施康复医疗,还有责任实施对家庭成员的引导以及努力创造有利于特殊需求儿童康复的环境和条件。

4. 早期干预与康复的重要性　儿童早期康复效果最明显,最具有抢救性康复价值。儿童康复工作者不仅需要掌握和应用各类康复医学相关评定方法与治疗技术,还应熟悉和应用能够反映儿童生长发育状况的评定方法及康复治疗技术。儿童康复工作者应熟练掌握儿童生长发育规律与特征、康复医学的知识与技能,熟悉儿科学及其他相关学科的知识与技能,做到早期发现异常,早期诊断和鉴别诊断,采用正确的评定方法及干预与康复策略,实现最佳康复效果。

5. 以 ICF 理念为指导的综合康复　应以 WHO 倡导的 ICF 为指导,充分认识不同疾病或功能障碍的特点,结构和功能、活动和参与以及环境因素几个维度之间的相互作用和关联的重要性,以 ICF 的框架体系和理念指导康复实践的全过程。应努力实现集中式康复与社区康复相结合,医疗康复与教育、职业、社会、工程等康复相结合,现代康复与传统康复相结合,内科康复与外科康复相结合,开展特殊需求儿童生理 - 心理 - 社会模式的全面康复。

6. 以循证医学为依据的康复实践　在做出康复决策和实施康复措施的时候,应高度重视高质量的循证证据,开展临床循证医学研究,为特殊需求儿童提供科学、有效、精准的最佳康复服务。

（李晓捷）

参 考 文 献

［1］李晓捷. 儿童康复学［M］. 北京:人民卫生出版社,2018.

［2］李晓捷. 实用儿童康复医学［M］. 北京:人民卫生出版社,2016.

［3］李晓捷. 人体发育学［M］. 北京:人民卫生出版社,2013.

［4］李晓捷. 实用小儿脑性瘫痪康复治疗技术［M］. 北京:人民卫生出版社,2016.

［5］Walter R.Frontera, Alan M.Jette Gregory, T.Carter, er al. Delisa 物理医学与康复医学理论与实践［M］. 励建安,毕胜,黄晓琳,译. 北京:人民卫生出版社,2013.

［6］励建安. 康复医学研究生教材［M］. 北京:人民卫生出版社,2014.

［7］李晓捷,姜志梅. 特殊儿童作业治疗［M］. 南京:南京师范大学出版社,2015.

［8］燕铁斌. 康复医学前言［M］. 北京:人民军医出版社,2014.

［9］李晓捷,唐久来. 以循证医学为依据的脑性瘫痪早期诊断与早期干预［J］. 华西医学,2018,33（10）:1213-1218.

［10］世界卫生组织. 国际功能、残疾和健康分类（儿童和青少年版）［M］. 邱卓英,译. 日内瓦:世界卫生组织,2013.

［11］李晓捷,唐久来,马丙祥,等. 中国脑性瘫痪康复指南（2015）:第 1 版［J］. 中国康复医学杂志,2015,30（07）:747-754.

［12］梁玉琼,李晓捷,陈美慧.《国际功能、残疾和健康分类（儿童和青少年版）》在儿童康复中的应用［J］.

中国康复医学杂志，2019，34（02）：224-228.

［13］张尚，李晓捷，郭爽，等．神经发育学疗法应用于脑性瘫痪的循证医学研究进展［J］．中国康复医学杂志，2019，34（07）：865-869.

［14］李晓捷．中国脑性瘫痪康复的现状、挑战及发展策略［J］．中国康复医学杂志，2016，31（1）：6-8.

［15］杜青，李晓捷．我国儿童康复的现状与发展［J］．中国康复医学杂志，2018，33（05）：495-498.

［16］唐久来，方玲玲，朱静，等．儿童神经发育障碍的诊断——ICD-11和DSM-5解读［J］．中华实用儿科临床杂志，2019，34（17）：1281-1286.

［17］唐久来．脑性瘫痪康复理念和技术的最新进展［J］．中国儿童保健杂志，2017，4（17）：433-436.

［18］Sarah Khan，Colette Maduro．Pediatric Rehabilitation［M］．New York：Springer New York，2013.

［19］Meera Shaunak，Veronica B Kelly．Cerebral palsy in under 25 s：assessment and management（NICE Guideline NG62）［J］．Arch Dis Child Educ Pract Ed，2018，103（4）：189-193.

［20］Iona Novak，Cathy Morgan，Lars Adde，et al．Early，Accurate Diagnosis and Early Intervention in Cerebral Pasly Advances in Diagnosis and Treatment［J］．JAMA Pediatrics，2017，171（9）：897-907.

［21］Novak I，McIntyre S，Morgan C，et al．A systematic review of interventions for children with cerebral palsy：state of the evidence［J］．Dev Med Child Neurol，2013，55（10）：885-910.

第二章　智力发育障碍

概　　述

智力发育障碍（intellectual disability/intellectual developmental disorder，ID/IDD）属儿童时期常见的神经发育性障碍，是导致儿童终身残疾的主要原因之一，也是备受关注的康复医学、教育和社会学问题。本指南主要参考世界卫生组织最新发布的《国际疾病与相关健康问题统计分类（第 11 版）》（*International Statistical Classification of Diseases and Related Health Problems-11*，ICD-11）和美国精神病协会（American Psychological Association，APA）2013 年发布的《精神障碍诊断与统计手册（第 5 版）》（*The Diagnostic and Statistical Manual of Mental Disorders*，DSM-5）的诊断标准，同时吸纳了我国儿童康复工作实践成果，旨在规范我国儿童康复医疗工作，促进广大儿童康复工作者正确认识并提高 IDD 的治疗和康复水平。

一、定义和术语

1. 定义　IDD 是在发育阶段发生的障碍，包括智力和适应功能两方面的缺陷，表现在概念、社交和实用的领域。只有智商（intelligence quotient，IQ）和社会适应能力（social adaptive behavior，SAB）共同缺陷才可诊断。

2. 术语表达　目前我国对于智力障碍这类群体的术语表述很多，较常见的主要有：①精神发育迟滞；②弱智；③智力落后；④智力残疾；⑤智力障碍。其中，精神发育迟滞是医学界的常见术语表述；"弱智"是教育部门的常见术语表述；"智力残疾"是中国残疾人联合会及民政部门相关的政策法规中较常使用的术语表述。美国 DSM-5 将 DSM-4 及 ICD-10 中的智力低下 / 精神发育迟滞（mental retardation，MR）改为"智力障碍（智力发育障碍）"，而 ICD-11 中使用智力发育障碍（IDD）的诊断以表示该类疾病涉及早期脑功能损害，两者为等效术语。本指南建议"智力发育障碍（IDD）"这一诊断名称应用于医学、教育和其他专业。

IDD 的术语通常应用于 ≥4 岁的儿童。DSM-5 将年龄 <5 岁，有 2 个能区（大运动或精细运动、语言、认知、社交和社会适应能力等）没有达到预期的发育标志，且无法接受系统性智力功能评定，包括年龄太小而无法参与标准化测试的儿童，诊断为全面性发育迟缓（global developmental delay，GDD），归纳在智力障碍的条目中。但 ICD-11 在分类中应用暂时性智力发育障碍（provisional intellectual development disorder，PIDD）取代了 GDD 的诊断，并将 PIDD 诊断年龄定位在 4 岁以下。本指南将 PIDD 单独作为一章编写。本章重点内容是 4 岁以上的 IDD。

二、流行病学

DSM-5 统计普通人群 IDD 患病率约为 1%，不同年龄段患病率不同，严重 IDD 患病率约为 60/ 万人。男性较女性更易被诊断为轻度 IDD（平均男女比例为 1.6∶1）和重度 IDD（平均男女比例为 1.2∶1）。我国 ≤6 岁儿童 IDD 现患率为 0.931%，年均发病率为 0.133%，相当于我国已有 IDD 儿童 1 300 万例,每年新增 13.6 万例。

三、病因及病理生理

导致智力发育障碍的病因主要分为两大类:生物医学因素,约占 90%;社会心理文化因素,约占 10%。生物医学因素是指大脑在发育过程中受到各种不利因素的影响,导致大脑的发育不能达到应有水平。社会心理文化因素是指文化剥夺、教养不当、感觉剥夺等因素导致信息输入不足或不适当,从而影响智力水平的发展。重度 IDD 绝大多数由生物学因素引起,轻度 IDD 通常在遗传和环境因素的共同作用下发病。IDD 的高危因素分为产前因素、围生期因素及产后因素 3 个方面。产前因素包括各种遗传综合征(如 1 个或多个基因拷贝数变异、染色体疾病)、先天代谢异常、脑畸形、孕母疾病(包括胎盘疾病),以及环境因素(如酒精、药物、毒物、致畸因素)。围生期因素包括各种导致新生儿脑病的分娩相关事件。产后因素包括缺氧缺血性损伤、创伤性脑损伤、感染、脱髓鞘病变、癫痫性疾病,长期严重的社会剥夺、毒性代谢物综合征和中毒(如铅中毒、汞中毒)等。

四、智力发育障碍分型

(一)分型标准

智力发育障碍由于整体精神能力的损害,影响以下 3 个领域的适应性功能,而这些功能将决定个人是否可以很好地应对日常生活和工作。

1. 概念性领域 语言、阅读、书写、数学、推理、知识、记忆方面的技能。
2. 社会领域 移情、社会判断力、人际交流能力、朋友交往、维系友谊等类似的能力。
3. 实践领域 自我管理、工作责任心、财富管理、个人娱乐、完成学习或生活任务。

根据以上 3 个领域的适应性功能受限的严重程度,DSM-5 将智力障碍分为 4 个严重程度。

(二)具体分型

DSM-5 基于疾病严重程度将 IDD 分为轻度 IDD、中度 IDD、重度 IDD、极重度 IDD、全面性发育迟缓(GDD)、未特定的智力发育障碍。ICD-11 的分型基本同 DSM-5,将 PIDD 取代了GDD。以下简要介绍 DSM-5 分型。

1. 轻度智力发育障碍

(1)概念性领域:学龄前儿童,无明显概念性差异。学龄期儿童或成年人,在学业技能方面会存在困难,例如,写作、数学、时间或者金钱等方面会存在困难,因此他们在一个或多领域需要帮助,才能达到相应年龄的学习预期。成年人中抽象思维、执行能力(计划、制订策略、配列顺序、认知灵活度)、短期记忆以及学业能力的实际应用(阅读、金钱管理)能力等受到损伤。

(2)社交领域:与一般正在发育的同龄人相比,这些个体在社会交往中是不成熟的,例如他们不能正确地理解同龄人的社交性行为。沟通、对话以及语言与其年龄的期望值相比显得更加具体或不成熟。他们在控制与年龄相符的情绪及行为方面存在困难,这种困难往往会被同龄人在社交场合下发现。他们在社交场合中可能不能正确估量风险,与其年龄预期相比社交性判断不成熟,该个体有被他人控制的风险(易受骗)。

(3)实践领域:该个体能够生活自理,与同龄人相比在应对复杂日常生活事物时更需要外界帮助。在成年期,这些帮助通常在外出购物、出行、照顾家庭或孩子、准备食物以及金钱管理等方面。尽管娱乐性行为需外界帮助，但通常他们的娱乐能力与同龄人相仿。成年期，能参与那些不强调概念性能力的有竞争性的工作，通常这些个体在做医疗决定、法律决定及学习胜任某项技能型工作时需外界帮助。在养育家庭方面通常也需要支持。

2. 中度智力障碍

（1）概念性领域：在整个成长阶段，这些个体的概念性能力明显落后于同龄人。学龄前儿童，语言及学习能力发展缓慢；学龄期儿童，在阅读、写作、数学及认识时间和金钱方面的进展缓慢，并大幅落后于同龄人；成年人学习能力发展通常处于初级阶段，在学科能力运用于工作及生活方面需要外界帮助。该个体在完成日常概念性能力时，需要不间断的日常帮助，有时可能需要其他人全权为该个体承担所有责任。

（2）社交领域：成长阶段该个体与同龄人相比，在社交与沟通行为方面表现为明显差别。口语为典型的社交沟通工具，但该个体口语复杂程度明显小于同龄人。具有与家人及朋友建立明显关系的能力，该个体在生活中能结交朋友甚至有时在成年期建立情爱关系，但是，这些个体可能不能正确理解或解读社交性话语，在做出社交性判断或决定时能力有限，在做出日常生活决定时需要监护人给予帮助。与同龄人的友谊，经常会受到其沟通或社交型缺陷的影响。在工作领域若想获得成功，这些个体需要有利的社交或沟通能力的帮助。

（3）实践领域：尽管该个体在实现以下自理能力前需要一定时间的学习，或需提醒，但该个体可以实现，如吃饭、穿衣、排泄及成年人个人卫生。同样，在成年时期尽管需要一定时间的学习，但大都可以进行所有的家务活动，为达到成年人阶段的表现，该个体需要不间断的帮助。这些个体可从事概念性或交际性较低的工作，但需同事、上司及他人的大力协助来达到社交预期，包括工作难度及辅助型任务，如制订计划表、出行、医疗保健及管理金钱等。这些个体可发展多样的娱乐性能力，但通常需要外界帮助或在一段较长时间内进行学习。少数个体可出现适应性困难并引起社交困难。

3. 重度智力发育障碍

（1）概念性领域：概念性能力的发展非常有限，这些个体通常在理解书面语或某些概念（数字、数量、时间及金钱方面）方面的能力很有限。

（2）社交领域：口语的词汇量及语法相当有限。他们可能只能说单个词或短语，通过争论的方式进行补充。在日常生活中，他们只能进行实时实地的沟通与谈话。语言更多的用于社交沟通而非解释说明。这些个体可以理解简单的对话或肢体沟通，与家庭成员或亲密友人的关系会给他们带去愉悦或帮助。

（3）实践领域：这些个体，在所有的日常生活活动中都需要帮助，包括饮食、穿衣、洗澡和排泄等。这些个体一直需要看管和监护。这些个体不能做出涉及其自身或他人福利的决定。监护人需向这些个体提供终身帮助。成年期，参与家庭活动、娱乐活动及工作时，均需要不间断的支持和帮助。获得各领域的能力皆需长期的教导和不间断帮助。极少数可能会出现适应性困难（包括自残）。

4. 极重度智力发育障碍

（1）概念性领域：概念性能力通常涉及身体机能而非符号型过程。这些个体在进行个人护理、工作及娱乐等有目的的行为时需借助外物。在进行基于物理特性的配对和分类时，或需一定的视觉空间能力的帮助，但若同时出现运动或感官损伤时，这些个体不能有效运用外物。

（2）社交领域：这些个体在谈话或动作中出现的符号性交流非常有限，他们可能理解一些简单的指令或动作,在表达个人欲望或情绪时大幅使用非语言类、非符号性交流。这些个体非常享受与亲密的家庭成员、看护人及亲密朋友之间的关系,并且会主动运用肢体或情绪上的动作来回应。若同时出现感官或物理性损伤,将会使个体失去进行多样社交性行为的能力。

（3）实践领域:这些个体在进行所有涉及日常护理、保健及人身安全方面的实践时,需全权依靠他人。未受严重躯体损伤的个体,可能具备一定程度参与上述活动的能力,如可以参与家务活动(端菜上桌等)。在工作活动中,该个体可出现利用外物的简单行为,该工作的进行需大力的不间断的外界帮助。娱乐活动,如听音乐、看电影、外出散步或水上活动等皆需他人帮助。若同时出现肢体或感官损伤,皆会成为这些个体参与家庭或娱乐活动的障碍。极少数个体可能会出现适应性困难。

3 个领域的智力评定可以确保临床医生基于整体精神能力缺陷对患者日常生活的影响而做出诊断,并对发育过程中的治疗计划尤为重要。

五、临床诊断标准

智力障碍是一种起病于发育年龄,主要表现为智力低下和概念性、社会性、应用性维度的适应能力缺陷障碍性疾病。其诊断需要符合以下 3 条标准:

（一）智力功能障碍

经过临床评定和个体化、标准化智力测试确认个体存在以下缺陷,包括推理、解决问题、计划、抽象思维、判断、知识学习和从经验中学习。

（二）适应能力缺陷

导致个人独立和社会责任达不到其发育年龄和社会文化标准。若无持续支持,适应能力缺陷会限制日常生活中某一项或多项社会活动,包括沟通、社会参与以及在多元环境如家庭、学校、工作或社会团体中独立生活。

（三）发育年龄起病

智力功能和适应能力缺陷起病于发育年龄。

ICD-11 的诊断标准与 DSM-5 关于智力发育障碍的诊断标准一致。该诊断没有一个特定的年龄要求,个体症状必须开始于发育期,并基于适应能力缺陷的严重性。新的诊断标准中该病也包括发育早期的认知能力的缺陷。DSM-5 强调临床症状评定和智力检测标准对疾病的诊断都是必须的。适应能力缺陷的严重性远比 IQ 的分数更重要。只有适应能力和智力检测两项测试均低于人群标准,才可以诊断为 ID/IDD。

六、共患病

IDD 常共患精神、神经发育、躯体疾病(如精神障碍、脑瘫和癫痫),其发生率约为正常人的 3~4 倍。共患病的预后和结局受 IDD 影响。评定手段因相关疾病如交流障碍、孤独症谱系障碍以及运动、感知觉障碍等其他疾病的存在可能需要调整。病情陈述者对发现疾病症状如易怒、情绪失调、攻击性行为、进食问题及睡眠问题,以及协助评定患者不同社会情境中的适应功能很重要。

最常见的共患精神和神经发育障碍疾病为注意缺陷多动障碍、抑郁和双相障碍、焦虑障碍、孤独症谱系障碍、刻板行为障碍(伴或不伴自伤行为)、冲动控制障碍和成年神经认知障碍。成年抑郁障碍在各种程度的 IDD 患者中皆可发生;自伤行为需要及时予以关注,以及考虑是否只存在孤立的刻板行为障碍。IDD 尤其是较严重的 IDD 患者,可能同时表现攻击行为和破坏行为,包括对他人或财产的破坏。

七、临床治疗

主要为病因治疗,即已经查明病因者,如慢性疾病、中毒、长期营养不良、听力及视力障碍,应尽可能设法去除病因,使其智力部分或完全恢复。甲状腺功能低下、苯丙酮尿症等内分泌代谢异常,应早期诊断,早期采用甲状腺激素替代或苯丙酮尿症特殊饮食疗法,改善其智力水平。社会心理文化原因造成的 IDD,则应改变环境条件,使其生活在友好和睦的家庭中,加强教养,营造正确的社会心理文化氛围和条件,使其智力取得全面进步。

八、康复评定

智力发育障碍主要表现为智力功能和适应性行为两方面的障碍,因此,智能测试和适应行为测试为智力障碍的主要评定内容,另外还需要根据患儿适应性功能受限程度进行分级。

（一）智能测试

1. 丹佛发育筛查测验（Denver developmental screening test, DDST ） 是目前世界上最广泛使用的儿童发育筛查方法,1967 年由美国的儿科医师（Frankenberg）和心理学家（Dodds）首次发表,并于1990 年对量表进行了修定,编制了 Denver Ⅱ,项目从原来的 105 项增加至 125 项,分为个人 - 社会、精细运动与适应性行为、语言及大运动 4 个能区。用于 6 岁以下儿童发育筛查,实际应用适合 4.5 岁以下的儿童。结果异常或可疑者应进一步做诊断性测试。

2. 盖塞尔发育诊断量表（Gesell development diagnosis schedules, GDDS ） 该量表主要是以正常行为模式为标准来鉴定观察到的行为模式,以年龄来表示,然后与实际年龄相比,算出发育商 DQ。此量表用来判断小儿神经系统的完善和功能的成熟,因此不是测量其智商。该量表在国际上普遍应用,测试内容分为 5 个能区:适应性行为、大运动、精细动作、语言和个人 - 社会性行为。适用于 0~6 岁的儿童,结果以发育商（developmental quotient, DQ）表示,≥80 为正常。但因项目止于 72 个月,5~6 岁儿童测出的发育商可能偏高,有部分专家建议 5~6 岁以上用韦氏幼儿测试。

3. Stanford-Binet 智能量表（Stanford-Binet intelligence scales, fifth edition ） 这个量表包括幼儿的具体智能（感知、认知、记忆）和年长儿的抽象智能（思维、逻辑、数量、词汇）,评价儿童学习能力和智能迟滞程度。适用于 2~85 岁,结果以发育商（DQ）表示。

4. 韦克斯勒智力量表 用于儿童的量表有:韦氏幼儿智力量表（Wechsler preschool and primary scale of intelligence, 简称 WPPSI）,适用于 4.5~6 岁的儿童;韦氏学龄儿童智力量表（ revised Wechsler intelligence scale for children, WISC ）,适用于 6~16 岁的儿童。这些量表均已经在我国完成了标准化工作。通过测试获得语言和操作分测验智商和总智商,智商的均数定为 100,标准差为 15,智力障碍是指总智商均减 2 个标准差,即 70 以下。

（二）适应性行为测试

适应性行为评定标准包括:个人独立的程度以及满足个人和社会要求的程度。美国精神发育缺陷协会（American association on mental retardation, AAMR ）对“适应社会的能力”提出了 10 个具体的标准:交流和沟通、生活自理、家居情况、社会交往技巧、社区参与、自律能力、保证健康和安全能力、学业水平、空闲时间、就业（工作）情况。以上 10 项适应能力中,至少有 2 项缺陷,才认为有适应性行为能力的缺陷。传统的适应性行为测量方式是由第三方（一般是父母或者老师）提供报告，将结果记录在等级量表上，以进行评定。

目前，国外使用最为普遍的测验是 AAMR 适应性行为量表（AAMR adaptive behavior scale，ABS）、文兰适应行为量表（Vineland adaptive behavior scales，VABS）等。国内多采用左启华教授修订的日本 S-M 社会生活能力检查，即"婴儿 - 初中学生社会生活能力量表"，由美国心理学家 Harrison 和 Oakland 编制的适应性行为评定量表第 2 版（adaptive behavior assessment system second edition，ABAS-Ⅱ）目前也已经被引入我国。

1. AAMR 适应行为量表 - 学校版　适用于 3 岁 3 个月至 17 岁 2 个月。ABS-SE 由两部分组成：第一部分主要评定受测者的一般适应能力，包括 56 个条目；第二部分主要评定不良的适应行为，包括 39 个条目。整套量表共有 95 个条目。

2. VABS　VABS 的调查表适用于 0~18 岁，由 3 套表构成：第一套称为调查表，包含 297 个条目，用于评定一般适应能力；第二套称为扩展表，包含 577 个条目（其中 277 个条目与调查表中的条目完全相同），用于评定更广泛、更具体的适应行为；第三套称为课堂评定表，共有 244 个条目（大约 80% 的条目与调查表相同），用于评定儿童在课堂中的适应行为。每套表都涉及沟通、日常生活技能、社会化和运动技能 4 个领域。此外，在调查表和扩展表里，还把不良适应行为作为参考项目。

3. 婴儿 - 初中学生社会生活能力量表　全量表共 132 个项目，包括 6 种行为能力：①独立生活能力，包括进食、脱穿衣服、自理大小便、个人与集体清洁卫生状况等；②运动能力，包括走路、上阶梯、认识交通标志等；③作业，包括抓握物品、画、剪图形、系鞋带等；④交往，包括说话、懂简单指令、交谈、打电话等；⑤参加集体活动，包括做游戏、值日、参加文体活动等；⑥自我管理，包括想自己独干、不随便拿别人的东西、控制自己不提无理要求等。适用于 6 个月 ~15 岁儿童社会生活能力的评定，当评分 <9 分者提示社会适应能力的降低，如伴有 IQ 的降低即诊断智力发育障碍。

4. ABAS-Ⅱ　ABAS-Ⅱ中文版（儿童用）适用于 6~18 岁儿童，分 3 个层面评定适应性行为：第一层面为一般适应综合能力；第二层面为 3 个主要适应领域，包括概念技能、社会技能和实用技能；第三层面为具体适应技能，包括沟通、社区应用、学习功能、居家生活（家长评定）/ 学校生活（教师评定）、健康与安全、社交、工作（或动作技能）等 10 个方面。

九、康复治疗

（一）治疗原则

在完善相关评定的基础上，开展全面的康复训练。总的训练原则：①早期筛查、早期诊断、早期干预、早期康复；②全面评定，全面康复；③个体化治疗；④家庭、学校、社会共同参与，共同支持。

（二）早期认知训练

通过多感官刺激训练，如视觉、触觉、听觉、嗅觉等不同的感官活动来输送信息，促进婴幼儿认知发育，加强其对外界的感知和认知，丰富他们的信息量，人工化设计的多感官刺激训练单元，把放松及刺激经验透过多感官环境进行互动，与特殊教育相结合，是促进脑发育和提高认知功能的最佳治疗方式之一。

（三）言语治疗

言语康复治疗应建立在系统的语言能力评定基础之上。根据诊断结果和所确定的语言功能异常类别，确定康复目标，选择合适的康复内容和康复手段进行干预，并及时监控康复

训练的效果。针对特殊儿童,这其中包括智力障碍儿童的言语康复的 5 个阶段是指:

1. 前语言能力训练 前语言时期指智力障碍儿童能说出第一个有意义的单词之前的那段时期。此阶段语言康复的目的是帮助其积累充分的语音表象以及发展学习语言所必需的一般能力。

康复的内容包括:①诱导儿童产生无意识交流;②训练其通过不同音调、音强和音长的哭叫声或眼神向外界表达他们的生理需要和情感;③培养听觉敏锐度,使其对语音敏感,关注主要照顾者的言语声,能辨别一些语调、语气和音色的变化;④引导发出一些单音节,逐渐发出连续的音节;⑤培养交际倾向,对成人的声音刺激能给予动作反馈,初步习得一些最基本的交际规则;⑥能理解一些表达具体概念的词。

这一阶段,儿童可能达到的语言或与语言相关的一般认知目标或参考认知目标为:①发展视觉和听觉注意能力,包括对词语的注意;②发展对语音的感知能力,对知觉信号的理解能力;③提高语音识别能力和发音水平;④发展有意识交流能力以及对因果关系的感知。

2. 词语的理解与表达能力训练 此阶段训练的主要目的是将其所了解的以及想要表达的内容转化成简单的语言符号(词语),并用言语的方式表达出来;同时,通过词汇训练帮助其扩大词汇量,学习多种类别的词语,加深对常用词汇的词义理解。

康复的主要内容:学习常见名词(如有关称谓、人体部位、食物、衣物、餐具、洗漱用品、玩具和常见动物、交通工具等名词)和常见动词(如有关肢体动作、常见活动的动词)。训练时,康复师应充分考虑儿童的需求、兴趣及能力水平,选择适当词汇,反复给予刺激;引导儿童理解简单语言,激发其表达语言的兴趣,鼓励其多用口语形式来回答问题。

这一阶段,儿童可能达到的语言或与语言相关的一般认知目标或参考认知目标:①发展语言理解能力,能在一些语音和实体之间建立联系;②发展核心词汇,继续扩充词汇量,并增加词语的种类;③能够表达简单的单、双音节词语,并结合手势和环境来交流;④增加对各种符号的理解。

3. 词组的理解与表达能力训练 此阶段语言康复的主要内容:①在掌握一定数量常见词语的基础上,学习一些简单的词组形式,包括动宾词组、主谓词组、偏正词组、并列词组、介宾词组五类;②对所学词组进行表达训练;③对一些难学词语进行拓展训练;④让基础较好的儿童进一步学习较难的词组结构。

该康复训练的目标是让儿童掌握一些生活中的常见词组,初步认识词组成分间的语义关系,能够用两个或两个以上的词顺畅地与人交流(包括口语与非口语交流形式)。

这一阶段儿童可能达到的语言或与语言相关的一般认知目标或参考认知目标:①继续扩充词汇量,并增加词语的种类;②语音逐渐稳定,能发出大部分母语的语音;③学习基本的语法结构,如并列关系和主谓关系等,逐步发展常见的句法结构;④学习简单的语义关系;⑤提高语言的探索能力。

4. 句子的理解与表达能力训练 此阶段康复的主要目的是:通过对儿童进行日常语言中的常见句式和常见语句的康复训练,帮助他们一定程度上理解语义之间的关系,进一步熟悉汉语的语法结构,如基本句式和常见句型的语法结构等,让其习得一定的句子表达模式,提高语言理解和表达能力。

此阶段的主要康复内容:①学习主谓(宾)的基本句式;②学习较难词组形式;③学习把字句、被字句、是字句、比较句、给字句、方所句和主谓谓语句等常用句式;④进行句式练习和句子成分的替代训练;⑤对决定句子结构的某些抽象词(如被、把、是、给和比等)进行拓展训练;⑥对所学句式进行表达训练。

这一阶段,儿童可能达到的语言或与语言相关的一般认知目标或参考认知目标:①掌握基本句式结构和常见句型;②发展超过"这里和现在"事件的理解能力;③能理解部分抽象词语;④发展儿童之间自发模仿和相互交谈的行为;⑤能在生活和游戏中使用语言;⑥能使用简单和复杂的句子结构,能扩展符合基本语法规则的句子。

5. 短文的理解与表达能力训练 此阶段主要目标是通过这些训练,将先前所学的词语、词组和句子综合地运用,不断加深和巩固对词义和语法结构的认识,在此基础上,提升儿童的语用能力,教导儿童如何表示问候、如何提要求、如何描述事件等。

该阶段的主要康复内容:①学习有两个或两个以上从句的较复杂句子;②学习用正确的方式实现句子之间的过渡;③学习用两个或多个句子连贯地表述事件或传达意图;④学习用一个或多个句群较连贯和完整地表达自己的意图。

这一阶段,儿童可能达到的语言或与语言相关的一般认知目标或参考认知目标:①掌握大部分的语法知识;②增加复杂语法结构的理解和使用能力;③有限地理解词语之间的抽象关系,有较丰富的语义知识;④在语法结构和语义知识的基础上建立语言体系;⑤发展阅读和书写技能;⑥能知道如何用语言表达问候、提出要求、描述事件等。

(四)游戏治疗

游戏治疗是目前国内外公认和推崇的最有效的康复治疗方法之一。通过游戏让患儿在欢乐愉快的环境中主动接受语言、运动、交流、认知和行为等各种功能训练,以及他们和其他孩子、老师的反复互动过程中学习,使他们的运动能力、认知能力和交流能力等得到全面的提高。

(五)多感官治疗

目的是通过视觉、触觉、听觉、嗅觉等不同的感官活动来输送信息,促进幼儿对知识的理解,加强其对外界的认知,丰富他们的信息量。在人工化设计的休闲场所,把放松及刺激经验透过多感官环境进行互动,与特殊教育相结合,是促进脑发育和提高认知功能的最佳治疗方式之一。

多感官治疗可与现代技术和先进设备结合,应用视听互动训练系统、动感彩轮、幻彩光纤、泡泡管、互动嗅觉等设备策划一系列适合感官失调儿童的活动程序,提升他们在接收感官刺激及做出反应行为的表现,促进主动探索环境的兴趣及能力,从而培养及引发他们在日常生活技能及课程学习方面的动机、技巧及表现,同时可减低他们焦虑不安的情绪,削弱不适应性行为、提高注意力、加强人际互动等,克服他们在视力、语言、感觉、知觉等方面的障碍,以及因性格、情绪障碍对常规康复训练不感兴趣而表现淡漠、不主动和不配合等。

(六)物理治疗

相对于智力发育而言,智力障碍儿童的运动系统发育较好。但智力障碍儿童在发育早期主要表现为大运动发育较同龄儿有不同程度的落后,同时其保护性伸展反应、平衡反应、运动协调性等也常常落后于同龄儿童。因此,物理疗法也是必要的,尤其是在发育早期。评定智力障碍儿童的大运动发育水平及运动障碍,进行针对性的训练,从而改善其运动发育落后状况。物理治疗包括大运动训练和精细动作训练。大运动(如俯卧、抬头、竖颈、翻身、仰卧、爬行、独坐、独站、行走、跑步、跳跃等)训练要求:能逐渐做到感官与机能配合,动作协调,适当地控制运作的力度和速度,操纵物件和运用工具。精细运动(如大把抓、手指捏、穿珠、写字等）训练，是康复训练中必要的训练领域，要求：能逐渐做到依据视觉指示做精细而准确的动作。精细技巧训练时必须由大到小，由易到难，逐步加深。

（七）作业治疗

训练的主要目的在于提高智力障碍儿童的精细动作、操作的灵巧性、生活自理能力以及社会交往能力。通过日常生活动作的训练，如进食、更衣、书写等，提高其生活自理能力，从而提高其适应能力。通过治疗师或家长与智力障碍儿童有目的的互动训练，提高智力障碍儿童对他人、环境等的兴趣反应，提高其社会交往能力。

（八）感觉统合治疗

感觉统合训练是指基于儿童的神经需要，引导对感觉刺激做适当反应的训练，训练内容包含了前庭（包括重力与运动）、本体感觉（包括肌肉与感觉）及触觉等多感官刺激的全身运动，其目的不在于增强运动技能，而是改善中枢神经系统处理及组织感觉刺激的能力。在训练中同时给予儿童前庭、肌肉、关节、皮肤触摸、视、听、嗅等多种刺激，并将这些刺激与运动相结合。

（九）教育干预

1. 特殊教育　特殊教育是智力障碍儿童的主要康复训练手段，由教师、家长、治疗师等共同参与及实施。根据智力障碍儿童病情严重程度的不同，按照正常儿童的发育有目的、有计划、有步骤地开展针对性的教育，重点在于将日常生活情境融入其中。教育的最终目的是提高智力障碍儿童生活自理能力的水平，尽可能减少其参与学校、参与社会的受限程度。

2. 融合教育　轻度智力发育障碍儿童提倡在普通学校随班就读的融合教育，但要进行课外特殊训练，帮助他们尽可能融入社会。对中重度的智力发育障碍儿童要在特殊学校或机构进行生活自理能力、社会适应能力和劳动技能的训练，可接受部分的文化课教育。对极重度的智力发育障碍儿童则主要是教育训练其简单的交流和简单的生活技能，提高他们的生活质量。

3. 引导式教育　引导式教育将特殊需求儿童作为"全人"来对待，给智力发育障碍的儿童提供受教育和受训练的权利、条件，尊重他的兴趣和爱好。对他们的语言、智力、情绪、性格、人际关系、意志、日常生活技能和体能结合起来进行教育训练，并可将上述的教育训练与其他各种治疗方法结合起来进行训练，使这些儿童在运动治疗、心理治疗、教育等相融合的训练中得到全面发展。引导式教育疗法以儿童需要为核心，以儿童最需要的日常生活能力优先训练。通过娱乐性、节律性意向激发患儿的兴趣，引导诱发儿童学习动机，鼓励和引导孩子主动思考、向往目标和积极参与意识。利用环境设施、学习实践机会和小组动力诱发作用，最大限度地引导调动患儿的自身潜力和解决他们所面临问题的能力。

（十）家庭康复

家庭是患者接受社会生活、人际交往的最佳场所之一，家庭能给患者提供关心的方式多种多样，每个家庭训练计划都是独特的。在家庭康复训练中，家长承担了康复训练的主要任务，而且要长期稳定地参与康复训练，并得到其他家庭成员的支持和配合。家长在康复训练中应做好以下几方面的工作：

1. 建立正确的态度　建立良好的家庭康复训练环境，树立信心，尊重孩子，有意识地培养和保护孩子的自尊心和自信心；坚持有计划、有测评的原则；充分利用生活情景进行训练，不断重复地训练。

2. 制订训练计划　通过能够提供帮助的各种社区机构的发展,家庭训练计划将所有智力障碍患者融入家庭日常生活所需要的训练列出清单。家庭训练计划的制订是非常重要的,计划的制订要根据孩子的实际能力,过高,孩子达不到,容易产生挫败感;过低,起不到应有的效果,也耽误了康复时间。家庭的康复训练,一是个别训练活动,需要在固定时间中进行。家长将安排在个别训练时间的目标进行分析,设想用什么活动去完成。家庭康复随时随地,尽可能利用家庭现成的一些玩教具和生活用品,条件允许的家庭可以给孩子创造一个比较丰富的游戏、娱乐环境,并有目的地购置、制作玩教具;条件有限的家庭,因地制宜,自行制作。二是情境训练活动,是家庭康复的主要训练方式,如起床、如厕、盥洗、吃饭、购物和社区活动等生活情境,按照康复计划,在一定的阶段有意识地安排必须达到的目标。由于情境训练看似随意,因此特别需要有目标的引导。在情境训练中要注意安排休闲娱乐活动、户外活动和人际交往方面的情景。

（十一）中医治疗

1. 针灸治疗

（1）头皮针灸:头针作为临床常用治疗脑病的方法,通过针刺与大脑功能解剖位置相对应的头部功能反应区及头部穴位,改善脑部血液循环,增加脑部供血供氧,促进大脑发育,提高智力。

常取穴位（组）:运动区、感觉区、平衡区、语言1、2、3区、百会、四神针、智三针、定神针。

（2）俞募穴速刺法:俞募穴速刺法能够补肝肾、调脾肾、开心窍、醒神智、通经脉、调气血,起到充益髓海、健脑益智之功效,充分体现了中医"治病求本"的基本原则,使医者在治疗疾病时不仅注重症状的改善,而且更注重脏腑功能。

常取穴位:巨阙、膻中、中脘、章门、天枢、关元、心俞、肝俞、脾俞、胃俞、肾俞。

2. 中药治疗　临床常用的经典方剂——孔圣枕中丹（药物组成:远志、菖蒲、龟板、龙骨）,具有安神益智、通心健脑、祛痰开窍等功效,具有一定疗效。

十、康复护理

发现儿童智力障碍,要早期及时地进行治疗和教育,此外,还应进行相应的护理干预,主要措施如下:

（一）增加营养

多让儿童吃有利于大脑以及身体发育的食物,诸如富含蛋白质的动物内脏以及牛奶、富含维生素的水果等。

（二）避免发生意外

在带领孩子进行户外活动时,要防止儿童出现跌打损伤以及出现走失、受骗等意外情况;在儿童衣服上写上姓名、住址、电话等。日常生活中避免孩子接触危险物品。

（三）培养儿童的生活能力

教会智力障碍儿童开口说话,尽可能使他们能正确表达自己的意愿。训练基本动作和平衡感,进行日常生活能力的训练,训练他们能够自己穿衣、吃饭、喝水等日常生活活动能力。

（四）培养儿童的社会交往能力

必要时可以安排适当的集体活动和文娱体育活动,促进其智力开发和社会交往能力的建立和提高。

十一、预防

（一）一级预防

目的在于消除引起智力障碍的病因,预防疾病的发生,主要包括以下几个方面:①卫生教育和营养指导;②产前和围产期保健(高危妊娠管理、新生儿重症监护、劝阻孕妇饮酒吸烟、避免或停用对胎儿发育有不利影响的药物);③传染病(病毒、细菌、原虫)的免疫接种;④遗传代谢检查及咨询(避免近亲婚姻、发现携带者);⑤环境保护(防止理化污染、中毒及噪音损害);⑥减少颅脑外伤及意外事故,正确治疗脑部疾病、控制癫痫发作;⑦加强学前教育和早期训练;⑧禁止对小儿忽视和虐待。

（二）二级预防

目的在于早期发现伴有智力障碍的疾病,尽可能在症状未出现之前,做出诊断,进行早期干预,使其不发生缺陷,主要包括以下几个方面:①对高危新生儿进行随访,早期发现疾病,给予治疗,尤其应该注意,早期营养(蛋白质和铁、锌等微量元素)供应和适当的环境刺激对智力发育有良好作用;②对学龄前儿童定期进行健康检查(体格、营养、精神心理发育、视觉和听觉);③新生儿代谢疾病(如甲状腺功能低下、苯丙酮尿症)筛查;④产前诊断、羊水检查(染色体病、神经管畸形、代谢疾病)。二级预防主要在于早期诊断并给予特殊处理。

（三）三级预防

因各种原因已经发生智力障碍,三级预防目的在于采取综合措施提高智力障碍患儿的智力功能水平、社会适应能力以及生活自理能力,减少智力障碍及参与受限的程度。

治疗疾病,减轻残疾,包括对患者的生活、情绪和行为、社会适应等方面的训练,以帮助患者克服各种困难,使患者能达到本人的最佳功能状态。在教育训练中,以提高生活自理能力和生存能力等为主要目标。

十二、预后

（一）轻中度智力发育障碍

经过积极的综合干预,大部分可参与社会生活,做一些简单的工作,能够自食其力。

（二）重度智力发育障碍

经过综合干预后部分可生活自理。

（三）极重度智力发育障碍

经过综合干预可有一定程度改善,但生活难以自理,大部分患儿需要终生照顾。

（马丙祥 李晓捷 张建奎）

参 考 文 献

[1] 王新宪,朱庆生.中国0~6岁残疾儿童抽样调查报告[M].北京:中国统计出版社,2001.

[2] 廖善祥.智力低下的诊治与康复[M].长沙:湖南科技出版社,2010.

[3] 徐敏,马冬雪.国际比较:智力障碍教育与康复研究现状与展望[J].闽南师范大学学报(自然科学版),2014,(3):102-107.

[4] 邓红珠,邹小兵.智力障碍临床解析[J].中国实用儿科杂志,2014,29(7):485-489.

[5] 邹小兵,静进.发育行为儿科学[M].北京:人民卫生出版社,2005.

［6］刘秀勤,李韵,陈丽清,等. WISC-IV 与 C-WISC 诊断儿童智力障碍的一致性［J］.中华行为医学与脑科学杂志,2017,26(1):51-54.

［7］杨璞,桂宝恒,邬玲仟.智力障碍的病因及诊断方法［J］.中国当代儿科杂志,2015,17(6):543-548.

［8］李毓秋,邱卓英.适应性行为评定量表第二版中文版(儿童用)标准化研究［J］.中国康复理论与实践,2016,22(4):378-382.

［9］黄红,徐珊珊.婴幼儿精神发育迟滞的诊断及早期干预［J］.中华实用儿科临床杂志,2013,28(11):879-880.

［10］严双琴,陶芳标.儿童智力低下的早期干预及早期筛查［J］.中国儿童保健杂志,2015,23(2):153-155.

［11］唐久来,吴德.小儿脑瘫引导式教育疗法［M］.2版.北京:人民卫生出版社,2015.

［12］中华医学会儿科学分会神经学组,中国医师协会神经内科分会儿童神经疾病专业委员会.儿童智力障碍或全面发育迟缓病因诊断策略专家共识［J］.中华儿科杂志,2018,56(11):806-810.

［13］陈静,Garralda M E,程文红. ICD-11 精神与行为障碍(草案)关于神经发育障碍诊断标准的进展［J］.中华精神科杂志,2017,50(6):411-413.

［14］邹敏,孙宏伟,邱卓英.基于 ICD-11 和 ICF 的智力残疾术语、诊断和分类研究［J］.中国康复理论与实践,2019,25(1):1-5.

［15］American Psychiatric Association. Diagnostic and Statistical Manual of Mental Disorders(DSM-V)［S］. 5th ed. Washington, DC: American Psychiatric Publish I Ng, 2013.

［16］American Psychiatric Association. Diagnostic and Statis-tical Manual of Mental. Disorders(DSM-IV)［S］. 4th ed. Washington, DC: American Psychiatric Association, 2000.

［17］Robert L Schalock, Ruth A Luckasson, Karrie A Shogren, et al. The renaming of mental retardation: understanding the change to the term intellectual disability［J］. Intellec-tual and developmental disabilities, 2007, 45(2): 116-122.

［18］Sudarshan NJ, Bowden SC, Saklofske DH, et al. Age.related invariance of abilities measured with the weehsler aduh intelligence Scale·1V［J］. Psychol Asse-ss, 2016, 28(11): 1489-1501.

［19］Oakland T, Harrison PL. Adaptive Behavior Assessment System-II: Clinical Use and Interpretation［M］. Amsterdam, Boston: Elsevier/Academic Press, 2008.

［20］Friedman C. Outdated language: use of "mental retardation" in medicaid HCBS waivers post-Rosa's law［J］. Intellect Dev Disabil, 2016, 54(5): 342-353.

第三章　孤独症谱系障碍

概　述

孤独症谱系障碍（autism spectrum disorders, ASD）是一类发生于儿童期的神经发育障碍性疾病，世界各国报道其发病率有不明原因的递增趋势。ASD 迄今在临床上缺乏特异性生物学标记物可供甄别，亦无特异性医学治疗方法，终生致残率很高，已成为影响这类儿童健康与发展的公共卫生问题。因此，学界达成的共识是应对 ASD 实施"三早"原则，即早筛查、早诊断和早干预。本指南主要参考 DSM-5 中 ASD 的诊断标准、ICD-11 中 ASD 的诊断分类、国内外文献资料、国内 ASD 儿童康复专家共识而提出，旨在规范我国 ASD 儿童康复医疗工作。

一、定义与术语

（一）定义

孤独症谱系障碍是一组以社会交往和社会交流缺陷以及限制性重复性行为、兴趣和活动两大核心表现为特征的神经发育障碍性疾病，除上述核心表现外，还涉及感知、认知、情感、思维、运动功能、生活自理能力和社会适应等多方面的功能障碍，其中特异性的感知觉与认知功能障碍往往伴随患者一生，严重阻碍发育期儿童综合能力的发展，病情严重者生活不能自理，需要终身看护和照顾，致残率很高，大都不能回归社会，因此加重了家庭及社会的巨大经济和精神负担。2006 年，ASD 已被纳入我国精神残疾的范畴。

（二）术语表达

孤独症也称自闭症，是孤独症谱系障碍中最有代表性的疾病。《美国精神疾病诊断与统计手册（第 4 版修订版）》（DSM-Ⅳ-TR）、《国际疾病分类（第 10 版）》（ICD-10）、《中国精神障碍诊断与分类标准（第 3 版）》（CCMD-3），将典型孤独症（autistic diso-rder）、阿斯伯格综合征（Asperger syndrome, AS）、其他待分类的广泛发育障碍（pervasive developmental disorder-not otherwise specified, PDD-NOS）、雷特综合征（Rett syndrome）以及童年瓦解性障碍（childhood disintegrative disorder）作为独立的障碍归类到广泛性发育障碍。DSM-5 将广泛性发育障碍更名为 ASD 并对其进行了重新定义，保留了这类疾病的共同核心特征，包含之前的典型孤独症、阿斯伯格综合征、其他待分类的广泛性发育障碍和童年瓦解性障碍。ICD-11 也将原来的广泛性发育障碍统一更名为 ASD，取消了这几个疾病的名称，与 DSM-5 一致。

二、流行病学

近年来的流行病学调查数据显示，全球范围内儿童 ASD 患病率呈上升趋势，估计全球患病率在 1% 左右。美国疾病控制中心（Centers for Disease Control and Prevention, CDC）2018 年报告 ASD 患病率为 1/59，男童发病率高于女童，男女比例约为 3∶1~4∶1。我国目前尚无全国性 ASD 流行病学研究数据，2014 年中国教育学会发布的《中国自闭症儿童发展状况》报告我国 ASD 患者可能超过 1 000 万。世界卫生组织根据我国现有总人口数量估计，ASD 儿童总数在 100 万 ~150 万，在 0~6 岁儿童致残原因中占据首位。

三、病因及病理生理

目前 ASD 的病因仍不明确，研究多集中在遗传基因、环境、神经发育、营养、毒素、神经生化、免疫及病毒感染等方面。越来越多的证据表明，生物学因素（主要是遗传因素）在 ASD 的发病中起着重要作用。近年来的环境因素、营养、毒素等方面的研究也成为热点，特别是在胎儿大脑发育关键期接触的不良环境因素也会导致发病可能性增加。不良环境因素和基因变异共同作用的结果，特别是基因新生突变可能是 ASD 发病的主要因素。

四、临床表现

ASD 起病于 3 岁前，其中约 2/3 的儿童在出生后逐渐起病，约 1/3 的儿童经历了 1~2 年正常发育后退行性起病。临床表现在儿童发育的不同时期有所不同。

1. 社会交往障碍　在社会交往方面存在质的缺陷，他们不同程度地缺乏与人交往的兴趣，也缺乏正常的交往方式和技巧。具体表现随年龄和疾病严重程度的不同而有所不同，以与同龄儿童的交往障碍最为突出。①缺乏社交性微笑；②缺乏社交性凝视；③与父母亲之间缺乏安全依恋性关系；④共享注意（joint attention）缺陷；⑤不会交朋友，难以建立友谊；⑥不能进行正常游戏，孤独症儿童的游戏一般停留在练习性游戏阶段，在游戏中很少出现自发的象征性游戏，对于合作性游戏缺乏兴趣，常常拒绝参加集体游戏；⑦不能遵守社会规则，表现为不理解规则，不懂得约束自己的言行。

2. 交流障碍　在言语交流和非言语交流方面均存在障碍，其中以言语交流障碍最为突出，通常是儿童就诊的最主要原因。

（1）言语交流障碍：①言语发育迟缓或不发育，常常表现为语言发育较同龄儿晚，有些甚至不发育。有些儿童可有相对正常的言语发育阶段，后又逐渐减少甚至完全消失；②言语理解能力不同程度受损；③言语形式及内容异常，最大问题是"语用"障碍，即不会适当地用语言沟通，存在答非所问，人称代词分辨不清，即刻模仿言语、延迟模仿言语等表现；④语调、语速、节律、重音等异常。

（2）非言语交流障碍：常拉着别人的手伸向他想要的物品，多不会用点头、摇头以及手势、动作、表情、眼神表达想法，也不能理解他人的姿势、面部表情等的意义。

3. 兴趣狭窄和刻板重复的行为方式　倾向于使用僵化刻板、墨守成规的方式应付日常生活。①兴趣范围狭窄和不寻常的依恋行为：迷恋于看电视广告、天气预报、旋转物品、排列物品或听某段音乐、某种单调重复的声音等，对非生命物品可能产生强烈依恋，如瓶、盒、绳等都有可能让儿童爱不释手，随时携带；②行为方式刻板重复：儿童常坚持用同一种方式做事，拒绝日常生活规律或环境的变化，如坚持走一条固定路线，坚持把物品放在固定位置，拒绝换其他衣服或只吃少数几种食物等；③仪式性或强迫性行为：常出现刻板重复、怪异的动作，如重复蹦跳、拍手、将手放在眼前扑动和凝视、用脚尖走路、反复闻物品或摸光滑的表面等等；④感觉系统异常：常表现出对疼痛不敏感，着迷光亮，对某些运动有视觉上的迷恋，喜欢嗅、尝或触摸物体，排斥某些声音等。

4. 其他表现　常伴有自笑、情绪不稳定、多动、冲动攻击、自伤等行为；认知发展多不平衡,音乐、机械记忆、计算能力相对较好甚至超常;还有一部分儿童伴有癫痫、注意缺陷多动障碍等共患病。

五、孤独症谱系障碍程度分级

DSM-5 依据 ASD 儿童的社会交往障碍和局限的兴趣及重复、刻板的行为这两类症状将其严重程度分为三级水平,三级水平最严重,一级水平最轻(表 3-1)。

表 3-1 孤独症谱系障碍严重程度分级

严重程度	社会交流	局限的、重复的行为
三级水平: 需要非常大量的帮助 (重度障碍)	言语和非言语社交交流能力有严重缺陷,造成严重的功能障碍;主动发起社会交往非常有限,对他人的社交接近极少回应。如只会说很少几个别人听得懂的词,很少主动发起社交行为,并且即使在有社交行为时,也只是用不寻常的方式来满足其需求,只对极少的较为固定的社交接触有所回应	行为刻板、适应变化极度困难,或者其他局限重复行为明显干扰各方面的正常功能。改变注意点或行动非常难受和困难
二级水平: 需要大量的帮助 (中度障碍)	言语和非言语社交交流能力有明显缺陷;即使在被帮助的情况下也表现出有社交障碍;主动发起社会交往有限;对他人的社交接近回应不够或异常。如只会说简单句子,其社会交往只局限于狭窄的特殊兴趣、有明显怪异的非言语交流	行为刻板、适应变化困难,或者其他局限重复行为出现的频率高到让旁观者注意到,干扰了多个情形下的功能。改变注意点或行动难受和困难
一级水平: 需要帮助 (轻度障碍)	如果没有帮助,其社会交流的缺陷带来可被察觉到的障碍。主动发起社交交往有困难,对他人的主动接近曾有不寻常或不成功的回应。可能表现出对社会交往兴趣低。如可以说完整的句子,可以交流,但无法进行你来我往的对话,试图交朋友的方式怪异,往往不成功	行为刻板,干扰了一个或几个情形下的功能。难以从一个活动转换到另一个。组织和计划方面的障碍影响其独立性

六、临床诊断标准

ASD 的医学诊断主要依据临床症状判定,其中包括询问儿童生长发育史、行为观察以及各种心理行为评定分析等;也做一些相应的医学检验(如遗传、神经影像学、神经电生理、代谢等)予以辅助诊断。DSM-5 对孤独症谱系障碍的诊断必须满足下列 A、B、C、D、E 五条标准,其中 A 和 B 阐明了孤独症谱系障碍的核心症状。

A. 在多种情境中持续性地显示出社会沟通和社会交往的缺陷,包括在现在或过去有以下表现(所举的例子只是示范,并非穷举):

(1)社交与情感的交互性缺陷,包括异常的社交行为模式、无法进行正常的你来我往的对话,与他人分享兴趣爱好、情感、感受偏少,无法发起或回应社会交往。

(2)用于社交互动的非言语沟通行为存在缺陷,包括从言语和非言语沟通之间的协调差,到眼神接触和肢体语言异常或理解和运用手势存在缺陷;直到完全缺乏面部表情和非言语沟通。

（3）发展、维持和理解人际关系的缺陷，如难以根据不同的社交场合调整行为，难以一起玩假想性游戏和交友困难，对同龄人没有兴趣。

B. 局限的、重复的行为、兴趣或活动，包括在现在或过去有以下表现的至少两项（所举的例子只是示范，并非穷举）：

（1）动作、对物体的使用或说话刻板或重复（如刻板的简单动作、排列玩具或是翻动物品、模仿言语、怪异的用词等）。

（2）坚持同样的模式、僵化地遵守同样的做事顺序，或者语言或非语言行为有仪式化的模式（如很小的改变就造成极度难受、难以从做一件事过渡到做另一件事、僵化的思维方式、仪式化的打招呼方式、需要每天走同一条路或吃同样的食物等）。

（3）非常局限的、执着的兴趣，且其强度或专注对象异乎寻常（如对不寻常的物品强烈的迷恋或专注，过度局限或固执的兴趣）。

（4）对感官刺激反应过度或过低，或对环境中的某些感官刺激有不寻常的兴趣（如对疼痛或温度不敏感、排斥某些特定的声音或质地、过度地嗅或触摸物体、对光亮或运动有视觉上的痴迷）。

C. 上述这些症状一定是在发育早期就有显示（但可能直到其社交需求超过了其有限的能力时才完全显示，也可能被后期学习到的技巧所掩盖）。

D. 这些症状在社交、职业或该功能起作用的其他重要领域中，临床上导致显著的功能受损。

E. 这些症状不能用智力缺陷（智力发育障碍）或全面发育迟缓（GDD）更好地解释。智力缺陷和孤独症谱系障碍疾病常常并发，只有当其社会交流水平低于其整体发育水平时，才同时给出孤独症谱系障碍和智力缺陷两个诊断。

七、共患病

ASD 共患病的患病率明显高于正常儿童。同一个 ASD 患者可能伴有一种或多种共患病；是否存在共患病以及共患病的分布并非一成不变：目前没有并不代表以后不发生，在不同时期或不同年龄阶段可出现不同的共患病。

ASD 常共患注意缺陷多动障碍（ASD 最常见的共患病）、癫痫、抽动障碍、睡眠障碍、胃肠道功能紊乱、营养障碍、对立违抗障碍、自伤和攻击行为等。共患病的存在会影响 ASD 患者的表现，增加康复干预的难度，甚至影响其预后。

八、临床治疗

迄今为止，ASD 的治疗多采用康复教育干预、行为矫正、药物治疗等相结合的综合干预措施。目前尚缺乏针对儿童 ASD 核心表现的特效药物，药物治疗为辅助性的对症治疗措施，如儿童合并癫痫、严重的攻击和自伤行为、睡眠障碍、胃肠道功能紊乱、营养障碍等问题时可以考虑遵循药物治疗原则，给予相应的药物治疗。

九、康复评定

康复评定须由经过培训并取得相应资质的专业人员进行；孤独症康复机构要组建康复评定团队，对暂时不具备条件开展专项评定的机构应与有条件的机构建立合作机制，引入专业人员进行评定与指导。ASD 康复评定主要包括发育评定、心理学评定、专科评定及康复效果评定。

（一）发育评定

发育评定是为了了解儿童实际发育水平,确定其与正常儿童发育水平(包括但不限于社交、认知、交流、情绪行为等)的差异,以便根据其具体问题选择相应的专项评定。康复机构可根据自身情况选择其中之一或其他公认的儿童发育评定工具,可以选择以下发育评定工具。

1. Gesell 发育诊断量表　是公认的儿童发育水平评定工具,适用于 0~6 岁儿童,包括适应性、粗大运动及精细运动、言语和个人 - 社交四大行为领域。

2. 贝利婴儿发育量表　适用于 2~30 个月儿童发育状况的评定,每次评定约 45min。由心理量表、运动量表和婴儿行为及记录三部分组成,可以计算出心理发育指数和运动发育指数。

3. Griffith 发育评定量表　适用于 0~6 岁儿童,包括运动、个人与社会、言语语言、操作、手眼协调和推理六大领域。

以上评定建议由具备专业评定工具和接受过专业培训的人员进行评定。

4. 儿童发育里程碑　适用于 3 个月 ~6 岁儿童,包括粗大运动功能发育、精细运动功能发育、社会交往及情绪情感发育、认知功能发育、游戏发育、言语语言功能发育 6 个领域的测评。

（二）心理学评定

主要包括智力发育评定、语言能力评定、适应能力评定等,这些评定有些不是专门为 ASD 儿童设计的,但可为康复干预计划的制订提供依据。

1. 韦氏儿童智力量表　分为幼儿版和学龄版。韦氏幼儿智力量表第四版(WPPSI-Ⅳ), 适用于 2 岁 6 个月 ~6 岁 11 个月; 根据年龄分为 A 测验(4 岁以下)和 B 测验(4~6 岁)。韦氏学龄儿童智力量表第四版(WISC- Ⅳ),适用于 6~16 岁儿童,由 14 个分测验组成,其测量结果除了说明儿童的总体智能,还给出 4 个分领域指数,用以说明儿童在不同领域的认知能力。(不是所有孤独症儿童都有智力问题,且该量表不适用 3 岁之前的低年龄组,故未将此量表放在一般评定中,有需要者可选择应用)。

2. 婴儿 - 初中生社会生活量表　适用于 6 个月 ~15 岁,用于评定儿童的适应行为能力。量表共有 132 项,由独立生活能力、运动能力、作业、交往、参加集体活动、自我管理等 6 个领域组成。可辅助智能发育障碍的诊断与分级。

3. 儿童适应行为评定量表　适用于 3~12 岁儿童适应行为能力评定。内容包括感觉运动、生活自理、语言发育、个人取向、社会责任、劳动技能、经济活动和时空定向 8 个方面,归类为独立功能、认知功能和社会自制 3 个因子,用于智能发育障碍的诊断与分级。

（三）专科评定

专科评定能够针对每个儿童的具体情况,进一步分析其功能优势及缺陷、发展潜能及特殊需求,制定出有针对性的现阶段康复目标和具体康复计划。可选择以下 1~2 项常用的评定方法开展专科评定(或者其他公认的 ASD 评定量表)。开展评定的专业人员应当接受过系统培训并取得相应资质和能力认证。

1. 儿童功能独立性评定量表(Wee function independent measurement, WeeFIM)　适用于 6 个月 ~7 岁正常儿童及 6 个月 ~21 岁的功能障碍人群或发育落后儿童。该量表简单易操作,可较全面了解孤独症儿童的日常生活活动能力。

2. 语言行为里程碑评定及安置程序（Verbal behavior milestones assessment and placement program，VB-MAPP）　是针对孤独症及其他发育障碍儿童的语言和社会能力的评定程序，包括 5 个部分：发育里程碑评定、障碍评定、过渡性评定、项目分析以及个别化教学计划建议。会同观察结果，与家长一起讨论，制订个别化教育计划。

3. 心理教育评定量表（psychoeducational profile-3，PEP-3）　适用于 2 岁 ~7 岁 6 个月儿童。由发展与行为副测验（172 个测试项）与儿童照顾者报告（38 个测试项）两部分组成，发展部分副测验包括认知、语言表达、语言理解、小肌肉、大肌肉、模仿 6 项内容。儿童照顾者报告包括问题行为、个人自理、适应行为 3 项内容。通过评定明确儿童的强弱项，作为制订康复计划的依据和参考。

（四）康复效果评定

可应用以上发育量表或发育里程碑及专科评定工具进行干预效果评定，也可应用 ASD 疗效评定表进行干预效果评定。

十、康复治疗

目前，ASD 的治疗不仅是医学问题，还涉及教育心理学、家长指导咨询、社区干预、学校协同/融合教育、抚养机构等诸多环节，最终还需辅以职业培训和就业指导等。

（一）康复原则

1. 尽早干预　发现儿童存在问题或有可疑症状即应开始干预，对于诊断不明者可边干预边确诊，避免贻误有效时机，越早干预效果越好。2 岁以前的早期干预建议在当地妇幼保健机构及相关专业机构进行。早期干预应在自然情境下以儿童家庭为中心，结合儿童的生长发育规律进行，同时需确保一定的干预时间和强度，接受专业人员的定期指导。

2. 科学干预

（1）遵循儿童发育的特征与规律，结合儿童自身的发育水平，进行有效干预（既不宜落后于其发育年龄，也不应过多超越）。

（2）注重儿童整体功能的发育，不应仅关注儿童某一领域的功能，应确保其全面发展，同时要考虑到环境因素及个人因素的影响，参见《国际功能、残疾与健康分类-儿童青少年版》ICF-CY。

3. 个性化干预　针对每个孤独症儿童的发育水平、障碍程度、功能高低、存在的具体问题以及家庭的实际情况，明确干预目标，制订干预计划，有针对性地选择干预内容、形式及方法。在干预计划制订和实施过程中，专业人员应与家长密切配合、共同协作。

4. 综合干预　干预内容包括生活自理、交流、社会适应、语言、行为、情绪、运动等各个方面，需要医学、教育、心理、社会等多学科专业团队共同参与；不同的干预方法有机融合，不同的干预形式有效衔接，灵活整合或拆分实施；机构康复与家庭康复和社会适应紧密结合。

（二）康复目标制订

根据康复干预原则，康复目标的制订应以评定结果和观察为依据，以儿童为核心，并考虑儿童的兴趣及发育特征，目标要切合实际，不可过高或过低。康复目标的领域包括理解性沟通、表达性沟通、模仿、认知、社交与情绪、游戏、精细运动、粗大运动、行为、自理能力等。

康复目标的设定应分阶段循序渐进，首先设定阶段目标（季、年目标），要按年-季-月-周-日的顺序进行设定。

1. 阶段目标（季、年目标）　首先为孤独症儿童设定 3 个月或以上的阶段目标，此目标可使儿童在某一特定时期或阶段具备或达到相应的功能、活动与参与能力。

2. 月目标　由阶段目标分解而成,应围绕阶段目标的实现而设定,每个月目标应为递进关系。

3. 周目标　由月目标分解而成,应围绕月目标的实现而设定,每个月的周目标也应为递进关系。周目标应根据每次干预记录进行适当调整,4~6周后根据儿童实际情况可重新调整月目标,如有需要也可重新调整阶段目标。

（三）康复形式和方法选择

1. 合理选择康复形式和康复内容　根据儿童的发育水平,结合具体目标和儿童的优劣势,合理选择不同的干预形式,干预形式主要包括个别干预、小组干预、集体干预及家庭干预。

（1）个别干预:主要针对个体表现出的主要问题行为及需要学习的行为,进行一对一矫正、学习和强化。ASD儿童在确诊初期,特别是经评定与同龄儿童有明显差异时,高度密集的个别化干预应占大部分时间。个别化干预应作为机构康复干预的重要形式之一,并包含在政府提供补贴的服务中。

（2）小组干预:将2~5名发育年龄及能力表现相同或相近（需考虑能力互补等因素）的儿童以小组形式开展干预,根据儿童的整体参与能力等因素灵活安排辅助干预人员。主要内容为简单的社会交往和游戏技巧,如在小组场景中完成常规要求,聆听和回答干预者的指令,理解和区分干预者提问的对象等,培养和提高儿童在小组中学习和活动的能力。小组干预适用于理解能力在2岁及以上的儿童。

（3）集体干预:将5名以上发育年龄及能力表现相同或相近（需考虑能力互补等因素）的儿童以集体形式开展干预,人数应控制在10名以内。人员配比原则与小组干预相同。主要内容为以社会交往为主的集体参与能力,如竞争意识、合作意识、输赢意识、自我保护意识等,培养儿童在主题和集体环境中的学习能力。集体干预适用于理解能力在3岁及以上的儿童。

（4）家庭干预:指导家长在家庭中开展相关的康复治疗。

2. 合理选择干预方法

（1）遵循以下原则选择干预方法

1）选择ASD儿童康复公认和常用的干预方法。

2）根据儿童不同功能领域存在的差异选择适合的干预方法。

3）拥有经过专业培训并取得相应资质、能够开展相应干预方法的专业人员。

4）具备开展相应干预方法的硬件条件（设备和场地）。

5）将各类干预方法有机融合以达到最好的康复干预效果。

（2）目前国内外较公认和常用的干预方法包括:应用行为分析法、结构化教学法、社交故事、图片交换沟通系统、早期介入丹佛模式、心智解读等;辅助干预方法包括语言治疗、音乐疗法、沙盘游戏、艺术疗法、多感官刺激等。

3. 确保必要的康复时间及频次　在专业康复机构中接受全天康复的儿童,应按周安排康复干预的时间,且不少于20h（含在专业人员指导下的家庭干预等任何情境中所进行的干预）。能力差、发育水平低、程度重的儿童一般以个别化干预为主;能力相对好、发育水平高、程度轻的儿童一般以小组形式和集体形式干预为主。可根据儿童的实际情况,调整个别化干预、小组干预、集体干预的比例。

（四）康复方案实施

1. 发育年龄0~3岁儿童的干预　能力在3岁以下的ASD儿童,应尽早促进其各领域功能的发展,主要以进入幼儿园为康复干预目标。干预形式以家庭干预、亲子同训为主,强调自然情境下的尽早干预及家庭成员(包括其他照料者)的积极学习与参与。主要干预内容包括社交、认知、语言、粗大运动、精细运动和适应性等能力的提高。

可选择的主要干预方法:应用行为分析法、地板时光、早期介入丹佛模式、人际关系发展干预、作业治疗、SCERTS 模式、游戏疗法。可适当选用的干预方法:结构化教学法、图片交换沟通系统、感觉统合疗法、语言疗法等。

2. 发育年龄 3~6 岁儿童的干预　能力在学龄前期的 ASD 儿童,其认知、沟通、社会交往就个体而言存在较大差异,且个体各功能领域彼此间的关联性非常复杂。康复专业人员和家长要积极理解儿童,尊重儿童,协助其逐步适应机构或幼儿园生活,为入学做准备。主要干预内容包括社交、认知、语言、精细运动和适应性、自理等能力的提高。

可选择的主要干预方法:应用行为分析法、地板时光、人际关系发展干预、结构化教学法、图片交换沟通系统、作业治疗、主题活动教学法、游戏疗法、SCERTS 模式、社交故事、语言疗法等。可适当选用的干预方法:早期介入丹佛模式、感觉统合疗法、心智解读等。

3. 发育年龄 6~12 岁的干预　能力在学龄期的 ASD 儿童,以提高适应校园、家庭及社区的生活能力和人际交往能力为目标。主要干预内容包括沟通、情绪和情感、社交、解决问题、学习和自我管理等能力。

可选择的主要干预方法:应用行为分析法、心智解读、人际关系发展干预、结构化教学法、作业治疗、游戏疗法、社交故事。可适当选用的干预方法:图片交换沟通系统、感觉统合疗法、语言疗法、地板时光、SCERTS 模式。

4. 发育年龄 12 岁以上儿童的干预　对于能力在 12 岁以上的儿童及青少年,机构能够提供的直接干预及服务应适度减少,可为其家庭提供相应指导和帮助,如青春期教育、职业生涯规划等。对于在校就读的儿童及青少年,机构可根据实际情况入校指导。可实现的目标包括初中、高中毕业,有薪水的工作,有几个朋友,能够享受社区的公共设施,能尽量独立、健康快乐地生活等。

（五）家庭干预

家庭干预必须在专业人员指导下进行,家长需适当掌握相关的专业知识,配合康复机构,强化和巩固相关康复干预内容。明确家长的职责,让儿童在生活中将学到的内容进行泛化,帮助其遵守生活常规,培养儿童的自理和自立能力,提高生活质量,而不可在家中继续重复与机构相同的康复干预。家长需全程参与家庭干预,家庭干预应贯穿于康复干预的全过程。

十一、康复护理

专业的康复护理是 ASD 综合康复干预的重要内容,主要措施如下:

（一）改善饮食习惯和结构,增加营养

部分 ASD 儿童伴有挑食、饮食单一、胃肠道等问题,导致儿童营养不良。通过康复护理,指导家长培养儿童良好的饮食习惯和调整饮食结构等,以改善儿童的营养状况和胃肠道问题。

（二）避免发生意外

ASD 儿童缺乏危险意识,指导家长日常生活中避免孩子接触危险物品,培养儿童建立危

27

险意识。指导家长在带领孩子进行户外活动时，要防止儿童出现跌伤以及走失、受骗等意外情况；在儿童衣服上写上姓名、住址、电话等。

（三）培养儿童的生活能力

指导家长在家庭中根据儿童的实际情况锻炼儿童的日常生活能力，避免过度代劳和溺爱，充分给儿童尝试的机会，如引导儿童自己完成吃饭、喝水、穿衣等日常生活活动。

（四）培养儿童的社会交往能力

指导家长如何与儿童沟通，根据情境创造互动机会，设计生动、活泼的游戏促进 ASD 儿童的社交能力；带儿童参加合适的社交活动，创造机会与普通儿童交流互动，尽可能不让儿童一个人玩或者看电子产品。

（五）培养儿童建立常规

根据 ASD 儿童的障碍特点，指导家长培养儿童建立各种常规，包括日常活动作息时间和日常活动程序等，尤其对于睡眠障碍儿童，养成良好和规律的作息时间尤为重要。

十二、预防

目前，并没有特殊方法可以预防 ASD 的发生。预防的根本途径是不断加强对 ASD 病因学的研究，做好三级预防。

（一）一级预防

主要是针对病因的预防。提高全社会公共卫生状况，提倡全民环境保护和健康文明的生活方式。对有患 ASD 的兄弟姐妹、精神分裂、情绪障碍或其他精神及行为问题家族史者，进行婚前医学咨询和优生优育咨询。加强孕期保健，提高产科质量，做好儿童期保健。

（二）二级预防

目的在于早期发现 ASD 等神经发育障碍性疾病，尽可能做好早期筛查工作，早期诊断，早期干预。如果发现存在可疑症状，即使不能确诊，也要尽早开展针对性的干预治疗，包括专业机构干预和家庭干预，二级预防主要在于早期发现并给予针对性的干预治疗。

（三）三级预防

目的是 ASD 确诊之后，积极采取综合康复干预措施，尽可能让 ASD 个体融入社会，为家庭和社会减轻负担。综合康复干预包括医疗机构、康复机构、教育机构、家庭、社会等各方面的综合协作，不断提高 ASD 个体的社会适应能力和生活质量，减少参与受限的程度。

十三、预后

ASD 儿童具有极强的可塑性，干预与不干预，干预是否得当，干预介入的早晚，疾病的严重程度，是否存在共患病，家庭干预开展的如何，都会影响 ASD 的预后。

1. 越早发现、越早治疗，预后越好。

2. 病情越轻，智力越高，预后越好；病情越重，智力越低，预后越差。

3. 5 岁前或在确诊为 ASD 之前已有较好言语功能的儿童一般预后较好；早期有严重语言障碍又未得到较好干预者通常预后不佳。

4. 若儿童伴发脆性 X 染色体综合征、结节性硬化、智力发育障碍、癫痫等疾病，预后较差。

5. 家庭的科学干预越多，预后越好。

（姜志梅　郭岚敏　商淑云）

参 考 文 献

［1］陈静，MElena Garralda，程文红．ICD-11 精神与行为障碍（草案）关于神经发育障碍诊断标准的进展［J］．中华精神科杂志，2017，50（6）：411-413．

［2］李晓捷．实用儿童康复医学［M］．2 版．北京：人民卫生出版社，2016．

［3］《儿童孤独症诊疗康复指南》（卫生部办公厅 2010 年 7 月印发）．

［4］徐秀，邹小兵，李廷玉．孤独症谱系障碍儿童早期识别筛查和早期干预专家共识［J］．中华儿科杂志，2017，55（12）：890-897．

［5］柯晓燕，贾飞勇，李廷玉．孤独症谱系障碍儿童常见共患问题的识别与处理原则［J］．中华儿科杂志，2018，56（3）：174-178．

［6］李堃，郗春悦．孤独症谱系障碍共患注意力缺陷多动障碍等研究进展［J］．国际儿科学杂志，2016，43（4）：299-301．

［7］世界卫生组织．国际功能、残疾和健康分类（儿童和青少年版）［M］．邱卓英，译．日内瓦：世界卫生组织，2013．

［8］周雪莹，姜志梅，张秋，等．孤独症谱系障碍《国际功能、残疾和健康分类》核心分类组合介绍［J］．中华实用儿科临床杂志，2018，23（20）：12-16．

［9］中国精神残疾人及亲友协会．中国孤独症家庭需求蓝皮书［M］．北京：华夏出版社，2014．

［10］李晓捷，姜志梅．特殊儿童作业治疗［M］．南京：南京师范大学出版社，2015．

［11］刘艳虹，霍文瑶，胡晓毅．美国孤独症干预循证实践研究报告的解读［J］．中国特殊教育，2017（02）：31-36．

［12］Wang L，Mandell D S，Lawer L，et al. Healthcare service use and costs for autism spectrum disorder：a comparison between medicaid and private insurance［J］．J Autism Dev Disord，2013，43（5）：1057-1064．

［13］Huerta M，Bishop SL，Duncan A，et al. Application of DSM-5 criteria for autism spectrum disorder to three samples of children with DSM-IV diagnoses of pervasive developmental disorders［J］．Am J Psychiatry，2012，169（10）：1056-1064．

［14］American Psychiatric Association. Diagnostic and statistical manual of mental disorders fifth edition［M］．Arlington VA：American Psychiatric Association，2013．

［15］Mahaian R，Bernal MP，Panzer R，et al. Clincal practice pathways for evaluation and medication choice for attention-deficit/hyperactivity disorder sympt-omsin autism spectrum disorders［J］．Pediatrics，2012，130（2）：S125-S138．

［16］Lai MC，Lombanlo MV，Baron-Cohen S. AUtism［J］．Lancet，2014，383（9920）：896-910．

［17］Fisher RS，Cross JH，French JA，et al. Operrational classification of seizure types by the International League Against Epilepsy：Position Paper of the ILAE Commission for Classification and Terminology［J］．Epilepsia，2017，58（4）：522-530．

［18］Zwaigenbaum L，Bauman M L，Stone WL，et al. Early identification of Autism Spectrum Disorder：recommendations for practise and Research［J］．Pediatrics，2015，136（Suppl 1）：S10-S40．

第四章 神经发育障碍

概　述

神经发育障碍（neurodevelopmental disorders）是指在发育时期出现行为和认知障碍，表现为学习和实践某些智力、运动或社交技能时出现明显困难。行为和认知缺损存在于许多精神和行为障碍疾病患儿的发育期，只有患儿的临床表现是以神经发育障碍为核心特征时，才诊断为神经发育障碍性疾病。

神经发育障碍关系到儿童一生的生活质量，严重者可致终身残疾。这类疾病中的部分疾病和病情较轻的儿童通过早期诊断、早期干预可发育为正常儿童，部分疾病或程度较重的儿童通过积极干预也可大大减少致残率和减轻残疾程度，提高他们的生活质量。神经发育障碍性疾病是我国儿童康复的主要对象之一。

本指南主要依据 ICD-11 和 DSM-5，参考近 10 年国外文献而编写。

一、神经发育障碍的分类

（一）DSM-5 分类

1. 智力障碍 / 智力发育障碍（ID/IDD）　A. 轻度 IDD、B. 中度 IDD、C. 重度 IDD、D. 极重度 IDD、E. 全面性发育迟缓（global developmental delay, GDD）、F. 非特定的智力发育障碍（unspecified intellectual developmental disorder）。

2. 交流障碍　言语性障碍、谈话性语音障碍、儿童期发病的流畅性言语障碍、社会交流障碍、未特定的交流型障碍。

3. 孤独症谱系障碍。

4. 注意缺陷 / 多动障碍。

5. 特殊学习障碍　阅读困难、书写困难、数学困难。

6. 运动障碍　发育协调性障碍、刻板性运动障碍。

7. 抽动障碍。

8. 其他特定性神经发育障碍。

（二）ICD-11 分类

1. 智力发育障碍（IDD）　A. 轻度 IDD、B. 中度 IDD、C. 重度 IDD、D. 极重度 IDD、E. 暂时性智力发育障碍（provisional intellectual developmental disorder, PIDD）、F. 未特定的智力发育障碍（unspecified intellectual developmental disorder）。

2. 发育性言语或语言障碍。

3. 发育性学习障碍。

4. 孤独症谱系障碍。

5. 发育性运动协调障碍。

6. 注意缺陷多动障碍。

7. 刻板运动障碍。

8. 其他特定性神经发育障碍。

9. 继发性神经发育综合征。

ICD-11 和 DSM-5 对神经发育障碍的分类大致相符,但 ICD-11 中未列全面性发育迟缓(GDD)的条目,代之的是暂时性智力发育障碍(PIDD),诊断年龄为 4 岁以下,增加了个体由于感觉或躯体障碍(如失明、学语前聋)、运动障碍、严重的问题行为或并发精神行为障碍,无法进行智力功能和适应性行为的有效评定而诊断的表述。此外,ICD-11 中抽动障碍编码在神经系统疾病的运动障碍中,在神经发育障碍中增加了继发性神经发育综合征。

因神经发育障碍中的智力发育障碍、孤独症谱系障碍、注意缺陷多动障碍、特殊学习障碍已作为单独章节编写指南,本指南只阐述神经发育障碍中最常见、康复效果较好的 PIDD(大致等同于 DSM-5 中的 GDD)。

二、定义与术语

(一)定义

1. 智力发育障碍(IDD)　是一组病因多样,标准化测试结果表现出发育时期的智力功能和社会适应性行为评分显著低于平均水平 2 个或 2 个以上标准差的神经发育障碍性疾病。在没有适当规范和标准化测试的情况下,IDD 的诊断主要依赖标志性的行为发育指标进行临床评定判断。IDD 的诊断只有智商(IQ)和社会适应行为(SAB)共同缺陷才可诊断。IDD 的严重程度分为轻度、中度、重度和极重度四个等级。

2. 暂时性智力发育障碍(PIDD)　有证据显示智力发育障碍,但是个体是婴儿或 4 岁以下儿童,或者是个体由于感觉或躯体障碍(如失明、学语前聋)、运动障碍、严重的问题行为或并发精神行为障碍而无法进行智力功能和社会适应性行为的有效评定。PIDD 是 ICD-11 中首次出现的诊断名词和条目,与之诊断内容表述大致相同的是 DSM-5 中的 GDD。但临床诊断要按照中国卫健委的文件依据 ICD-11,即诊断 PIDD,诊断年龄 4 岁以下。

3. 全面性发育迟缓(GDD)　DSM-5 中的诊断是指 5 岁以下婴幼儿,在运动、语言或认知中有 2 项或 2 项以上标志性的发育指标(如坐、站、走和语言等)没有达到相应年龄段应有的水平,即运动功能、认知功能、语言功能、交流能力、社会适应能力和日常生活能力等方面,存在 2 种以上发育迟缓者,因年龄过小而不能完成一个标准化智力功能的系统性测试,病情的严重性等级不能确切地被评定时,则诊断为 GDD。GDD 是暂时性、过渡性、症状描述性诊断,过一段时间后应再次进行评定。

(二)术语表达

PIDD、GDD 在国际学术交流中均可使用,在我国医疗卫生系统建议使用 PIDD。ICD-11 和 DSM-5 均不再采用精神发育迟滞(mental retardation,MR)的诊断。针对国内诊断中存在的问题,建议不再采用如下诊断术语:精神发育迟滞、精神运动发育落后、智力低下、弱智、脑损伤综合征、中枢性发育协调障碍和脑发育不全等。以下重点阐述 PIDD。

三、流行病学

PIDD 是 ICD-11 首次提出的诊断条目,目前尚未见文献报道,所有参考资料均参考 GDD 的文献报道。GDD 的发病率为 3% 左右,男女比例为 2.84∶1,5%~10% 的正常儿童在发育早期出现过 GDD。

四、病因及病理生理

（一）病因

1. **产前因素** 胚胎期药物或毒物致畸、宫内营养不良、宫内缺氧、宫内感染等，包括遗传性代谢性疾病，有报道 PIDD 是某些遗传代谢性疾病的早期表现。

2. **产时因素** 第二产程延长、出生时窒息、缺氧缺血性脑病、颅内出血、早产儿脑病、低血糖脑损伤和胆红素脑病等。

3. **产后因素** 婴幼儿期的中枢神经系统外伤或严重感染、铅中毒、癫痫、癫痫脑病和环境剥夺等。

多数 PIDD 患儿往往兼有多种病因，且相互转化，互为因果。

（二）病理生理

主要是遗传物质（染色体和基因等）的改变，宫内外各种原因造成的脑发育缺陷和脑损伤，以及环境剥夺等导致脑功能发育障碍。因 4 岁以下婴幼儿脑发育的可塑性较强，有些儿童经过积极的早期特异性干预可发育为正常。这也是诊断 PIDD 的病理生理学基础。

五、临床诊断标准

（一）临床表现和辅助检查

1. 婴幼儿期有证据证明有智力发育障碍，或具有 2 项或 2 项以上标志性的发育指标 / 里程碑（如坐、站、走和语言、认知等）没有达到相应年龄段应有的水平。

2. **临床上具有暂时性、预后不确定性的特征** 部分 PIDD 儿童可发育成为正常儿童，部分则预后不良，可发展成为 IDD、语言发育障碍、学习困难、脑性瘫痪、注意缺陷多动障碍、发育性运动协调障碍、视力障碍、孤独症谱系障碍和神经系统退行性疾病等。

3. **与遗传代谢病相关** 部分 PIDD 是遗传及遗传代谢病的早期表现。

4. **辅助检查**

（1）头颅影像学：可表现为脑外间隙增宽、脑室稍扩大、脑室周围白质软化和脑白质减少等。部分患儿 3.0T 的头颅磁共振平扫可正常。

（2）听视觉脑干诱发电位：对疑有听、视觉障碍者，应做听、视觉脑干诱发电位和相应检查。

（3）脑电图：有惊厥者应做动态脑电图检查，除外癫痫；严重的 PIDD 儿童可出现脑电图背景波的改变。

（4）肌电图：对肌力和肌张力明显低下的患儿应做肌电图检查，排除脊髓性疾病、周围神经疾病和肌肉类疾病。

（5）内分泌或遗传及遗传代谢病检查：疑有内分泌或遗传及遗传代谢病的患儿，应做 T_4、TSH、血糖、血氨、肝功能、磷酸肌酸激酶、染色体核型分析及基因测序等检测，以便进一步明确诊断。

（二）诊断标准

1. 4 岁以下发育早期的儿童。

2. **有证据显示智力发育障碍** 如智力发育量表测试结果发育商（DQ）或智商（IQ）值低于人群均值 2 个或 2 个以上标准差，即 DQ/IQ 低于 75/70 分。

3. 在没有标准化测试的情况下，有 2 项或 2 项以上标志性的发育指标 / 里程碑（如坐、站、走、语言和认知等）没有达到相应年龄段应有的水平 如6个月龄头控仍差和不能认人、9个月龄不会坐和不能与人交流互动、12个月龄不会用手指物和欢迎再见、18个月龄不会走路和不会说单字、2岁不会跑和不能说词语、3岁不能爬楼梯或用简单的语句交流。

4. 感觉或躯体障碍无法进行智力功能和适应性行为的有效评定者 如失明、学语前聋、运动障碍、严重的问题行为或并发精神行为障碍、年龄过小而不能完成一个标准化智力功能的系统性测试,病情的严重性等级不能确切地被评定。

5. 高危因素 有脑损伤病史和母亲不良妊娠史。

1+2 或 1+3 是诊断的必备条件,4、5 为参考条件。

六、暂时性智力发育障碍分型

ICD-11 中未列 PIDD 的分型和分度,DSM-5 中的 GDD 也没有特定的分型和分度,因此可以参考 IDD 的分度。

七、鉴别诊断及共患病

1. 发育指标延迟（DD） 是指婴幼儿的运动、语言或认知发育等,只有 1 项标志性的发育指标/里程碑没有达到相应年龄段应有的水平,不伴有肌力、肌张力改变和姿势异常。

2. 智力发育障碍（IDD） 如果小儿 4 岁后没有达到同龄小儿智力发育水平,需进行智商 IQ 和社会适应行为检测,如 IQ 和社会适应能力均显著降低,结合临床可诊断为 IDD。

3. 脑性瘫痪（cerebral palsy,CP） 婴幼儿出现运动发育障碍、姿势发育异常、反射发育异常和肌张力及肌力异常,可结合临床诊断为 CP。

4. 孤独症谱系障碍（ASD） 患儿以交流障碍、语言障碍和异常刻板行为为主进一步发展,可通过 ASD 的相关量表检查,诊断为 ASD。PIDD 和 ASD 可共同存在。

5. 先天性甲状腺功能低下 存在发育落后、生理功能低下和特殊面容（黏液性水肿）。血清游离甲状腺素 4（T_4）水平较低、促甲状腺素（TSH）水平增高和骨龄发育落后时可确诊为该病。

6. 遗传病及遗传代谢病 PIDD 中部分是一些遗传代谢病的早期表现。因此,对 PIDD 伴有发育倒退、惊厥、肌张力异常、代谢性酸中毒、低血糖和高血氨等代谢紊乱,要进一步检查染色体核型及基因测序、血液及尿液代谢筛查等,以除外遗传病及遗传代谢病。

八、康复评定

康复评定是为了了解儿童实际发育水平,测试他们的认知、语言、运动、交流和情绪行为等是否正常及落后的特点和等级,以便明确诊断和更好的制订治疗方案。正确的评定是儿童康复的前提和关键,因此要有目的选择国内外公认的儿童发育评定方法和工具。

1. 全身运动质量评定（general movements assessment,GMs） 可早期预测痉挛型脑瘫,以便早期干预。适用于 0~5 个月婴儿。

2. 丹佛发育筛查测验（DDST） 应用于 6 岁以下儿童发育筛查,最佳适用于 4 岁半以下的儿童。结果异常或可疑者应进一步做诊断性测试。

3. 盖塞尔（Gesell）发育诊断量表 主要从适应性行为、大运动、精细运动、语言和个人 - 社会性行为 5 个方面,按其 8 个关键年龄对婴儿进行检查,适用于 0~3 岁半婴幼儿。改良 Gesell 发育量表适用于 0~6 岁婴幼儿。

4. 贝利婴幼儿发展量表（Bayley Scales of Infant development，BSID） 系综合了 Gesell 等量表的优点，经过对数千名婴幼儿测验，所研制出来的一套评定婴幼儿行为发展的工具，成为国际通用的婴幼儿发展量表之一。适用于 0~3 岁婴幼儿。

5. 韦氏幼儿智力量表第四版（WPPSI-Ⅳ） 适用于 2 岁 6 个月 ~6 岁 11 个月；根据年龄分为 A 测验（4 岁以下）和 B 测验（4~6 岁）。

6. 韦氏学龄儿童智力量表第四版（WISC-Ⅳ） 适用于 6~16 岁儿童。

7. 儿童语言发育迟缓评定（S-S 法） 主要用于评定受测试者建立符号与指示内容关系（sign-significant relation）的能力，所以又称为 S-S 法。适用于 1 岁半 ~6 岁儿童。

8. Hammersmith 婴幼儿神经系统评定（the Hammersmith Infant Neurological Examination，HINE） 可作为早期预测神经发育障碍性疾病的神经学检查工具之一，适合于 2 个月 ~2 岁的婴幼儿。

9. Peabody 运动发育评定量表 2（Peabody Developmental Motor Scale-second edition，PDMS-2） 广泛应用的一种定量和定性的全面运动功能评定量表，综合评定发育商和总运动商。适用于 6 个月 ~6 岁的儿童。

10. 婴儿 - 初中生社会生活能力量表（S-M） 适用于 6 个月 ~15 岁儿童社会生活能力的评定，当评分 <9 分者提示社会适应能力的降低，同时伴有 IQ 的降低即诊断 IDD。

同时要注重儿童整体功能的发育，在 ICF-CY 的框架下，对特殊儿童的身体功能与身体结构、活动与参与、环境因素和个人因素进行客观的全面评估。

九、康复治疗

（一）康复治疗原则

早期康复干预理论是基于神经可塑性和表观遗传学理论。神经可塑性是指发育中的脑在结构和功能上有很强的适应和重组能力，即大脑具有结构或功能改变以适应内外环境变化的特性，主要表现为变更性和代偿性。受损脑细胞得到修复，可形成新生神经环路。早期康复干预通过在脑发育的关键期给予适宜刺激，促进受损大脑修复和功能的康复；表观遗传论强调环境因素的影响，认为脑可被环境或经验所修饰，适宜的环境刺激可促进脑的健康发展和脑功能的运用。

1. 早期干预 针对 PIDD 等神经发育障碍的儿童应尽早提供预防和矫治措施，帮助患儿提高认知、运动、情感、行为和社会适应能力。幼儿出生后第 1~2 年是脑发育的关键期，在这段关键期，大脑最容易受到损伤，但代偿恢复能力和可塑性也最强，将有更多机会通过神经元替代原理补偿功能性障碍。年龄越小干预效果越好，新生儿生后第 1~4 个月内开展早期干预效果最佳。积极的认知和运动干预可促进大脑皮层活动和发育细化，使神经可塑性最大化，产生有效功能和最佳的效果。

早期干预具有很强的科学性、趣味性、连贯性和可操作性，通过给予婴儿视、听、触和气味等丰富的感觉刺激，促进患儿运动技能、语言发展、认知能力、生活自理和社会交往等 5 个领域的发展。每个领域具体的训练内容都必须适合发育年龄，要有明确的目标导向，合理的具体步骤和有效的干预方法。

2. 精准评定、个性化干预 在 ICF-CY 框架下评定每个 PIDD 患儿的认知、运动、语言发育和心理行为等。根据个体的评定结果，结合神经影像学、电生理等表现，分析儿童的能力和需求，制订个性化和科学有效的治疗方案和干预方法，同时要个体训练与团体训练相结合,更好地提高疗效。

3. 家长参与、与日常生活相结合 早期干预与儿童日常生活活动相结合是最基本和最佳的训练模式。教育父母识别儿童正常认知行为发育的基本规律,了解儿童现在的能力和潜力,共同制订合适的干预方法和策略。强调家长参与,利用适当的干预方法让患儿主动与丰富的家庭环境互动来开发患儿自身的潜能。研究表明,残疾儿童居住在欢乐和有凝聚力的家庭环境中表现出更积极的发育轨迹。同时将康复训练与日常生活活动、生活自理能力相结合,以解决儿童实际生活需要功能为优先训练。

4. 搭建游戏平台、欢乐主动康复(广义的游戏治疗) 游戏是儿童生活的自然本性和社会性的最佳融合。利用儿童喜欢游戏的天性,将游戏作为一个平台,将其他的干预方法融入游戏之中,引导和激发患儿的兴趣,让患儿在欢乐愉快的游戏中主动接受语言、运动、交流、认知和行为等各种功能的康复训练。儿童在游戏中伴随着微笑、喊叫、大笑等兴奋情绪能增强传入脑生物电信号以及连接大脑稳定的神经环路。情绪刺激越频繁,神经回路就越容易建立,因此游戏被称为是儿童情绪经验的"调节解码器"。特别是游戏使他们能在与老师和其他孩子的反复互动过程中学习,并使运动能力、认知能力和交流能力等得到全面提高,是目前国内外公认和推崇的最新的康复理念和原则。

5. 全面干预、循序渐进 首先要发展 PIDD 儿童社会适应能力和交流能力。鼓励其接触社会,尤其是要和同龄的正常儿童在一起做有语言和交流互动的游戏,训练其社会交往能力。任何一领域的功能障碍都可能会影响其他能力的发展,所以不能单独针对功能障碍进行训练,应培养 PIDD 儿童各种能力,循序渐进,促进其全面发展、全面康复。同时要进行并发症和共患病的治疗。

6. 多学科合作 儿童神经发育障碍病因多样,临床表现不同。因此,早期干预需要医学、护理学、心理学、教育学、言语治疗学、儿童保健、特殊教育等多学科、多部门协作。发挥各学科的优势,如医教结合等多学科交叉融合,提高对 PIDD 的干预效果。同时应建立个人与群体、机构和社区良好的链接和合作,使儿童早期教育训练计划能够有效实施。

7. 任务导向、目标管理、反复强化 根据个体能力和日常生活活动的最高需求进行训练,强调具体任务导向、目标管理、反复强化可大大提高干预效果。脑可塑性和功能 MRI 研究证明,反复强化的任务导向性训练可促进脑的功能重组及脑组织结构的康复。

(二)康复治疗方法

1. 认知训练 - 丰富的感觉刺激 通过视觉、听觉、触觉和嗅觉等不同感官刺激活动向大脑不断输送丰富的感觉信息,促进婴幼儿对外界的感知、理解和应答,即大脑与外界环境刺激的互动。因此,一定要让婴幼儿多看、多听、多说,多接触社会和大自然、多与小朋友互动,扩大 PIDD 患儿视野和与社会环境的互动。这样丰富的环境刺激和互动,会增加神经环路的形成,促进脑组织的发育和认知功能的提高。丰富的感觉刺激与特殊教育相结合,是优化脑发育和提高认知功能的最佳干预方式之一。

2. 运动训练 早期积极运动干预可促进运动皮层活动,使大脑运动系统发育和细化、神经可塑性最大化,产生有效功能。婴幼儿与环境相互作用的运动可促进行为控制和肌肉、韧带、骨骼的生长发育,以及推进神经运动系统的持续发展。应结合日常生活技能进行粗大运动和精细运动的训练。运动训练不仅可以提高他们的运动功能,扩大活动范围,增长新的知识,同时可增进认知功能的发育。运动训练主要针对 PIDD 患儿的竖头、坐、站和走等粗大运动以及手功能进行训练。

3. 语言交流训练　语言交流训练是一个以社会性功能为主要训练内容的系统,包括认知、语言、社会互动等多种内容的训练,以达到提高发育障碍儿童的社交与沟通能力的目的。训练内容包括:①人际交往,包括互联注意、与别人接触的意向、模仿手势和言语、轮流互动、情感表达与理解和自我意识等;②沟通,包括对他人的反应、引发沟通和基本的交流技巧等;③游戏,自发游戏模式、游戏中的互动和角色转换游戏等。

语言训练包括个别训练和小组训练。个别训练的环境应安静、安全,室内布置简单,避免因丰富的环境分散孩子的注意力。治疗师要和孩子目光平视,诱发孩子的语言,及时鼓励非常重要。同时应用小组的形式进行集体语言和交流能力的训练,结合实际,密切接触人和物进行训练,循序渐进,稳步提高,以达目标。训练内容主要是舌操、口型、口技、语音、言语、吞咽和交流互动等。

4. 感觉统合训练　大脑的器质性损害可导致感觉统合功能的失调。感觉统合治疗使用受控的感官输入,促进儿童中枢神经系统从身体和环境组织感觉反馈,并作出适当的适应性反应。感觉统合训练是基于发育过程中脑的可塑性,对感觉统合失调儿童提供一种感觉输入的控制,使其能够统合这些感觉,促进脑神经生理发展,改善儿童运动协调、语言功能等。训练在游戏中进行,让大脑接收各种感觉信息并进行综合处理,正确决策,从而提高儿童注意力、自我控制能力、组织能力、概念与推理能力等。

感觉统合训练为神经发育障碍儿童提供一套环境与游戏相结合的训练,是科学有效的治疗手段。它可改善儿童的感觉障碍及神经心理发育,刺激儿童的前庭 - 眼动系统,增加视觉感觉统合、视觉功能和协调功能,尤其对伴有感觉统合失调的 PIDD 儿童综合能力的提高有明显效果。

5. 引导式教育　以儿童需要为中心,鼓励和引导孩子主动思考,向往目标、向往成功,利用环境设施和小组动力诱发学习动力,通过娱乐性、节律性意向激发儿童兴趣,主动学习参与,最大限度地诱发儿童自身潜能;同时强调"全人"理念、整体意识,将认知、运动、言语、生活技能及社会交往、情感、性格和体能等多方位相结合进行训练,促进发育障碍儿童全面康复。同时强调循序渐进,融会贯通,不断观察调整目标,从简单动作开始,将复杂任务拆分进行训练;将教育训练贯穿于全天的日常生活,生活的每一个时刻都是儿童学习的机会,并鼓励儿童将这种意识延续终生,以提高和巩固康复效果。

6. 游戏治疗仪(狭义的游戏治疗)　游戏治疗仪是通过一些电子游戏治疗设备进行一些手功能的训练。通过儿童与游戏治疗仪互动,训练儿童上肢的粗大运动功能、精细运动功能、平衡和协调能力等。

7. 活动观察训练(action observation traning, AOT)　运动技能的获得与认知功能的获得是同步的,甚至先于认知功能。动作观察疗法是一种先进行动作观察再进行动作模仿的疗法,通过激活大脑镜像神经元提高大脑运动皮质的兴奋性和增加皮质的可塑性来改善运动功能。AOT 是镜像神经元疗法中应用最广泛、患者依从性最高的一种疗法。让患儿主动观察人(微笑、伸舌、点头和面部表情变化等)或物(玩具、个性化和特殊的仪器设备)进行反复主动的模仿训练,有效促进运动功能及认知发展。有报道 AOT 对正常儿童、特殊儿童和遗传疾病(Williams 综合征、Prader-Willi 综合征和 Dawn 综合征等)均有效。

8. 目标 - 活动 - 运动环境(goals-activity-motor enrichment, GAME)疗法　GAME 疗法是早期、强化、丰富环境、特定任务导向、基于家庭训练的干预措施。以家庭为中心的康复治疗方式,所有教授给家庭的信息及方法都是根据父母的问题和要求,以及患儿所面临的问题而制订的。将运动训练、家长教育和丰富的儿童学习环境相结合。运动训练包括强制性诱导疗法、蹲站、坐等。家长教育包括患儿的发育、喂养、睡眠、玩耍以及其他信息。接受 GAME 疗法患儿的运动和认知能力比接受常规其他治疗的儿童效果显著提高。

9. 神经发育学疗法　包括 Bobath 疗法、Vojta 疗法、神经肌肉激活技术和任务导向性训练等。神经发育学疗法可促进 PIDD 患儿的运动皮层活动，使大脑运动系统发育和细化，神经可塑性最大化，产生有效功能。婴儿与环境相互作用的运动可促进行为控制和神经运动系统的持续发展。运动训练可以提高他们的运动功能，扩大活动范围。神经发育学疗法最好多加入主动因素和认知开发元素。

10. 物理因子疗法　主要有电疗法、水疗法、传导热疗法、光疗法、超声波疗法、经颅磁刺激疗法等许多种类。物理因子疗法一般无创伤、无痛苦、无毒副作用，感觉舒适，儿童易于接受。根据 PIDD 患儿的临床特点选用物理因子疗法。

综上所述，PIDD 严重影响儿童中枢神经系统的成熟和发育进程，早期识别和早期有效干预可防止或减少 PIDD 进展，从而改善预后，提高 PIDD 儿童及其家庭的生活质量。

十、康复护理

（一）合理的喂养指导

物质营养是儿童发育的基础。营养素可以促进和改善人的神经系统功能。发育障碍儿童拥有健康的身体是保证训练的基础。

（二）适当的家长宣教

1. 强调家长参与的重要性，向家长普及基本康复知识及康复理念，鼓励家长参与制订、执行康复计划。

2. 强调家长在治疗师指导下在家中对 PIDD 患儿进行基本的、连贯性的、长期的干预训练。

3. 指导家长将干预训练内容贯穿于患儿的日常生活中，通过日常生活的各种动作的训练，使患儿掌握吃饭、更衣、如厕、学习等日常生活最基本的能力，为将来参与社会、融入社会做好准备。

4. 强调父母及家庭干预与社会现有医疗服务和社会服务资源相整合，形成 PIDD 儿童早期干预的全新模式。

（三）避免发生意外

因患儿认知能力较差，不知避让危险等，应加强对患儿的看护，避免其接触危险物品或环境，保护患儿身心健康。

（四）培养儿童的生活能力

1. 生活自理能力　注重培养其自理能力和动手能力，不能养成依赖心理而无法独立生活。

2. 认知交流能力　培养患儿独立思考能力，引导其自主思考，提高认知水平，帮助其与正常儿童交流，学会正常儿童交往模式，多鼓励多表扬，提高孩子自信心。

3. 心理状态及情感　学会调节心态，丰富患儿情感，积极调节消极情绪，引导其积极向上和勇于拼搏、战胜疾病的能力等。

（五）对父母及社会的宣教

1. 改善父母的心态　提高父母正确认识本病，正视本病。一方面避免父母过度消极而放弃对患儿的干预治疗。另一方面避免父母过于轻视而使患儿得不到及时有效的干预治疗。

2. 改善家庭护理　正确指导父母对患儿的家庭护理,提高家庭护理水平改善患儿生活环境。

3. 加强家庭心理护理　首先慰藉父母的情绪,使他们拥有正确的心态和为患儿提供和谐的家庭氛围,其次指导父母处理患儿的心理问题,避免患儿在日常生活或学习中受挫而出现自卑情绪,甚至抵触行为。

4. 积极开展社会宣教　正确引导儿童生活环境的社区、幼儿园、学校等相关机构和人员对该类儿童的态度,创建良好早期干预的社会环境。

（六）培训家长掌握婴幼儿认知运动发育的规律

1. 认知和语言发育指标。

2. 粗大运动和精细运动（手指功能）发育指标。

十一、预防和预后

（一）预防

1. 做好三级预防,加强围生期保健,减少围生期高危儿的发生率,PIDD 病因繁杂多样,可能是产前、产中或产后。危险因素可为生物学、环境或两者均有。其中生物遗传学起重要作用,遗传原因包括染色体异常、单基因缺陷或多因素疾病以及其他先天性代谢障碍。环境因素有母亲产前宫内不良因素、出生后缺氧、中毒、早期严重营养不良、后天不良社会心理因素等。做好遗传咨询和围产期保健可降低 PIDD 患儿的发生率。

2. 监测婴儿发育轨迹,对有明显脑损伤的高危儿要早筛查、早发现、早干预,可降低PIDD 或其他神经发育障碍性疾病的发生率和减轻其残疾程度。

（二）预后

1. 部分 PIDD 儿童通过积极的早期干预可发展为正常儿。

2. 少数 PIDD 儿童可发展为 IDD、ASD、脑性瘫痪、语言发育障碍、学习困难和注意缺陷多动障碍等。

（唐久来　许晓燕　吴　德）

参 考 文 献

［1］World Health Organization. International Statistical Classification of Diseasesand Related Health Problems-11［EB/OL］.［2018-12-17］. http://www.who.int/classifications/icd11/caveats.html.

［2］American Psychiatric Association. Desk reference to the diagnostic criteial from DSM-5［M］. 5th ed. Washington. DC：American Psychiatric Publishing Inc，2013.

［3］Pradeep Vasudevan, Mohnish Suri. A clinical approach to developmentaldelay and intellectual disability［J］. Clinical Medicine，2017，6：558-561.

［4］Salleh N. Ehaideb. Novel Homozygous Mutation in the WWOX Gene Caus-es Seizures and Global Developmental Delay：Report and Review［J］. Translation-al Neuroscience，2018，9：203-208.

［5］Kerim M. Munir. The co-occurrence of mental disorders in children and adolescents with intellectual disability/intellectual developmental disorder［J］. Current Opinion in Psychiatry，2016，29（2）：95-102.

［6］Stephen Greenspan, George Woods. Intellectual disability as a disorder of reasoning and judgement: the gradual move away from intelligence quotientceilings［J］. Current Opinion in Psychiatry, 2014, 27（2）: 110-116.

［7］John B Moeschler, Michael Shevell, Committee on Genetics. Comprehensive Evaluation of the Child With Intellectual Disability or Global Developmental Delays［J］. American Academy of Pediatrics, 2014, 134（3）: e903-e918.

［8］Renuka Mithyantha. Current evidence-based recommendations on investigatingchildren with global developmental delay［J］. Archives of Disease in Childhood, 2017, 102（11）: 1071-1076.

［9］Diana Miclea. Genetic testing in patients with global developmental delay/intellectual disabilities. A review［J］. Clujul Medical, 2015, 88（3）: 288-292.

［10］Pamela Y. Collins. Global services and support for children with developmental delays and disabilities: Bridging research and policy gaps［J］. PLOS Medicine, 2017, 14（9）: e1002393.

［11］Loretta Thomaidis, Georgios Zacharias Zantopoulos, et al. Predictors of severity and outcome of global developmental delay without definitive etiologic yield: a prospective observational study［J］. BMC Pediatrics, 2014, 14: 40.

［12］Lílian de Fátima Dornelas, et al. Neuropsychomotor developmental delay: conceptual map, term definitions, uses and limitations［J］. Revista Paulista de Pediatria, 2015, 33（1）: 88-103.

［13］Roshan Koul. Evaluation of Children with Global Developmental Delay: A Prospective Study at Sultan Qaboos University Hospital, Oman［J］. Oman Medical Journal, 2012, 27（4）: 310-313.

［14］Canadian Task Force on Preventive Health Care. Recommendations on screening for developmental delay［J］. CMAJ, 2016, 188（8）: 579-587.

［15］Dosman, C F, D Andrews, K J Goulden. Evidence-based milestone agesas a framework for developmental surveillance［J］. Paediatrics Child Health, 2012, 17（10）: 561-568.

［16］Murphy, J.F. Revisiting developmental assessment of children［J］. Irish Medical Journal, 2013, 106（5）: 132.

［17］Tobias Banaschewsk. Attention-Deficit/Hyperactivity Disorder: A Current Overview［J］. Deutsches Ärzteblatt International, 2017, 114: 149-159.

［18］E. Mark Mahone, Martha B. Denckla. Attention-Deficit/Hyperactivity D-isorder: A Historical Neuropsychological Perspective［J］. Journal of the International Neuropsychological Society, 2017, 23（9-10）: 916-929.

［19］Iona Novak, Cathy Morgan, Lars Adde, et al. Early, Accurate Diagnosis and Early Intervention in Cerebral Pasly Advances in Diagnosis and Treatment［J］. JAMA Pediatrics, 2017, 171（9）: 897-907.

［20］Rachel Byrne, Garey Noritz, Nathalie L Maitre, et al. Implementation of Early Diagnosis and InterventionGuidelines for Cerebral Palsy in a High-Risk Infant Follow-Up Clinic［J］. Pediatric Neurology, 2017, 76: 66-71.

［21］Ja Young Choi. Functional Communication Profiles in Children with Cerebral Palsy in Relation to Gross Motor Function and Manual and Intellectual Ability［J］. Yonsei Medical Journal, 2018, 59（5）: 677-685.

［22］National Institute for Health and Care Excellence. Cerebral palsy in under 25s: assessment and management ［M］. Royal College of Obstetricians and Gynaecologists, 2017.

［23］Mats Niklasson. Developmental Coordination Disorder: The Importance of Grounded Assessments and Interventions［J］. Frontiers in Psychology, 2018, 9: 2409.

［24］Dido Green, Sally Payne. Understanding Organisational Ability and Self-Regulation in Children with

Developmental Coordination Disorder[J]. Current Developmental Disorders Reports, 2018, 5: 34-42.

[25] Peter H Wilson. Cognitive and neuroimaging findings in developmental co-ordination disorder: new insights from a systematic review of recent research[J]. Developmental Medicine and Child Neurology, 2017, 59 (11): 1117-1129.

[26] Susan R. Harris PhD PT. Diagnosis and management of developmental co-ordination disorder[J]. CMAJ, 2015, 187(9): 659-665.

[27] Reint H. Geuze. Clinical and Research Criteria for Developmental Coordination Disorder-Should They Be One and the Same?[J]. Current Developmental Disorders Reports, 2015, 2: 127-130.

[28] Hannah C. Glass. Outcomes for Extremely Premature Infants[J]. Anesthesiaand Analgesia, 2015, 120(6): 1337-1351.

[29] Elizabeth Shephard. Mid-Childhood Outcomes of Infant Siblings at Familial High-Risk of Autism Spectrum Disorder[J]. Autism Research, 2017, 10: 546-557.

[30] Nathalie L. Maitre. Implementation of the Hammersmith Infant Neurological Examination in a High-Risk Infant Follow-Up Program[J]. Pediatric Neurology, 2016, 65: 31-38.

[31] Catherine Morgan. Effectiveness of motor interventions in infants with cerebral palsy: a systematic review[J]. Developmental Medicine and Child Neurology, 2016: 900-902.

[32] Meghan Miller. School-age outcomes of infants at risk for autism spectrumdisorder[J]. Autism Research, 2016, 9(6): 632-642.

[33] Robert W. Emerson. Functional neuroimaging of high-risk 6-month-old infa-nts predicts a diagnosis of autism at 24 months of age[J]. Science Translational Medicine, 2017, 9(393): eaag2882.

第五章 学习障碍

概　述

学习障碍（learning disability），通常是指儿童的智商正常，也无发育迟缓，但在获得和运用听、说、读、写、推理、数学运算能力方面表现出重大困难的一组异质的障碍。不包括主要由视觉、听觉或运动障碍、智障、情绪障碍、环境及文化或经济劣势所导致的学习困难。本指南主要参考 DSM-5 及 ICD-11 的诊断标准，并吸纳我国儿童康复与教育的临床实践成果，旨在规范我国儿童康复临床实践工作，促进广大儿童康复工作者正确认识并提高学习障碍的治疗与康复水平。

一、定义与术语

（一）定义

按照世界卫生组织（WHO）的定义，学习障碍是指从发育的早期阶段起，儿童获得学习技能的正常方式受损。这种损害不是单纯缺乏学习机会和智力发展迟缓的结果，也不是后天的脑外伤或疾病的结果。这种障碍来源于认知加工过程的异常，由一系列障碍所构成，表现在阅读、拼写、计算等功能方面有特殊或明显的缺陷。

（二）术语表达

国际学术界最早提出并界定"学习障碍"概念的是美国教育心理学家科克（S.Kirk，1963），此后，美国精神病学协会（APA）先后将其命名为学习障碍（DSM-4）、特定性学习障碍（specific learning disorder，SLD）（DSM-5）。迄今为止，尽管对学习障碍研究已有近 60 年历史，但学术界仍存争议。

1. DSM-5 中的术语　特定性学习障碍（specific learning disorder，SLD）是指在排除言语功能发育异常、获得性脑损伤、情绪以及环境等原因后，儿童在阅读、书写、拼字、表达、计算等方面的基本心理过程存在一种或一种以上的特殊性障碍。

2. ICD-11 中的术语　发育性学习障碍是指从发育的早期阶段起，儿童获得学习技能的正常方式受损。这种损害不是单纯缺乏学习机会和智力发育迟缓的结果，也不是后天的脑外伤或疾病的结果。这种障碍来源于中枢神经系统功能失调所致的认知加工过程异常，由一系列障碍所构成，表现在阅读、拼写、计算等功能方面有特殊或明显的缺陷。

二、流行病学

学习障碍的发生率在不同社会环境、文化背景以及经济发展条件下存在差异。据美国教育部门估算，约 20% 的儿童在校学习期间会发生学习障碍。DSM-5 的报道，在不同语言文化人群中，学龄儿童特定学习障碍的患病率为 5%~15%，成人约 4%，男女比率为 2:1~3:1。其中最常见的是阅读障碍，约占 80%。美国学龄儿童阅读障碍的患病率为 2%~10%，平均为 4%；数学障碍的患病率为 1%~6%；书面表达障碍的患病率约为 2%~8%；采用拼音文字较使用表意文字国家的儿童阅读障碍发生率更高。国内调查数据则显示：学习障碍患病率为6.6%，男女比例为4.3∶1.0，而小学生中学习障碍发生率为13.2%~17.4%。

三、病因及病理生理

儿童学习障碍的病因和病理生理机制目前仍不十分明确。较为普遍的观点认为，儿童学习障碍是一种有生物学起源的神经发育障碍，生物学起源由遗传学、表观遗传学和环境因素之间的交互作用，这些因素影响大脑有效而准确地觉察或处理言语或非言语信息的能力。学习障碍是多种因素综合作用的结果。

尽管学习障碍可能会与其他障碍（如感觉障碍、智力障碍、情绪障碍）或外部影响因素（如文化差异、教学不足或不适当教学）相伴发生，但它并不是这些残疾或外部因素的结果。自我调控行为、视觉-动作协调能力、社会认知及社会交往问题可能与学习障碍共存，但它们本身并不构成学习障碍。

四、学习障碍分型

基于不同的分类标准，学习障碍可分为多种不同的类型。

（一）ICD-11的分类

ICD-11中，学习障碍被称为"发育性学习障碍"，且分为五个亚类：

1. 发育性学习障碍伴阅读受损　是指个体在学习与阅读有关的学术技能上存在显著和持续的困难，如单词阅读的准确性、阅读的流畅性和阅读理解力。个体在阅读方面的表现明显低于预期的实际年龄和智力功能水平，并导致个人的学术或职业功能严重受损。

2. 发育性学习障碍伴书面表达受损　是指个体在学习与写作有关的学术技能上存在显著和持续的困难，如拼写准确性、语法和标点符号的准确性以及写作思想的组织和连贯性。个体在写作方面的表现明显低于预期的实际年龄和智力功能水平，并导致个人的学术或职业功能严重受损。

3. 发育性学习障碍伴数学受损　是指个体在学习与数学或算术有关的学术技能上存在显著和持续的困难，如数字感、数字事实记忆、计算准确、计算流畅、数学推理准确等。个体在数学或算术方面的表现明显低于预期的实际年龄和智力功能水平，并导致个人的学术或职业功能严重受损。

4. 发育性学习障碍伴其他特指的学习受损　是指个体在学习阅读、数学和书面表达以外的学术技能方面存在显著和持续的困难，个体在相关学术技能方面的表现明显低于预期的实际年龄和智力功能水平，导致个人的学术或职业功能严重受损。

5. 发育性学习障碍，未特指的　是指个体未特指的发育性学习障碍。

（二）DSM-5的分类

DSM-5中学习障碍被称为"特定性学习障碍"，其分类与ICD-11中的分类基本一致，包括阅读障碍、书面表达障碍和数学障碍，并根据障碍的严重程度将其分为轻度、中度和重度。

1. 轻度　在1个或2个学习领域存在一些学习技能的困难，但其严重程度非常轻微。当给予适当调整和支持服务时，尤其是在学校期间，个体能够补偿或发挥功能。

2. 中度　在1个或多个学习领域存在显著的学习技能困难。在学校期间，如果没有间歇的强化和特殊教育，个体不可能变得熟练。在学校、工作场所或在家里的部分时间内，个体需要给予一些适当调整和支持服务来准确而有效地完成活动。

3. 重度　严重的学习技能困难影响几个学习领域,在学校期间的大部分时间内,如果没有持续的、强化的、个体化的、特殊的教育,个体不可能学会这些技能。即使在学校、在工作场所或在家给予一系列适当调整和支持性服务,个体可能仍然无法有效地完成所有活动。

五、临床诊断标准

(一)DSM-5 的诊断标准

1. 学习和使用学业技能困难,存在至少 1 项下列所示的症状,且持续至少 6 个月,尽管提供一般教育介入后仍出现明显的困难。

(1)不准确或缓慢而费力地读字:例如读单字时不正确地大声或缓慢且迟疑、很频繁的猜测生字,读出生字会有困难。

(2)难以理解所阅读内容的意思:例如可以准确地读文本,但不能理解其中的顺序、关系、影响,或阅读内容的深层含义。

(3)拼写方面的困难:例如可能增加、省略或替代元音或辅音。

(4)书面表达方面的困难:例如造句时会有使用文法或标点的多重错误;段落组织运用贫乏;缺乏清晰想法的书写表达。

(5)难以掌握数感、算术公式、算术定理或计算具有困难:例如缺乏对数字大小或关系的了解;对于个位数加法仍用手指数算,无法像同伴采用回忆算术公式的方式计算;在数学计算过程中出现错误,也可能在转换过程中错误。

(6)数学推理方面的困难:例如运用数学概念、事实或步骤去解决数量的问题有严重困难。

2. 受影响的学业技能显著地、可量化地低于个体实际年龄所预期的水平,并明显地干扰了学业或职业表现、或日常生活活动、游戏活动、协调运动被个体的标准化成就测评和综合性的临床评定。针对 17 岁以上的个体,其损害的学习困难的病史可以用标准化测评代替。

3. 学习方面困难开始于学龄期,但直到那些对受到影响的学业技能的要求超过个体的原本有限能力时,才会完全表现出来。例如:在限时测验中,在紧凑的时限中需阅读或书写冗长的复杂报告,过重的学业负荷。

4. 学习障碍不能更好地以智力障碍、未矫正的视力或听觉能力、其他精神或神经性疾病、社会心理因素、对学业指导的语言不精通,或不充分的教育指导来更好地解释。

(二)ICD-11 的诊断标准

1. 伴随阅读受损　在阅读上有困难。

(1)读字正确度(word reading accuracy)。

(2)阅读速度或流畅度(reading rate or fluency)。

(3)阅读理解(reading comprehension)。

"失读症"(dyslexia)则是一个替代术语,其特征即为无法正确或流畅的认字,译码能力不佳,拼写能力差,通常亦会伴随阅读障碍或数学推理困难。

2. 书面表达受损　在书写上有困难。

(1)拼字(spelling)正确度。

(2)文法和标点符号(grammar and punctuation)正确度。

(3)书写文字表达清晰度或是组织性(clarity or organization of written expression)。

3. 伴随数学受损 在数学运算上有困难。

（1）数感（number sense）；

（2）算术运算法则的记忆能力；

（3）无法做出流畅的计算（calculation）；

（4）无法做出正确的数学推理（math reasoning）。

计算障碍（dyscalculia）则是一个替代术语，是一种以数字信息处理加工、学习运算公式、计算的准确性或流畅性为特征的困难模式。如果计算障碍用来标注这一特别的困难模式，须注明是数学推理或文字推理的正确度有问题。

诊断中需要将学习障碍的每一个受损的学业领域和次级技能记录下来，按照 ICD 编码要求，阅读受损、书面表达受损、数学受损及与其相应受损的次级技能，必须分别编码。

六、共患病

学习障碍常与神经发育性障碍（如注意缺陷多动障碍、交流障碍、发育性协调障碍、孤独症谱系障碍）或其他精神障碍（如焦虑障碍、抑郁症和双相障碍）共同出现。这些共病并不一定要排除学习障碍的诊断，但可能使特定性学习障碍的诊断和鉴别更为困难，因为每个共同存在的障碍都有可能独立地干扰包括学习在内的各种日常生活活动的执行能力。因此，需要临床判断将这种损害归为学习障碍。如果有证据表明另一种诊断能够解释学习障碍诊断标准中描述的学习关键学业技能的困难，那么就不应该判定为共病。

七、临床治疗

临床治疗是基于儿童学习障碍的神经生物学理论基础，通过精神医学的临床治疗方法进行干预。目前尚无治疗儿童学习障碍的特效药物，临床药物主要用于共患病的治疗，如注意缺陷多动障碍、焦虑障碍、强迫障碍等。学习障碍儿童可能由于疾病的复杂性、药物代谢及清除能力减弱、血浆结合蛋白减少，使药物治疗更易产生不良反应。同时，治疗时还应注意药物对儿童注意、记忆、学习的不良影响。非药物治疗则以儿童权利为优先，依托家庭支持和社区开展服务，根据不同年龄阶段学习障碍儿童的心理生理发展需求，以及个体和环境因素对其功能发育的影响，精准评定其功能；以游戏为载体，强化参与意识和内驱动力发展，动态康复支持延伸到家庭以及日常学习和生活的不同领域，以加强其基本的社会适应能力和从事适当职业的能力。

儿童学习障碍的临床治疗应根据个体年龄、类型、程度、临床表现及心理测评结果来确定方案。儿童康复治疗师、特殊教育教师、儿童保健医师、精神科医师、语言治疗师等均是临床治疗体系的团队支持组成部分。临床医师不提供直接的治疗，但应对儿童学习障碍的评定、诊断、干预起到监测作用，包括对疾病的症状、预后、治疗方法等。

八、康复评定

（一）评定原则

学习障碍的康复评定是收集与儿童学习障碍有关信息，找到可能导致学习障碍的原因；了解儿童在学业方面存在哪些障碍，如整体学业水平低，还是读、写、算等某一方面存在障碍，并对儿童现场行为进行观察记录。具体包括：感知觉 - 动作功能评定、学习能力评定、行为与人格评定。

1. 重视 ICF 理念与生态系统理论的运用 儿童学习障碍是一个持续终身的动态发展过程,在具体的评定工作中,应以 ICF 理念与生态系统理论为指导。ICF 注重个人与社会环境的相互影响,个体的残疾是生理状况与日常生活、社会参与相互作用的结果。在此理论指导下,不仅要对儿童进行基本的生理及心理评定,还应在活动中观察儿童的能力水平,使评定内容和结果更具科学性。

ICF 涉及生态环境系统理论中的多重环境(微系统、内部系统、外部系统及宏观系统环境)的影响。生态系统理论在评定实施过程中的主要表现即为创设合适的物理与人文环境。物理环境支持多为延长评定测验的时间、增强颜色与材料的对比、调整评定材料与儿童的距离、调整儿童座位位置等;人文环境支持主要表现在评定过程中评定人员及时的“正向支持”。

2. 注重评定的综合性 评定的综合性首先是指综合使用多种评定工具和方法,在收集较为全面的一般性资料过程中逐渐聚焦到突出儿童个体特殊性的特定信息;其次,评定的综合性讲求评定过程的多重性。多重评定强调以诊断、行为观察、访谈、问卷等多种评定工具和方法为核心,遵循特定的程序进行多方面、多角度、多层次的测评,力求从儿童所在的微观、中观及宏观环境入手,开展生态评定;此外,评定的综合性要求评定人员的多元化。

3. 注重运用动态评定 动态评定是指关注个体未来发展水平的互动式评定模式,评定重在发展儿童的潜能,通过教学和干预,把个体学习过程和学习结果结合起来,考察个体的未来发展水平或学习潜能。评定可分为三部分:前测、干预和后测,并将前后测分数对比,以得到更真实的评定结果。专业人员或施测者在整个评定过程中,要随时介入,并对儿童进行指导,以利儿童学习;要与儿童之间有良好的互动;评定要与康复结合,要根据评定结果及时调整计划,以达到最好的康复效果。

（二）筛查评定

初次接诊时,需评定可能导致症状的躯体疾病及其潜在的药物治疗禁忌证。

1. 疾病史 重要的疾病史包括胎儿期暴露(如烟草、药物、酒精)、围生期并发症或感染、中枢神经系统感染、颅脑创伤、反复发生的中耳炎、药物使用、相似行为及精神障碍家族史。询问睡眠情况、饮食史、心血管疾病家族史(可能与药物不良反应有关)。

2. 体格和精神检查 包括身高、体重、头围、生命体征测量,发育的异形特征和神经皮肤异常、视、听力及神经系统检查,观察儿童在诊室中的行为,了解个体感知、运动、语言、思维等神经心理发育水平。目前检查工具主要有儿童神经心理行为检查量表、儿童发育及行为障碍常用评定量表、韦克斯勒儿童智力量表(WISC)、斯坦福 - 比奈量表(Stanf-ord Binet scale, Binet)、伊利诺斯心理语言能力测验(Illinois Test of Psycho-linguistic Abilities, ITPA)、霍 - 里神经心理成套测验(Halstead-Reitan Battery, HRB)、快速神经学甄别测验(Quick Neurological Screening Test, QNST)、鲁利亚 - 耐布拉斯卡神经心理成套测验(Laria-Nebraska Neuropsychological Battery, LNNB)、本德尔视觉 - 运动格式塔测验(Bender Visual Motor Gestalt Test, BVMT)、迪纳夫 - 哈里斯绘人测验(Goodenough-Harris Draw-A-Man Test, DAM)、社会适应能力评定量表(Social Adaptive Functioning Evaluation, SAFE)等。

（三）诊断与鉴别诊断评定

在初诊筛查基础上,进行发育和行为评定、教育评定、社会心理评定及共患病评定。

1. 发育和行为评定 详细访谈父母亲学习障碍诊断标准中的每一条症状发生的年

龄、持续时间、场景及功能损害的程度、鉴别共患的情绪行为障碍、发展里程碑（尤其是语言）。评定时可使用开放性问题或学习障碍特定评定量表来获得核心症状的信息。学习障碍特定评定量表（窄频量表）如学习障碍筛查量表（The Pupil Rating Scale Revised-Screening for Learning Disabilities, PRS）、学习障碍评定量表（修订第二版）（Learning Disability Evaluation Scale: revised second edition, LDES-R2）、学习障碍检查表（Learning disabilities check-list, LDC）直接聚焦于学习障碍症状，可用于确认核心症状的存在。宽频量表有助于分辨共患病。不能只根据评定量表或观察数据来诊断学习障碍。

2. 教育评定　关注教育场景中关于核心症状的记录，如学习障碍评定量表、课堂行为、学习模式和功能损害；报告卡和学校作业。提供信息的教师与儿童接触最少 4~6 个月。教师与家长报告常常不同。在评定学龄前儿童和青少年，或父母亲与教师关于核心症状的报告存在差别时，需要获得校外或其他结构性场景中学习障碍核心症状的信息。

3. 社会心理评定　家庭环境、家庭功能、父母亲养育方式、家庭压力、不良的家庭关系、社会心理应激源可能影响患者的总体功能。学习障碍个体在结构化的场景中表现良好，家庭中任何造成不一致、非组织化的环境可能进一步损害个体功能。

4. 共患病评定　在对学习障碍症状访谈后，应访谈其他常见的精神障碍，如注意缺陷多动障碍（ADHD）、对立违抗障碍（oppositional defiant disorder, ODD）、品行障碍（Conduct disorder, CD）、抑郁等。

医生须判断个体除学习障碍外，是否符合另一共患病诊断、是否是主要障碍，或者个体的学习障碍症状是否由共患病所引起。

（四）功能评定

1. 感知觉 - 动作功能评定　通过视觉 - 动作统合测试、动作协调性测验、玛丽亚纳 - 费罗斯迪视知觉发展能力测验（Marianne Frosting Developmental Test of Visual Perception）、感觉处理测量（Sensory Processing Measure, SPM）、感觉问卷（Sensory Profile, TM2）、婴幼儿感觉评定量表（Test of Sensory Functions in Infants, TSFI）、感觉统合及运用测验（Sensory Integration and Praxis Tests, SIPT）评定工具，了解儿童平衡能力、视知觉与手动作的协调能力、节奏与韵律、肌力和方向感。考察个体在上述基本能力方面是否落后于实际年龄的发展。

2. 学习能力评定　主要通过阅读理解、听觉记忆、听说能力、书写能力、数学能力的测验，了解个体学习现状及潜能。阅读理解测验，重点是了解个体阅读速度和理解的准确性，检测其阅读和识字水平是否达到了同年龄人的水平；听觉记忆测验，主要了解儿童的听觉分辨能力和听觉记忆广度，并对他们语音工作记忆进行评定；听说能力测验，包含辨别、理解、记忆、词汇、检索、造句与修辞、记忆、构音与沟通等；书写能力测验，包含写字、造句与修辞、文章的组织、创意与文体以及文法等；数学能力测验，包含计算、推理、概念和金钱时间的测量、估计等。

3. 行为与人格评定　主要是针对学习障碍儿童表现出的冲动、退缩、干扰他人、低自尊、自信心差特质，利用儿童行为检核表、Achenbach 儿童行为量表（CBCL）、艾森克人格问卷等行为与人格的评定。

九、康复治疗

儿童学习障碍作为一种可能持续终身的神经发育障碍，应以慢性病治疗管理模式进行管理，制订完善的康复治疗计划。长期计划应以识别、处理个体化的特别行为、学业和社会目标为焦点,涵盖患者的心理、行为、职业或教育需要。实施干预时应根据个体认知特点,在取得家长和学校配合的情况下,坚持个别化训练,切忌高起点、超负荷训练,及时进行效果/心理评定,不断调整后续训练,以验证环境因素在学习障碍儿童成长期间的重要支持。

（一）康复治疗模式

1. 干预-反应治疗模式　其核心包括:①在普通教育中进行评定和干预;②衡量儿童对于干预的反应;③干预以数据为基础。

（1）一级干预:由教师对学校的所有儿童,分别在学年的开头、中间和结尾进行基于课程的标准化的测试(curriculum-based measurement,简称 CBM),如果儿童的学业成绩没有达到规定的最低成绩标准,且持续≥5~8 周,在教师采取一系列措施以后,评定结果仍显著落后,则被认定为"高危"儿童,进入到第二层级的干预中。

（2）二级干预:采取的是问题解决模式(problem solving model)。这一层级面向的是高危儿童。在这一层级,普通教师常采取小组教学的形式开展干预。如果儿童对这一层级的干预有积极的反应和明显的进步,则回到第一层级水平;反之,如果儿童的反应不够充分,则进入到第三层级。

（3）三级干预:属于强化干预层级,儿童需要在普通教室外接受特殊教育服务。在第一和第二层级中,如果儿童没有取得显著的进步,则会进入第三层级。第三层级的实施由跨学科的教学与行为干预(response and intervention,RTI)小组主导。如果儿童在第三层级中仍没有充分的反应,则 RTI 小组会建议儿童正式转介到特殊学校等其他特殊教育安置形式中。

2. 假设检验 CHC 治疗模式　假设检验 CHC 模式(hypothesis-testing cattell-horn-carroll approach,HT-CHC）包括 4 个层级、11 个步骤,每个层级的评定均需要建立假设并验证假设。

（1）第一层级:确定高危儿童的需要。①向所有儿童提供良好的教学;②开展普查以识别学业失败的高危儿童;③明确高危儿童的教育需求。

（2）第二层级:实施标准化治疗方案(standardized treatment protocol,STP)和监测有效性。第一层级中筛查出来的存在学习障碍且需要 STP 的儿童进入第二层级,接受干预和进一步监测。这一层级以干预为特征,采用小组干预的形式,时间更长,强度更高。

（3）第三层级:通过问题解决模式对个别化干预进行评定,专业人员为儿童制订更为个性化和具体化的干预计划,一般需要更多专业人员如治疗师的介入。

（4）第四层级:进入这一层级的儿童需接受综合性评定,专业人员应该评定儿童的一般智力水平,以便将学习障碍与智力障碍、缓慢学习者区分开来。如果综合性评定表明儿童存在学习障碍,说明此儿童有权接受特殊教育。

3. 医教结合治疗模式　以 ICF-CY "生物-心理-社会"模式为支持依据,运用转换医学的理念,优化、整合医疗和教育资源,通过对"医教结合"的内涵、要素分析,分别从服务机制、课程体系、专业队伍培养与长效机制入手进行项目建设,探索"医教结合"的实施路径,构建多层次互动的"医教结合"服务体系,提升儿童教育与康复水平。其核心是融合优化功能康复为核心的"医教结合"课程方案。

通过采用整合策略,涵盖多元融合的课程体系,如常规教学、特定技能训练、发展代偿性策略、自我支持技能、特殊的适当调整等,注重儿童潜能发展与生活环境的支持,顺应其生理、心理动态发展的双重需求,以融入社会为主导,满足学习障碍儿童的康复需求。

（二）康复治疗策略

1. 行为干预策略　行为干预策略通常与完整的直接指导方案联合使用,以高度结构化、渐进的方式推进。具体步骤为：

第一，回顾儿童的现有行为能力；

第二，在每次干预开始时，简短地提出一个目标；

第三，用小步法呈现新的概念和材料，每一步后面都有儿童练习；

第四，提供详细和清楚的指导和解释；

第五，给所有儿童提供大量的明确指导；

第六，通过观察儿童对教师提问的反应，不断增强儿童对概念的理解；

第七，在最初的练习中，给每位儿童提供明确的指导；

第八，提供系统的反馈与纠正；

第九，对儿童课堂上完成的练习，给予明确的指导。

两种基本介入形式：

（1）直接针对儿童学习障碍问题本身的介入：包括行为偶联契约、反应代价等。

（2）对特定专业人员的特别干预程序介入：常见教学法有精确教学法（precision teaching）、直接指导法（direct instruction）、无误过程法（errorless procedures）等。

2. 认知-行为干预策略　这种干预策略通过运用自我监控、自我评定、自我记录和自我强化管理等策略，来强化自我控制。

（1）认知训练：对干预对象现有策略水平进行测评，确立基线和干预目标；向被干预者解释目标策略；示范目标策略的使用；让被干预者进行言语预演（verbal rehearsal）；提供低难度材料以供练习；提供与被干预者所在年级平均水平相似的练习，并给予反馈；后测并给予进一步反馈；迁移训练。

（2）自我监控训练：改善被干预者的"任务指向性行为"。其特点是尽量引导儿童成为自己学习过程的主动参与者；重视示范目标策略、方法的运用；以儿童的外部言语为中介；教师和学校心理学家起辅助作用；注重环境变式的运用，以促进迁移。

3. 元认知干预策略　元认知干预策略（conditioned emotional intervention，CEI）是指通过心理辅导，使人们对自身的心理过程尤其是潜意识心理过程进行有效的自我觉知、反思、监督、调控，以接触心理困扰和发挥潜能的心理干预操作程序及其方法体系。

4. 同伴指导策略　是让一个健康儿童帮助另一个学习障碍儿童。这种策略适用于课外辅导学习障碍，并不适用于所有学习障碍儿童，对难度较大的课程或显著外化行为问题儿童不宜采用。步骤如下：①训练指导者，直至他们能解决问题；②组建帮助小组；③几对儿童同时在一个小组内活动；④监控、评价、调整。

5. 感觉统合策略　学习障碍者感觉信息的整合功能是神经系统的关键功能，"感觉统合训练"是基于幼儿感觉通路与认知知觉发展里程碑的规律，注重感觉调控与适应性行为的相互关系，认识自身及其与环境的关系，提高应变能力、协调能力、平衡能力。

6. 纵横信息技术策略　纵横信息技术是以纵横码输入法为基础的教学策略和方法，是按照汉字字形，包括简体、繁体及各地区方言字等在内的所有汉字进行编码。数码和形码相结合，利用小键盘单手完成操作，"看打""听打""想打"技能强化了听觉记忆、听觉分辨能力，增加词汇量理解与储存，快速提升学习障碍儿童的记忆功能、阅读能力和对信息的归纳能力。看图写作中，能够应用所学到的汉字、词组、成语，可有效解决学习障碍儿童普遍存在的汉语拼音、认字、书写困难等学习问题，激发了内隐学习能力和主动学习能力。

（三）康复治疗内容与方法

学习障碍儿童的康复目标并非完全治愈，而是通过医疗、康复、教育与生活实践的训练，实现社会适应功能的康复目标。

1. 数学障碍及知觉-动作训练　指针对每个儿童的强项、弱项和数学错误进行个别化训练。可使用具体或类似的材料阐明抽象的概念，例如用卡片、视觉化练习、常识推理等。学习场所较少有分心物品，除非需要才准备较多的钢笔、橡皮、尺子。

2. 书面表达障碍及视-动整合训练　对于因视觉-运动整合障碍引起的书写障碍，可通过在空中挥舞上肢练习写字和数字、使用有画线的纸张、尝试不同的笔；通过使用手和手指练习，掌握正确抓握、姿势及调整纸张摆放位置；通过多感官技能、电脑上引入文字处理软件等训练。对于小学生，允许使用印刷体或草书；数学计算使用大的方格纸以使行和列对齐；学习拼写规则、字的结构特点、常用词拼写的记忆策略和不规则词。对于规定时间的任务不评价整洁和拼写；推迟一段时间后做校对工作；帮助儿童建立清单来组织工作：拼写、整洁、句法、语法、明确表达想法等；鼓励使用拼写检查；减少抄写数量，更关注书写独创性答案和想法。

对于书面表达困难儿童，首先，以鼓励写作（如记日志或写礼物清单）为主，更多描写自然情境而非评价；其次，学习书写便条，在开始实际写作前列出提纲。简短的便条可以记录想法，不需要过渡、语法和组织。提纲提供了框架，开始写作时可用来参考，也可参考便条来记住细节并把它写在文章中。再次，练习从说到写，开始时儿童把想写的内容口述出来，由听者写下来。然后，儿童把口述的内容进行录音，边回放边听写。接下来，儿童边口述、边录音、边写，逐渐减少录音直到口述和写作不再需要辅助。最后，逐渐减少口述直到只进行思考和写作。

对于青少年和成人，使用录音辅助做笔记和完成书写任务；制订把书写任务分解成小任务的分步计划；当组织书写项目时，使用有用的关键词；对工作质量提供清晰、建设性的反馈，解释项目的强项和弱项，对其中的结构和信息进行评论；如果书写仍是一个很大的障碍，可使用诸如语音激活软件的辅助技术。

3. 阅读障碍及多感官训练　创造语言环境。一个丰富、轻松、有趣的语言环境，能使儿童在受到足够多的语言信号的同时，增强其语言理解能力。可采用系统、累积式、多感官的训练方式，整合听、说、读、写。有效的教育内容应强调语言结构，包括针对解码、流畅性训练、词汇和理解的特殊教育。学习解码是以详尽的语音意识教育为开始，然后逐渐过渡到发音-符号联系（字母规则）、语音学、押韵意识、单词切分。教育计划应强调拼音练习、看字读音与其他感觉通路的联系、记住字母-发音关系的记忆策略。

4. 动作协调障碍及健康体适能活动　体适能活动干预对儿童在时间、空间感知、运动能力及社会行为的干预效果明显，是改善学习障碍的有效措施。具体可针对学习障碍儿童视、听、触、前庭、本体功能评定结果，有目的、有计划地设置活动目标分层教学，发展其身体协调技能，翻、滚、爬、走、跑、滑、跳、抓球，这类活动能提高儿童的忍耐力，促进儿童形成积极的身体印象并提高自尊水平；使用球、圈、沙包、绳、毽等玩具可以引发儿童的运动欲望，使其在运动中表现出主动性与积极性，身体得到全面锻炼。

5. 其他方法

（1）神经音乐治疗：神经音乐治疗（neurological music therapy）主要运用大脑皮质可塑性模式（cortical plasticity models）与脑部功能联结功能（fun-ctional connection）原理，采用运

动感知觉训练、语言训练、认知训练等 20 种方法技术,借助音乐的节奏、声音模式的速度、时间特性,来改善个体神经系统功能状况的干预疗法。学习障碍儿童的神经音乐治疗干预是从常规的呼吸训练、模仿训练和情景训练等角度出发,侧重于将音乐的元素和针对言语、语言训练的治疗性歌唱(therapeutic signing, TS)、音乐语调治疗(music intonation therapy, MIT)、音乐语音语言训练(developmental speech and language training through music, DSLM)等治疗技术融入其中,以音乐活动达到提高个体整体语言能力的治疗目标,对提升学习障碍儿童认知及语言能力也有积极的促进作用。

(2)美术治疗:在对学习障碍儿童进行干预中,采用美术作品这种可视化的方法,能够有效呈现个体无法用言语表达的内容,或呈现其潜意识中由于自我防御而不愿表达的内容,促进认知能力发展,提高社会交往功能,改善情绪和问题行为。

美术治疗通常包括 3 个阶段,即:起始阶段、探索阶段、采取行动改变阶段。

1)起始阶段的目标:与来访儿童建立良好的治疗关系。

给儿童介绍美术作品主要是用来沟通,和作品好坏没有关系,使其适当降低焦虑。这个阶段可以运用一些热身活动,如涂鸦画等。指导语可以鼓励儿童通过美术作品介绍自己,如请画出你自己,用画讲一个故事,画出一件最近发生的令你不开心的事。

2)探索阶段的目标:逐渐加强来访者在探索问题时的自我表达。

咨询师带领来访儿童开始探索情感、想法和行为。在这个阶段可用的指导语有:"画一幅画来表示你为什么要来咨询""画一幅画表示出你家里的沟通情况""画出你想象中的学校生活"等。

3)采取行动改变阶段的目标:建立可以达到改变的行为模式。

指导语要帮助来访者继续自我表达,这个阶段有一些特殊的指导语,比如:"画一画你希望的也确实发生了的改变,哪怕这一改变只发生了一点点""画一座桥,表明你现在的位置,还有当咨询结束时你将会在什么位置,在你前进的道路上碰到了什么困难,克服困难需要做出什么样的努力?""画出你从咨询开始到结束的这个过程""画出从现在开始的 15 年里你的样子,在这段时间里你需要达到什么目标?"采取行动阶段这个最后的过程更为具体和特殊,指导语应该针对不同的儿童选择适合其年龄的表述方式。

此外,在团体美术治疗中,还应包括自愿向同伴展示自己的作品,并让成员相互讨论每一幅展示的作品。以"作画""解释画""听取他人对画的理解"3 个过程,促进当事人的"思考 - 生产 - 回顾 - 对照 - 反省"的一系列思维过程。

(3)乘马疗法:通过乘马,体验、维持身体姿势反应和身体各部位的协调运动,改善平衡、恢复关节与肌肉机能、疏导心理、调节情绪,是一种运动和娱乐辅助的方法。马在慢走时,其骨盆的律动与人走路时骨盆运动相似。当儿童感受到这些运动感觉输入,会产生改善语言、注意力、时间与空间感,学习的意愿、沟通能力及行为的效果。

总之,儿童学习障碍的康复治疗应建立在个别化评定及制订干预计划的基础上,运用物理治疗(物理因子治疗、运动疗法)、作业治疗、语言治疗、教育康复等技术手段,帮助学习障碍儿童学习知识、掌握技能和提升能力,从而使其获得独立性和生活成功。

十、康复护理

(一)一般护理

对学习障碍儿童的康复护理应给予更多具体指导。例如,执行规律的生活制度;培养良好的学习习惯;帮助学习障碍儿童克服困难,不断增强其信心等。

(二)积极配合

通过实施合理干预和训练,采用一定的康复治疗措施,缓解学习障碍儿童的心理压力。

需要使用神经兴奋药物时,应注意用药方法指导,疗效和不良反应的观察,如失眠、头晕、食欲缺乏、体重减轻、影响生长发育等。忌用苯巴比妥类镇静剂,否则可能使症状加重。

十一、预防和预后

(一)预防

预防包括加强围生期保健,做到优生优育,防止烟酒毒等有害物质侵害,正确开展早期教育。要特别关注那些具有高危出生史儿童,并及早进行诊断。一旦发现儿童有语言或其他类学习问题时应及时就诊,指导家长改进养育条件和方法,尽早进行心理咨询与指导。有些学习障碍儿童的双亲(尤其是母亲)易陷于担心和养育焦虑,易受不良思维定势影响采取不当的教养方式。因此,及早对家长开展心理咨询与指导是防治学习障碍的重要环节之一。

风险评定:在评定挑战性行为时,评定并定期审查以下风险:自杀意念、自残(特别是抑郁症患者)和自我伤害、对他人的伤害、自我忽视、家庭或家族的支持崩溃、他人的利用、虐待和忽视、逐步扩大的挑战性行为,确保行为支持计划包含了风险管理。

(二)预后

预后的效果在一定程度上依赖于早发现,早期干预越及时、越有针对性也就越有成效。约半数以上的学习障碍儿童的症状会随年龄增长而自行缓解或减轻,但有些特殊技能的缺陷可能持续至成年期以后。约20%的个体可能继发品行障碍和反社会行为,或导致长期社会适应不良,青春期后出现抑郁、自杀或精神疾病的风险高于一般人群。

(梁 兵 何 侃 许 毅)

参 考 文 献

[1] 何壮,袁淑敏,余水,等.学习障碍相关概念及其发展——从行为表现到核心缺陷[J].高教学刊,2019(8):185-187.

[2] 白学军,马杰,李馨,等.发展性阅读障碍儿童的新词习得及其改善[J].心理学报,2019,51(4):471-483.

[3] 杨斌让.特定学习障碍[J].中华实用儿科临床杂志,2015,30(11):810-817.

[4] 谭军伟,乔丽萍,杜明洋,等.阅读障碍儿童双眼视功能的临床研究[J].中国实用眼科杂志,2017,35(3):281-284.

[5] 静进.对儿童学习障碍的理解及其诊疗[J].中国儿童保健杂志,2011,19(3):195-198.

[6] 孙英红,佟月华.假设检验CHC模式—特定学习障碍评估的新方法[J].中国特殊教育,2013,2:57-63.

[7] 牟晓宇,昝飞.美国特殊儿童学业困难反应模式—RTI模式[J].外国教育研究,2011,4(38):54-59.

[8] 金洪源,王云峰,魏晓旭.元认知心理干预技术—神经症、学习障碍与个性困扰的高效解决[D].沈阳:辽宁科学技术出版社,2013.

[9] 梁兵,邱卓英.基于ICF的残疾儿童典型功能障碍与汉字信息加工和输入技能研究[J].中国康复理论与实践,2017,23(2):136-138.

［10］Mace A O, Mulheron S, Jones C, et al. Educational, developmental and psychological outcomes of resettled refugee children in Western Australia: A review of School of Special Educational Needs: Medical and Mental Health input［J］. Journal of Paediatrics and Child Health, 2014, 50（12）: 985-992.

［11］Courtman S P, Mumby D. Children with learning disabilities［J］. Pediatric Anesthesia, 2008, 18（3）: 198-207.

［12］American Psychiatric Association. Diagnostic and Statistical Manual of Mental Disorders［M］. 5th ed. American Psychiatric Publishing, 2013.

［13］Jones A D, Jemmott E T, Breao H D, et al. Working with Children with Learning Disabilities［M］. Treating Child Sexual Abuse in Family, Group and Clinical Settings, 2016.

［14］Sancho's-Ferreira M, Lopes-Dos-Santos P, Alves, et al. The use of the ICF-CY for describing dynamic functioning profiles: outcomes of a teacher training programmed applied in Portugal［J］. International Journal of Inclusive Education, 2017: 1-17.

［15］T. T. Koca, H. Ataseven. What is hippotherapy? the indications and effectiveness of hippotherapy［J］. Northern Clinics of Istanbul, 2015, 2（3）: 247-252.

［16］D. Debuse, C. Gibb, C. Chandler. Effects of hippotherapy on people with cerebral palsy from the users' perspective: A qualitative study［J］. Physiotherapy Theory and Practice, 2016, 25（3）: 174-192.

［17］Handler SM, Fierson WM, Section on Ophthalmology, et al. Learning disab-ilities, dyslexia, and vision［J］. Pediatrics, 2011, 127（3）: e818-e856.

第六章

注意缺陷多动障碍

概　　述

注意缺陷多动障碍（attention deficit hyperactivity disorder，ADHD）是儿童时期最常见的神经发育障碍性疾病之一，可造成儿童的学业成就、情感、认知功能、社交、职业表现等多方面损害。男童发病率明显高于女童，约为 3∶1，学龄期症状明显，随年龄增大逐渐好转，约 60% 的病例可延续至成年期。本指南主要参考 DSM-5 和 ICD-11 的诊断标准，并吸纳了我国儿童康复的临床实践成果，旨在规范我国儿童康复医疗工作，促进广大儿童康复工作者正确认识并提高 ADHD 的康复治疗水平。

一、定义与术语

ADHD 是儿童时期最常见的神经和精神发育障碍性疾病，临床上以持续存在且与年龄不相称的注意力不集中和 / 或多动、冲动为核心症状。智力可以正常或接近正常，常伴有学习困难、人际关系和自我评价低下。

二、流行病学

ADHD 的患病率一般报道为 3%~5%，男女比例为（4~9）∶1。在不同的国家和社会经济文化阶层中，ADHD 的患病率有差异。研究发现 ADHD 儿童来自父母分居或离婚的家庭、父亲经济地位低或体力劳动者、父母婚姻不和谐以及家庭教育不一致者较多见。

三、病因及病理生理

国内外已经进行了大量的研究，目前认为 ADHD 是一种神经发育障碍，是由多种生物学因素、心理因素及社会因素单独或协同作用导致的一种综合征。

（一）遗传因素

大量的研究证明 ADHD 具有高度的遗传性，是受遗传和环境因素共同作用的复杂疾病，ADHD 儿童的父母或兄妹患 ADHD 的风险是正常人的 2~8 倍。单卵双胎同时患有 ADHD 的概率几乎为 100%。

（二）生物学因素

1. 神经生化因素　5- 羟色胺（5-HT）和去甲肾上腺素（NE）在脑内属于两种功能拮抗的中枢神经递质，ADHD 儿童单胺类中枢神经递质在上述两者之间存在不平衡。

2. 脑结构　ADHD 儿童的脑结构和功能与正常对照组儿童存在差异，而且报告异常主要集中分布在脑的额叶、扣带回、纹状体及其相关的基底节结构和神经网络。目前已证实前额叶和纹状体的体积小与脑抑制功能不足有关。

3. 轻度脑损伤和额叶发育迟缓　母亲患孕期综合征、毒血症、产程过长或早产等因素而引起脑损伤，凡影响额叶发育成熟的各种因素均可致病。

4. 神经电生理功能 ADHD 儿童脑电图功率谱分析发现,ADHD 儿童具有慢波功率增加、α 波功率减小、平均频率下降等非特异性表现,提示有觉醒不足的特点,觉醒不足属于大脑皮质抑制功能不足,从而诱发皮质下中枢活动释放,表现出多动行为。

(三)环境因素

家庭不和睦以及父母教育不当的 ADHD 儿童会有更多的破坏性行为问题,社会心理压力以及不当的家庭教育,很可能是导致 ADHD 发生的潜在因素。轻微的铅负荷增高亦有可能引起神经生理过程的损害,导致多动、注意力不集中、易冲动等。

四、注意缺陷多动障碍分型

DSM-5 标准将 ADHD 分为注意力不集中、多动 / 冲动和混合型 3 种类型。在 DSM-5 分型的基础上,在 ICD-11 中增加其他特指的表现和未特指的表现两种类型。

(一)注意力不集中型

主要表现为注意力不集中。注意缺陷多动障碍的所有定义要求均得到满足,临床表现以注意力不集中症状为主。注意力不集中是指对那些不能提供高水平的刺激或频繁的奖励、注意力分散和组织问题的任务难以保持注意力。一些多动 / 冲动的症状也可能存在,但这些症状与注意力不集中的症状相比在临床上并不显著。

(二)多动 / 冲动型

主要表现为多动、冲动。所有注意缺陷多动障碍的定义要求都得到满足,多动 / 冲动症状在临床表现中占主导地位。多动指的是运动过度和难以保持静止,这在需要行为自控的结构化环境中表现得最为明显。冲动是一种不考虑风险和后果,对直接刺激做出反应的倾向。

(三)混合型

主要表现为注意缺陷多动障碍的所有定义要求均得到满足,注意力不集中和多动 / 冲动症状在临床上都是显著的,在临床表现中均不占主导地位。

五、临床诊断标准

ADHD 的诊断多以家长和教师提供的病史、临床表现特征、体格和精神检查为主要依据,采用量表评分,辅以相关检查排除其他精神疾患后作出诊断。临床医生可以根据需要选用诊断标准,《中国注意缺陷多动障碍防治指南》(第二版)建议采用 DSM-5 的诊断标准,以确保诊断的准确性和减少诊断方法的变异。诊断必须符合以下 5 项标准:

(一)症状学标准

1. 注意缺陷症状 符合下述注意缺陷症状中至少 6 项(且症状出现在 12 岁以前)持续至少 6 个月,达到适应不良的程度,并与发育水平不相称。①在学习、工作或其他活动中,常常不注意细节,容易出现粗心所致的错误;②在学习或游戏活动时,常常难以保持注意力;③注意力不集中,说话时常常心不在焉,似听非听;④往往不能按照指示完成作业、日常家务或工作,不是由于对抗行为或未能理解所致;⑤经常难以完成有条理、有顺序的任务或其他活动;⑥不喜欢、不愿意从事那些需要精力持久的事情如作业或家务,常常设法逃避;⑦常常丢失学习、活动所必需的东西,如玩具、书、铅笔或工具等;⑧很容易受外界刺激而分心;⑨在日常活动中常常丢三落四。

2. 多动、冲动症状 符合下述多动、冲动症状中至少 6 项,持续至少 6 个月,达到适应不良的程度,并与发育水平不相称。①常常手脚动个不停或在座位上扭来扭去;②在教室或其他要求坐好的场合,常常擅自离开座位;③常常在不适当的场合过分地奔来奔去或爬上爬下,在青少年或成人可能只有坐立不安的主观感受;④往往不能安静地投入游戏或参加业余活动;⑤常常一刻不停地活动,好像有个马达在驱动他;⑥常常话多;⑦常常别人问话未完即抢着回答;⑧在活动中常常不能耐心地排队等待轮换上场;⑨常常打断或干扰他人,如别人讲话时插嘴或干扰其他儿童游戏。

（二）起病与病程

12 岁前出现症状,至少持续 6 个月。学龄前,主要表现为多动症;学龄期主要表现为注意力不集中;青春期主要表现为烦躁不安或不耐烦;成年后仍可能存在冲动症状。

（三）必须具有跨越至少两种以上场合的一致性

即在家中和学校都必须表现此症状才符合要求。某些症状造成的损害至少在两种场合出现（例如学校和家里）。

（四）严重程度标准

在社交、学业或成年后职业功能上,具有负性的影响证据。

（五）必须排除以下疾患

需排除智力障碍、孤独症谱系障碍、儿童精神分裂症、躁狂发作和双相障碍、焦虑障碍、特殊性学习技能发育障碍、各种器质性疾患如甲亢和各种药物的副作用所导致的多动症状等。

研究显示,对于小于 4 岁的儿童,简单利用标准中的一些指标来衡量（如往往不能按照指示完成作业、常常擅自离开座位等）则不是很合适,所以对于他们的表现（如好动、注意集中时间短、冲动、不听父母话等）,可能还需要更多地结合日常的观察,以判断这些是孩子的正常发育还是 ADHD。

综上所述,ADHD 的诊断必须结合综合病史、临床表现、躯体和神经系统检查、行为量表评定、心理测验和必要的实验室检查,同时参考儿童的年龄、性别因素考虑,才能得到一个准确的诊断。

六、共患病

ADHD 儿童伴随其他发育障碍或心理障碍很常见,至少 1/3 的 ADHD 儿童合并有其他障碍。ADHD 易于合并对立违抗性障碍（oppositional defiant disorder, ODD）、品行障碍（conduct disorder, CD）、焦虑、抑郁症、心境障碍、学习障碍、抽动障碍、特定运动技能发育障碍、破坏性心境失调障碍（disruptive mood dysregulation disorder, DMDD）及间歇性暴怒障碍（intermittent explosive disorder, IED）等多种心理行为异常,称为 ADHD 共患病。

七、临床治疗

ADHD 是治疗效果最好的精神疾病之一。近来大量报道显示,ADHD 的治疗已取得了良好效果。《中国注意缺陷多动障碍防治指南》（第二版）建议:各相关学科的医生（儿童精神科、儿童神经科、儿科、儿童保健科及初级保健医生）应该认识到 ADHD 是一种慢性神经和精神发育障碍性疾病,并制订一个长期的治疗计划;主管医生、家长、学校老师应多方合作,针对每一个体,明确一个恰当的个体化的治疗目标以指导治疗;临床医生应该运用综合治疗的方法,选择推荐恰当的药物治疗、心理行为治疗及个体化教育项目等,逐渐完善一套针对目标预后的综合管理方案,最大程度改善患者的症状和社会功能。

（一）中枢性兴奋剂

中枢神经兴奋药仍是目前治疗 ADHD 的首选药物。中枢神经兴奋药主要有:哌甲酯、盐酸哌甲酯控释片、匹莫林等。近年来的研究已证实了中枢神经兴奋药的短期疗效,有效率在 65%~75%。中枢神经兴奋药对于 ADHD 伴有并发症的治疗已经成为研究的重点,可缓解焦虑、抑郁及抽动障碍等症状,对伴品行障碍和攻击行为者,可减少其袭击行为和反社会行为,改善人际关系。中枢神经兴奋药治疗还可降低 ADHD 儿童药物滥用的危险。

1. 哌甲酯（Methylphenidate） 又称利他林,美国食品药品监督管理局（FDA）推荐第一个用于治疗 ADHD 的药物,迄今已有 50 多年的历史,目前仍是临床治疗 ADHD 的一线药物,对 70% 以上的 ADHD 儿童有效。哌甲酯有即释、缓释及透皮贴剂 3 种剂型,哌甲酯透皮贴片（Daytrana）透皮给药系统（methylphenidate transdermal system,MTS）是一种非口服的给药方式,直接使药物通过皮肤进入血液,可以全天持续均衡地释放药物。

常见的副作用:厌食、头痛、情绪不稳、难以入睡、社交恐惧、做噩梦等,但仅在高剂量使用哌甲酯时才有显著的副作用,低剂量时则不明显。且对于学龄前儿童来说,此类兴奋剂产生的包括发育迟缓等副作用要比学龄儿童更大。为了减少副作用和耐药性的产生,通常仅在学校开学期间使用,周末、寒暑假及节假日停用;学龄前儿童（小于 6 岁）、青春期后的年长患者原则上不用药。有癫痫、高血压、心脏病的儿童宜慎用或禁用。对于大脑兴奋性过高、出现自控能力缺乏现象的儿童,不能再用中枢神经兴奋剂。

2. 盐酸哌甲酯控释片 每天服用 1 次,给药后 1~2h 即可达到有效浓度,在 6~8h 后可达到最大的血药浓度,并可持续 12h 维持有效治疗浓度。

药物血浆浓度是逐渐上升的,避免急性耐受性,相关的峰、谷血浆药物浓度之间的波动最小化,在国外的临床使用中取得了好评,并认为盐酸哌甲酯控释剂的疗效在一定程度上可能优于盐酸哌甲酯速释剂,但目前国内还未见盐酸哌甲酯控释剂与盐酸哌甲酯速释剂的疗效对比研究报道。

3. 匹莫林（Pemoline） 又称苯异妥英,能改善 ADHD 儿童注意力不集中、自制能力不足等症状。可在哌甲酯疗效不显著时改用匹莫林,或与哌甲酯合用。副作用较哌甲酯轻,肝肾功能不全者慎用或禁用。但是近年来 FDA 经过综合评价,认为其风险大于效益（总体肝毒性风险大于效益）,可能导致肝功能衰竭和死亡,建议禁止使用此药或修改说明书。

（二）非中枢兴奋药

托莫西汀（Atomoxetine）,又称择思达,是高度特异性的去甲肾上腺素（norepinephrine,NE）调节剂。原来用于抗抑郁治疗,国外近年来被批准用于治疗青少年注意缺陷多动障碍。与中枢神经兴奋剂哌甲酯相比,托莫西汀仅提高皮质下区域的 NE 水平,而不改变该区多巴胺浓度,亦不影响多巴胺神经递质分布丰富的纹状体及边缘核区细胞外多巴胺浓度,因而不致诱导抽动或加重运动障碍,药物滥用不良反应发生的概率也较低。

作为《中国注意缺陷多动障碍防治指南》（第二版）的主要推荐药物之一,托莫西汀可用于治疗成人及 7 岁以上儿童的 ADHD。对中枢神经兴奋剂治疗有严重不良反应或治疗无效的患者,可试用托莫西汀治疗。对中枢神经兴奋剂治疗部分有效的患者,也可考虑替换或与托莫西汀联合用药。由于托莫西汀对选择性皮质下区 NE 再摄取的抑制作用,而并不改变该区多巴胺的浓度水平,故更适宜用于 ADHD 合并抽动障碍的儿童。对于 ADHD 共患焦虑障碍的儿童,首选托莫西汀治疗。长期使用托莫西汀有着良好的耐受性和疗效。常见的副作用有困倦、食欲不振、恶心、胃痛和头痛等,这些症状通常在治疗几天或几周后逐渐消失。

（三）α受体激动剂

可乐定(Clonidine)原为作用于中枢的抗高血压药,虽然从20世纪60年代开始在临床上用于治疗抽动障碍和注意缺陷多动障碍,临床效果可达到60%~70%,但在儿童中使用的安全性和有效性尚缺乏大样本的随机双盲对照研究的资料。作为治疗ADHD的二线用药,常与哌甲酯一起用于治疗活动过度、有攻击行为、伴抽动的儿童。副作用为低血压、口干燥、头昏、抑郁、突然停药时的高血压反应等。可乐定可作为ADHD共患抽动障碍的一线治疗药物。

（四）三环抗抑郁药

如去甲丙米嗪和去甲替林,在已往的报道中显示对青少年有短期和长期的疗效。三环类抗抑郁药物机制复杂,可能影响中枢神经系统多个神经递质,不良反应较多,常见的副作用有困倦、体重增加、口干、便秘和心血管反应等。因此只有在哌甲酯和托莫西汀无明显疗效,并且行为介入疗法已经施行且无明显疗效时使用,对于儿童因副作用明显,所以需谨慎用药。

八、康复评定

根据儿童症状,常选用以下评定方法:

（一）ADHD症状评定

1. SNAP-IV评定量表　按0~3四级评分,计分方法为计算各分量表项目的均值,得分小于1分为正常范围。用于为ADHD的诊断提供量化指标,量表对治疗敏感,现用作ADHD治疗是否达到缓解的评定工具。

2. 注意缺陷多动及攻击评定量表(IOWA)　共10项,每项评定标准为0(从不)~3(非常)4个等级标准。分值越高提示ADHD症状越严重。

3. 范德比尔特ADHD评定量表(VARS)　按照0~3四级评分。包括4个学校行为问题的分量表:注意缺陷、多动/冲动、对立违抗/CD和焦虑/抑郁;学校功能因子分为学习绩效和行为绩效。

（二）智力测验

常用韦氏学龄前儿童智力量表(WIPPS)和韦氏学龄儿童智力量表(WISC):ADHD儿童大多智力正常,少数处于临界状态。

（三）学习能力评定

学生学习障碍筛查量表(the pupil rating scale revised screening for learni-ng disabilities, PRS):由言语和非言语两个类型及5个成分区共24个题目组成,以5级记分法评定,以言语得分在20分以下、非言语得分在40分以下为筛查阳性标准。ADHD儿童常有学习成绩差或语言方面的问题。

（四）注意评定

持续性操作任务(continuous performance task, CPT)评定:ADHD的核心症状并非多动,而是注意缺陷。ADHD儿童主要表现为持续注意障碍和冲动控制能力差。目前,对儿童注意缺陷的评定多采用CPT。

在7~12岁年龄中均具有很高的诊断性能。对于年龄较大的儿童,任务需求也足够。CPT测试由受试者自己操作,不受语言、文化水平影响,可以较直观、准确地测试其注意力集中的维持能力、冲动性和警觉性。CPT 有视觉和听觉测试两种模式,测试参数包括漏报错误、虚报错误和平均反应时间。漏报错误反映注意力不集中,虚报错误反映被试者的冲动性,反映冲动的抑制能力,平均反应时间可反映被试者的警觉性水平及认知加工速度,警觉性也是注意力的一个特征。CPT 为一种敏感性和特异性较强的 ADHD 辅助诊断方法,可以较科学地反映 ADHD 儿童个体的临床特征,为其针对性的干预提供科学的依据。

(五)行为评定

1. Conners 儿童行为问卷量表(Conners' child behavior rating scale, CBRS) 该量表分为父母症状问卷及教师评定量表,主要由家长及教师用于儿童行为问题的观测和评定儿童行为问题,还可作为衡量 ADHD 药物治疗乃至行为治疗效果的一个客观指标。

2. Achenbach 儿童行为量表(child behavior checklist, CBCL) 由家长根据儿童近 6 个月来的行为表现填写,按 0、1、2 计分法,专人收集、评分。CBCL 由 113 个行为症状组成,可分为 9 个行为因子,分别为分裂样、抑郁、交往不良、强迫性、体诉、社交退缩、多动、攻击性、违纪。把每个因子所包括的行为症状的粗分相加就是因子的分数,再与标准常数分项比较以判断是否有行为问题。如果有 1 个因子分超过国内常模第 98 百分位数时即确定该因子异常,若有 1 个因子异常即判定儿童有行为问题。分数越高问题越严重。

3. Rutter 儿童行为问卷 适用于学龄儿童。问卷将行为问题分为 A 行为(反社会行为)和 N 行为(神经症行为),简单、明确,易于掌握,适用于儿童行为问题的流行病学调查。

(六)感觉统合能力评定

儿童感觉统合能力发展评定量表由 58 个题目组成,根据年龄及性别将各项原始分数转换成标准 T 分数。得分低于 40 分为有轻度感觉统合失调,低于 30 分为有严重的感觉统合失调。

九、康复治疗

早期识别和正确诊断是及时采取恰当治疗的前提,而综合应用多种康复治疗方法是 ADHD 儿童获得满意预后的关键环节。康复治疗不仅能有效地控制和改善 ADHD 儿童的各种症状,更有利于建立孩子的自信心,使其更好地融入校园和社会。

(一)行为矫正疗法

行为矫正是指开展和实施某些程序和方法,来帮助人们改变他们的行为,包括通过改变环境影响行为的方法。在训练中出现适当行为时,就给予强化,以鼓励其保持并继续改进;当不适当行为出现时,就以惩罚或消退法帮助其减少或消除这些行为的发生。一般用于症状较轻的 ADHD 儿童。

1. 强化法 主要是指通过表扬、赞许、奖赏等强化物使 ADHD 儿童良好的行为得以持续。强化物简单分为物质性、活动性和社会性。当 ADHD 儿童在课堂上注意力集中时,老师就会对其微笑并表扬他,这样该儿童就更有可能集中注意力。在选择强化物的类型时,应了解熟悉孩子的性格和喜好,以帮助选择恰当的强化物(应该尽量选择和使用自然的强化物,这对新学会的行为在每天的环境中继续出现有益)。

实施正性强化应注意:①在目标行为出现后立即予以强化;②给予强化物时,要向儿童描述被强化的具体行为。例如,表扬时应说"你把书摆放的很整齐",而不是说"你是一个好孩子",这样能使他明确今后该怎么做;③分配强化物时,应灵活使用口头赞扬、拥抱、微笑等,并时常更换所用的赞扬语句;④为了防止饱厌情况出现,矫治者在每次强化时只给予少量的正强化物,适当地控制正强化物的发放数量;⑤可与惩罚法、消退法等联合使用。

具体操作方法如下:

(1)确认目标行为,了解该行为的基线水平。所设定的目标行为应该是儿童能客观控制的、可观察到的且能够反复进行强化的行为。例如:了解儿童写作业难以坚持 20min,就以儿童专心写作业 20min 为目标行为。

(2)选择有效的强化方式,包括:社会性强化,如赞扬或鼓励;活动性强化,如儿童所喜爱的游戏和活动;物质性强化,如玩具、物品、食物或钱币等。

(3)制订行为矫正方案,每当目标行为出现时,立即给予强化。例如:儿童专心做作业 20min,立即给予儿童所喜爱的强化物,并使儿童知道强化的具体行为,懂得该行为的结果。

(4)当目标行为重复出现时,逐渐延长作业时间,从原来的 20min 增加到 25min,然后更长的时间,最终使儿童作业时间与上课的 35min 相匹配。

(5)强化目标行为的强化物应随目标行为的出现频率而有所改变,当目标行为多次出现后,强化物应以社会性强化(赞赏、表扬、鼓励)为主,使目标行为保持下来。

2. 惩罚法　是指当儿童在一定情境下产生某一行为后,若即时使之承受厌恶刺激(又称惩罚物)或撤除正在享用的正强化物,其以后在类似情境下,该行为的发生频率就会降低。惩罚物(又称惩罚刺激)是指使某一特定行为将来发生的可能性减小的结果。惩罚法与强化法相反,惩罚过程企图减少某种行为的发生。惩罚法从程序上可以分为两类:正性惩罚和负性惩罚,二者之间的区别是由行为的结果所决定的。正性惩罚是指一个行为发生之后跟随着一个刺激物的出现,而作为结果这一行为将来不太可能再次发生;负性惩罚法是指一个行为发生之后跟随着一个刺激物的消除,而作为结果这一行为将来不太可能再次发生。

常用的惩罚方式包括体罚、谴责和隔离。

(1)体罚:往往可以立即见效,但体罚往往是家长在愤怒中采取的惩罚手段,因此除了有对儿童产生身体损伤的可能外,更可能导致儿童心理创伤,因此应尽量避免或禁止使用体罚。

(2)谴责:谴责是指当儿童出现不良行为时,及时给予强烈的、否定的言语刺激或警告语句以阻止或消除不良行为的出现,这只是一种惩罚的信号,不能成为一种独立的方法,必须与其他的惩罚技巧结合使用。体罚和谴责属于正性惩罚。

(3)隔离:是当儿童表现出某种不良行为时,及时撤除其正在享用的正强化物以阻止或削弱儿童这种不良行为的再现,或把个体转移到正强化物较少的情境中去,这种改变行为的策略称作隔离。隔离也称为罚时出局,属于负性惩罚。对于儿童的一些外化性问题行为,例如攻击、违拗、破坏、无礼貌、危险行动、不服从、大叫大哭、威胁、不听劝告等,暂时隔离是非常有效的惩罚方法。所谓暂时隔离就是将儿童"关禁闭",儿童的不良行为发生后首先警告,如果警告无效立即执行隔离,执行地点一般选择乏味但安全的地方(如房间的一角,他可以看到同伴们在玩耍却无法参与其中),有时也可以将孩子喜欢的物品拿走。隔离的目的是让孩子因为失去一些活动而感到遗憾,以抑制其在今后的活动中出现类似不良行为。

隔离法具体操作方式如下:

1)选择某一不能被家庭或教师所接受的行为作为目标行为,例如 ADHD 儿童的攻击性行为(打人)。

2)当目标行为即打人出现时,将儿童置于一隔离处,如房间一角。

3）明确规定隔离的时间，年幼儿童 1 岁隔离 1min，8 岁以上儿童可达 30min；如果隔离时间已到，儿童仍然大喊大叫，则重新规定隔离时间，直至其安静下来。

4）当儿童不愿服从隔离时，告知其必须遵守，否则加倍延长隔离时间，并坚持执行。

5）实施该方法时要让儿童知晓希望其改变的不良行为，当攻击性行为再次出现时还要受到隔离。

6）对发育迟缓或智能迟缓儿童，应根据其心理年龄规定隔离时间。

3. 消退法　消退是指在一确定的情境中，行为者产生了一个以前被强化的反应，若此时这个反应之后并不跟随着通常的强化，那么在下一次遇到相似情境时，该行为的发生率就会降低。如孩子一些无危险的、非破坏性的行为，如唠叨、发牢骚、哭、抱怨、制造噪音、顶嘴等，曾因经常被关注（批评）而得以强化，若现在予以漠视，久之则会因失去注意而逐渐减少或消失。消退所期望的效果极少即时出现，常常是在行为减少前，不良行为在频率和强度方面均有一个短暂的增加，经过一段时间后才能逐步见效。

在使用消退法时要注意如下策略：

（1）消退技术应与正性强化相结合，注意强化良好的行为。

（2）执行消退程序时，必须排除外界因素的干扰，或教育的不一致，例如：当儿童发脾气时，父母不予理会，奶奶却给了哄骗，造成消退法应用的失败。

（3）采用消退技术的开始阶段，当儿童某不良行为遭到"冷遇"时，可能会有较强烈的情绪反应，且该不良行为暂时频繁出现，此时需要注意儿童的安全；在无安全问题的基础上，予以坚持将会取得较好的效果。

4. 示范法　是指为个体呈现一定的行为榜样，以帮助孩子模仿和建立良好行为的治疗技术。儿童的许多行为是通过观察和学习而产生的，模仿与强化一样，是学习的一种基本形式。

示范法包括以下几种：

（1）现场示范：让 ADHD 儿童在现实环境中，观察其他儿童如何遵守课堂纪律。

（2）参与模仿：让 ADHD 儿童在观察示范儿童与同伴友好交流后，让他在指导下试着参与交流活动。

（3）电视或录像示范：让儿童通过媒介的宣传和教育，逐渐模仿良好的行为举止。

在运用示范技术时，应根据 ADHD 儿童的能力确定目标行为。示范过程中，还需评定儿童的注意能力，如果注意力尚能集中，则可适当增加示范行为的呈现时间，让 ADHD 儿童有较多的时间观看示范行为。在模仿行为产生后，应记录并给予强化，使所模仿的行为保持下来。

（二）认知行为训练

认知行为训练主旨是改变 ADHD 儿童的思维形式、信念态度和意见及达到其行为的改变。认知行为治疗首先要识别 ADHD 儿童有害的自我认知方式，通过认知行为干预消除这种方式，通过训练可以养成"三思而后行"以及在活动中"停下来，看一看，听一听，想一想"的习惯，增强 ADHD 儿童的自我控制、自我指导、自我调节、勤思考和提高解决问题的能力。例如给儿童布置一项具体的作业，然后通过两种方式帮助儿童控制自己的行为。第一种方式是公开的言语指导，即让儿童边说指导语，边做作业，如"我现在要做作业了，必须集中注意力，认真细心地做，第一题是……"，开始由老师或家长做示范，然后让儿童自己去做，这样有助于儿童集中注意力，较快完成作业，然后由出声的自言自语逐渐过渡到内心独白。在儿童未形成自我控制之前,必须由成人在旁指导和督促。第二种方式是视觉意象法,让 ADHD 儿童通过视觉意象来缓行。如让他想象自己成为一个动作缓慢、正在泥沼里打滚的笨重的河马,或让自己像电视镜头里慢镜头一样去行动,这种方法可有效控制过度活动,并可增强 ADHD 儿童自信心。但是,近来有些自我指导训练效果分析表明,这种方法有一定的矫正效果,但其标准差过大,很难做进一步结论。

(三)感觉统合治疗

感觉统合是指大脑将从身体各种感觉器官传来的感觉信息进行多次组织分析和综合处理,做出正确决策,使整个机体协调有效地运作。当大脑对感觉信息的整合出现异常时,就会使机体不能有效运作,称为感觉统合失调。感觉统合失调(即:感觉统合障碍)包括感觉调节障碍、感觉辨别障碍和以躯体感觉为基础的运用能力障碍。ADHD 儿童常常伴有感觉统合失调,包括协调平衡障碍等问题,因此对儿童的感觉统合能力进行针对性的强化干预,可以帮助其建立健康和正常的学习模式。其治疗方法包括以下几个方面:

1. 感觉调节障碍治疗

(1)触觉调节方面:可以选择"三明治"游戏。

治疗要点:①将儿童用软垫夹成三明治状,但不可以压住头部;②治疗者轻轻滚动儿童,用手或物体在身体上面轻压,可以从足部开始,逐渐到臀部、腰部、背部;③压的时候力度要不断改变,并仔细观察儿童反应,儿童有不舒服的感觉时应立刻停止。

延伸活动:可进行象征性的故事游戏,假设儿童是压在五指山下的孙悟空,再问问他的感觉如何。压的时候可在对压到有感觉的部位进行提问,让儿童练习身体各部位的词汇。

(2)前庭觉调节方面:可选择仰卧大笼球活动。

治疗要点:①让儿童仰卧于大笼球上,由治疗者握住儿童的下肢或腰部,作前后、左右、快慢的滚动;②作此治疗前,一定要先做好俯卧大笼球治疗,让儿童熟悉大笼球的重力感后再进行此活动,这样儿童比较容易接受;③注意提醒儿童留意全身关节和肌肉的感觉,协助儿童控制自己身体平衡,对儿童运动企划能力的提高帮助较大。

延伸活动:可以用小型弹力球放置于儿童的背后,让儿童自己去滚动;也可以让儿童坐在气球上,鼓励儿童设法坐破气球。

(3)本体觉调节方面:可选择模仿动作活动或者仰卧位于平衡台上,如下所示。

治疗要点:①儿童躺在平衡台上,注意手脚要能自然伸展;②左右倾斜摇晃,要维持一定的韵律感,使重力感觉可以唤起脑干的觉醒;③速度加快时,要注意儿童姿势和表情的反应。

延伸活动:可让儿童分别以睁眼和闭眼做摇晃,并观察儿童的不同反应;或者摇晃时做明显停顿,先倾向左,再倾向右,观察儿童两侧的反应情况;也可以让儿童以俯卧姿势进行摇晃,并观察儿童的不同反应。

注意事项:如果该儿童处于感觉防御阶段,恐惧且拒绝相应活动安排,那么一定及时停止该项活动。

2. 感觉辨别障碍治疗

(1)触觉辨别方面:可以选择球池内"寻宝"游戏。

治疗要点:①指导儿童跳入或跨入球池中,将身体全部藏入球池以接受球的挤压;②将不同形状或者质地的玩具,给儿童触摸;③将玩具随机丢进球池内,儿童需要用手触摸的方式找到所触摸的玩具。

（2）前庭觉及本体觉辨别方面：可选择蒙眼类活动。

治疗要点：①让儿童走过一个宽20cm的平衡木；②将眼睛蒙上，屏蔽视觉系统；③再让儿童走过刚才通过的平衡木。

注意事项：感觉过防御的儿童，在进行辨别能力干预时，要注意儿童情绪的变化，如果儿童变得焦虑、恐惧或厌恶等，都要及时进行安抚类活动。

3. 以躯体感觉为基础的运用能力障碍的治疗

（1）姿势眼球控制方面：可以选择"双人划船"游戏。

治疗要点：①治疗者和儿童共同站在平衡台上，两人双手紧握，互相保持平衡；②观察儿童在动作时，头、手、足及躯干的适当反应；③摇晃时可以先练习由治疗者带动儿童，再由两人在同一速度上，配合彼此摇动的韵律。

延伸活动：让儿童配合治疗者的动作，儿童完全处于无意识下，大脑皮质便不必接受有意识的动作。

（2）双侧统合方面：可选择悬吊类活动。

治疗要点：①儿童俯卧于网缆秋千内，儿童的腋窝处对着网缆的边缘；②儿童将双上肢伸展且抓住弹力绳；③儿童可左右交替拉绳，让自己摆荡起来。

延伸活动：①儿童可以在摆荡的最高处，停留10s；②治疗师可以跟儿童进行接抛皮球的游戏。

（3）动作计划方面：可以选择滑板类活动。

治疗要点：①儿童自行俯卧于小滑板上，由大滑板上滑下时，身体可以穿过预先设计好的一个小隧道；②儿童滑下来的同时，可以伸手去拿放置在旁边的小球，也可以反过来将小球投入固定的木箱或纸箱中；③儿童在滑下来时可以用手中木棒或纸棒击打置于旁边的标志物或玩具。

延伸活动：①儿童俯卧于滑板上，双手交互攀着预先架设好的绳索逐步前进；②儿童仰卧在滑板上，以手足交互夹住绳索，逐步前进。

注意事项：活动的具体方法要因儿童兴趣定，以促进儿童适应性反应为标准进行游戏设计。

（四）疏泄疗法

让ADHD儿童将不满的情绪以及对事物或人的不满全部讲出来，然后一起分析，对的加以肯定，错的加以指导纠正，使其心情舒畅，能同大人和朋友融洽相处和相互合作；组织多参加有趣的游戏和体育、文娱活动；或让ADHD儿童先跑步，运动一会儿再上课和做作业，并在课堂上多安排其为老师擦黑板、收发作业等任务，以宣泄其过剩的精力；放学后，要求家长配合在规定的时间陪孩子进行互相配合的游戏或体育活动，如：打羽毛球、乒乓球等，对其赢球给予奖励，使其为了赢球而集中注意力打球。

（五）对父母和老师的培训

多数ADHD儿童的家长和老师对ADHD认识不足，他们常为孩子的种种表现感到无奈、焦虑甚至气愤，因此进行家长和老师的培训，改进他们对ADHD的认识，是治疗效果得到保证必不可少的一部分。

培训内容可以包括介绍什么是ADHD，其病因、临床表现和功能损害，治疗原则及最新学术进展；讲述沟通技巧及行为治疗策略，包括行为矫正、分解任务、提高时间概念等。通过讲解告知家长和老师，对于ADHD儿童单纯的教育和责骂是无效的，甚至会起反作用，应该多理解、多支持、多鼓励孩子，家长应统一教养方式，与老师多沟通，保持一致的纪律制度，老师也应针对性地适当调整教学方法，相对宽松对待，如合理延长 ADHD 儿童的考试时间（如常规时间的 1.5 倍），他们就能回答更多问题，使分数明显提高，增强孩子自信心。也可组织小型的家长座谈会，反映教养问题，及时讨论解决；家长之间还可以彼此交流心得体会，在宣泄内心郁闷时互相取长补短，形成良好的教养方法。

除了上述说教式教学为主的传统意义上的父母管理训练外，另一种管理训练则是将发展理论融入社会学习，将重点放在亲子互动上。治疗师给家长提供反馈，并指导他们共同投入角色扮演中来实践技能。比较著名的家长管理模式有新森林育儿组合（new forest parenting package，NFPP）、3-P 正性育儿项目（the triple P-positive parenting program，PPP）和亲子交互性治疗（parent-child interaction therapy，PCIT）。

（六）运动疗法

通过拳击、柔道、举重、田径、球类运动、游泳、健身等体能训练，指导他们控制冲动和攻击行为，形成良好的自我控制，增强自信心。有研究发现，ADHD 儿童部分伴有"小脑发育延迟"，对于这部分群体针对性地进行单脚站立，同时将沙包从一只手扔到另一只手等训练项目，往往能够改善 ADHD 儿童的注意力不集中、读写困难等状况。

（七）高频音乐疗法

高频音乐疗法是一款系统的、科学的音乐调理和治疗方法，适用于两岁以上所有的人群。其通过空气震荡刺激耳部听觉系统以及直接通过人体骨骼传导刺激大脑。通过音乐疗法帮助使用者协调内耳前庭的功能、减少声音的骨传导、变右耳为主听耳。当然，由于患病时间、程度和每个患者自身的不同，调理结果也不尽相同。虽然不能在短时间内使患者痊愈，但却能大大改善使用者的精神状态和生活质量。美国研究证明，高频音乐疗法主要对 ADHD、自闭症、多动症、阅读困难症和抑郁症有效。

（八）多感官训练法

多感官刺激训练是透过精心设计的灯光、声音与各式各样精巧的高科技设施，营造出一个富有吸引力及舒适的学习环境，给予 ADHD 儿童以触觉、本体觉、前庭觉、视觉和听觉等各种感觉刺激。给予孩子合适的课程安排和学习探索环境，提高注意力，减缓肌张力的不正常变化，缓解焦虑不安的情绪，矫正不适应性的行为，增强社交能力和自控协调能力。

（九）脑电生物反馈治疗

脑电生物反馈治疗（electroencephalogram biofeedback），又称神经反馈（neuro-feedback），自 70 年代应用于 ADHD 以来，由于其副作用小，疗效持久，而且可以有效改善注意力、冲动性、轻度多动，改善作业的完成技巧，逐渐成为 ADHD 多种干预手段中强有力的一种。

（十）经颅磁刺激

经颅磁刺激（transcranial magnetic stimulation，TMS）是一种无痛无创的治疗方法，经颅磁刺激作为一种非侵入性脑刺激方法已被认为适用于注意缺陷多动障碍和其他神经精神疾病的儿童。在 ADHD 患者中，应用于左侧背外侧前额叶皮质的低频重复经颅磁刺激和应用于右侧背外侧前额叶皮质的高频重复经颅磁刺激可主要针对注意力不集中、多动和冲动。

（十一）沙盘游戏疗法

沙盘游戏是一种心理治疗方法。沙盘游戏治疗不仅能有效改善 ADHD 儿童的核心症状（注意缺陷及多动、冲动），而且能改善其伴随的学习问题，可以作为一种治疗儿童 ADHD

的有效手段,且有利于儿童的健康成长。

(十二)饮食治疗

让 ADHD 儿童养成良好的饮食卫生习惯,少吃富含酪氨酸的挂面、糕点以及乳类等食品。不要给孩子使用含铅的食器,也不让孩子吃可能受铅污染的食物和含铅量高的食物。另外,可适当进食红肉和动物肝脏,以增加铁和其他营养素的摄入。

(十三)综合治疗

应该遵循"急则治标、缓则治本、标本兼治"的原则,对 ADHD 儿童进行综合治疗。多数情况下,急性初期应以药物治疗为主,合并心理行为和家庭治疗;而慢性缺损或共患行为和情绪障碍时,则需要联合应用更多的治疗方法。

十、康复护理

发现儿童注意缺陷多动障碍,要早期及时地进行治疗和教育,此外,还应进行相应的护理干预,主要措施如下:

(一)增加营养

多让儿童吃有利于大脑以及身体发育的食物,诸如富含蛋白质的动物内脏以及牛奶、富含维生素的水果等。

(二)避免发生意外

在带领孩子进行户外活动时,要防止儿童出现跌打损伤意外情况。日常生活中避免孩子接触危险物品。

(三)培养儿童的生活能力

尽可能使他们提高注意力,进行日常生活能力的训练,训练他们能够自己穿衣、吃饭、如厕等日常生活活动能力。

(四)对父母的宣教

多数 ADHD 儿童的家长对该病认识不足,他们常为孩子的种种表现感到无奈、焦虑甚至气愤,因此,进行对家长的宣教,改进他们对 ADHD 的认识,是治疗效果得到保证必不可少的一部分。

十一、预防

ADHD 的预防主要是避免各种危险因素及对有高危因素者进行早期干预治疗。对孕期及哺乳期妇女应该加强宣传教育,普及妇女保健知识,提倡自然分娩及母乳喂养,劝导孕妇戒烟禁酒,劝诫丈夫不要在怀孕妻子面前吸烟等。对于有高危因素的儿童,如低出生体重儿、早产儿、出生时有脑损伤的婴儿、属于"难养育气质婴儿"应定期追踪观察;对于在婴幼儿早期和学龄前期有易哭闹、不易入睡、注意力难集中、活动过多、冲动任性等症状的儿童,应尽早进行行为、心理等非药物治疗,家长要形成良好的养育习惯和家庭氛围,有助于减少 ADHD 的发生或减轻相关症状;另外,随着社会的不断发展,电子产品的过度使用与 ADHD 之间也存在着一定的关系,电子产品的过度使用与童年期后续增加的 ADHD 的症状有关,应适度减少儿童使用电子产品的时间。

十二、预后

ADHD 的预后与病情的轻重程度、是否及时有效地坚持治疗、是否有家族史、是否有共患病以及各种可能的致病因素是否持续存在等相关。大多数症状较轻的 ADHD 儿童,经过适当的治疗后,随着年龄的增长,自控能力增强,成年后可表现基本正常,或遗有注意力不集中、冲动、固执、社会适应能力和人际关系差等表现。ADHD 持续至成年期的危险因素包括:具有明显的 ADHD 家族史、共患其他精神障碍和致病因素持续存在。如果一个儿童在上面的三个因素中同时具备两个或以上,那么至成年期成为成年 ADHD 患者可能性极大。

(庞　伟　郭　津　黄　艳)

参 考 文 献

[1] Raymond G. Miltenberger. 行为矫正原理与方法[M]. 石林,译. 3 版. 北京:中国轻工业出版社,2004.

[2] 郑毅,刘靖. 中国注意缺陷多动障碍防治指南[M]. 2 版. 中华医学电子音像出版社,2015.

[3] 美国精神医学学会. 精神障碍诊断与统计手册[M]. 张道龙,译. 5 版. 北京:北京大学出版社,2014.

[4] 李晓捷. 实用儿童康复医学[M]. 北京:人民卫生出版社,2016.

[5] 李晓捷. 儿童康复学[M]. 北京:人民卫生出版社,2018.

[6] 苏林雁,耿耀国,王洪,等. 注意缺陷多动障碍诊断量表父母版的中国城市儿童常模制定及其信度和效度的检验[J]. 中国实用儿科杂志,2006,21(11):833-836.

[7] 钱英,杜巧新,曲姗,等. Weiss 功能缺陷量表父母版的信效度[J]. 中国心理卫生杂志,2011,25(10):767-771.

[8] 刘豫鑫,刘津,王玉凤. 简明儿童少年国际神经精神访谈(父母版)的信效度[J]. 中国心理卫生杂志,2010,24(12):921-925.

[9] 刘豫鑫,刘津,王玉凤. 简明儿童少年国际神经精神访谈儿童版的信效度[J]. 中国心理卫生杂志,2011,25(1):8-13.

[10] 谢亮亮,严双琴,曹慧,等. 学龄前儿童注意缺陷多动障碍症状与行为生活方式的关联研究[J]. 中国儿童保健杂志,2018,26(10):1056-1059.

[11] 余文玉,肖农,杨自真,等. 沙盘游戏疗法对注意缺陷多动障碍儿童心理行为干预效果研究[J]. 中国康复医学杂志,2018,33(11):1318-1321.

[12] 黄钢,章小雷,何秀玲,等. 沙盘游戏治疗儿童注意缺陷多动障碍的对照研究[J]. 中国心理卫生杂志,2010,24(9):691-695.

[13] American Academy of Pediatrics. Clinical practice guideline:diagnosis and evauation of the child with attention-deftcit/hyperactivity disorder[J]. Pediatrics,2001,108(4):1033-1044.

[14] Gau SS,Shang CY,Liu SK,et a1. Psychometric properties of the Chines eversion of the Swanson,Nolan and Pelham. version IV scale-parent form[J]. Int J Methods Psychiatr Res,2008,17(1):35-44.

[15] World Health Organization.ICD-11 for Mortality and Morbidity Statistics(2018)[EB/OL]. https://icd.who.int/browse11/l-m/en.

[16] Berger I,Slobodin O,Cassuto H. Usefulness and Validity of Continuous Performance Tests in the Diagnosis of Attention-Deficit Hyperactivity Disorder Children[J]. Arch Clin Neuropsychol,2017,32(1):81-93.

[17] He CD,Lang BX,Jin LQ,et al. Attention deficit hyperactivity disorder treated with scalp acupuncture and EEG biofeedbacktherapy in children:a randomized controlled trial[J]. Zhongguo Zhen Jiu,2014,34(12):1179-1183.

[18] Keith JR,Rapgay L,Theodore D,et al. An assessment of an automated EEG biofeedback system

for attention deficits in a substance usedisorders residential treatment setting［J］. Psychol Addict Behav, 2015, 29（1）: 17-25.

［19］ Alegria AA, Wulff M, Brinson H, et al. Real-time fMRI neurofeedback in adolescents with attention deficit hyperactivity disorder［J］. Hum Brain Mapp, 2017, 38（6）: 3190-3209.

［20］ Doruk Camsari D, Kirkovski M, Croarkin PE. Therapeutic Applications of Noninvasive Neuromodulation in Children and Adolescents［J］. Psychiatr Clin North Am, 2018, 41（3）: 465-477.

［21］ Masuda F, Nakajima S, Miyazaki T, et al. Clinical effectiveness of repetitive transcranial magnetic stimulation treatment in children and adolescents with neurodevelopmental disorders: A systematic review［J］. Autism, 2019, 20: 1614-1629.

［22］ Hauer L, Sellner J, Brigo F, et al. Effects of Repetitive Transcranial Magn-etic Stimulation over Prefrontal Cortex on Attention in Psychiatric Disorders: A Systematic Review［J］. J Clin Med, 2019, 8（4）: E416.

［23］ Cao P, Xing J, Cao Y, et al. Clinical effects of repetitive transcranial magnetic stimulation combined with atomoxetine in the treatment of attention-deficit hyperactivity disorder［J］. Neuropsychiatr Dis Treat, 2018, 14: 3231-3240.

［24］ American Psychiatric Association. Diagnostic and Statistical Manual of Me-ntal. Disorders（DSM-V）［S］. 5th ed. Washington, DC: American Psychiatric Publishing, 2013.

［25］ Alfred Adler. What life should mean to you［M］. New York: Martino Fine Books, 2010.

| 第七章 | 神经肌肉病 |

概　述

神经肌肉病的一个重要特征是进行性残疾,需要一个多学科管理团队使得患者能够最大程度的参与到日常生活活动中。临床治疗和康复治疗可以帮助这一类疾病的患者延长独立活动时间,延缓并发症的进展,提高生存质量。

一、定义与术语

（一）定义

神经肌肉病是一组由于脊髓前角运动神经元、周围神经、神经-肌肉接头和骨骼肌受损所致的疾病。神经肌肉病可有多种遗传方式,其共同表现是缓慢进展的肌无力和肌萎缩,继发性损害主要包括关节挛缩和畸形、姿势不良、呼吸功能障碍、易疲劳等。

（二）术语表达

肌营养不良（muscular dystrophy, MD）和脊髓性肌萎缩（spinal muscular atrophy, SMA）是神经肌肉病中最主要的两种。其中 MD 主要包括 Duchenne 型肌营养不良（Duchenne muscular dystrophy, DMD）、Becker 型肌营养不良（Becker muscular dystrophy, BMD）、Emery-Dreifuss 型肌营养不良（Emery-Dreifuss muscular dystrophy, EDMD）、面肩肱型肌营养不良（Facioscapulohumeral muscular dystrophy, FSHD）和先天性肌营养不良（Congenital muscular dystrophy, CMD）等临床类型。

二、流行病学

（一）肌营养不良

MD 各种临床类型的发病率有所不同。DMD 在国内男性新生儿中的发病率高达 1/4 560,是肌营养不良中最常见的一种;BMD 是较少见的良性肌营养不良,在男性新生儿中的发病率约为 3~6/10 万;EDMD 发病率约为 1/10 万;FSHD 发病率约为 5/10 万;CMD 是一组常染色体隐性遗传性肌营养不良,每种临床亚型的发病率均不相同。

（二）脊髓性肌萎缩

SMA 在欧美人群存活新生儿中的发病率约为 1/10 000,在中国人群中的携带率约为 1/42,在 2 岁以下儿童中居致死性遗传病的首位。

三、病因及病理生理

（一）肌营养不良

由于 MD 各种临床类型的基因定位、突变类型和遗传方式均不相同,其病因也有所不同。DMD 和 BMD 均是由位于 Xp21 的抗肌萎缩蛋白（dystrophin）基因突变导致的 X 连锁隐性遗传性骨骼肌疾病,其中 DMD 临床表现较重,BMD 临床表现相对较轻。EDMD 也是一种相对良性的肌营养不良,遗传方式以 X 连锁隐性遗传为主,少部分为常染色体显性和隐性遗传,致病基因分别位于 Xq28 和 1q21。FSHD 多为常染色体显性遗传,致病基因定位于 4q35 亚端粒区。CMD 是一组常染色体隐性遗传性肌营养不良,至今已知的 15 个致病基因均与抗肌萎缩蛋白 - 营养不良糖蛋白复合物功能缺陷有关。

(二)脊髓性肌萎缩

SMA 是一种常染色体隐性遗传病,致病基因是位于 5q11.2-13.3 的运动神经元存活基因 1(survival motor neuron, SMN1),*SMN1* 基因致病性变异引起 SMN 蛋白表达水平下降或功能丧失。

四、分型

(一)肌营养不良分型

根据遗传方式、发病年龄、病程、预后以及基因定位等的不同,MD 可分为多种不同的临床类型。

1. Duchenne 型肌营养不良 DMD 主要表现为四肢近端及躯干肌进行性无力,多数患儿的生长发育速度慢于正常同龄人。依据患儿肢体无力和伴随的其他器官系统损害情况,DMD 的病情进展可分为症状前期、可独走早期、可独走晚期、不能独走早期和不能独走晚期五个阶段。①症状前期:患儿在婴幼儿期就会出现运动发育迟滞,表现为爬和独走的时间较同龄儿延迟,伴或不伴精神发育迟滞和认知功能受损。②可独走早期:在 2~5 岁的幼儿期及学龄前期,患儿逐渐出现跑、跳能力落后于同龄儿,足尖走路、行走易摔、蹲起困难、上楼费力等症状;约 90% 的患儿会在疾病早期出现跟腱挛缩,查体可见腓肠肌肥大和典型的 Gower 征。③可独走晚期:在 6~9 岁的学龄期,病情进展加速,患儿逐渐不能上楼、蹲起、跑步,并出现上肢近端力弱,查体可见四肢近端肌肉萎缩、跟腱挛缩加重、翼状肩胛、走路时腰腹部前凸、鸭步等体征,部分患儿可出现膝关节挛缩、髋关节半脱位或脱位。④不可独走早期:在 10~12 岁的学龄晚期,患儿下肢肌力进一步下降,仅可短距离行走,尚能独坐及扶站,查体可见膝关节挛缩加重,并出现髋关节挛缩、肘关节挛缩、脊柱侧弯等,未经治疗者会在 13 岁前失去独立行走能力,甚至有少部分患儿会在 8 岁前丧失独立行走能力。⑤不可独走晚期:步行能力的过早丧失导致患儿活动能力快速降低、活动量明显减少,通常在 14~15 岁后不能独坐、双上肢活动受限,进而逐渐出现心功能不全、呼吸衰竭等表现,疾病晚期生活质量受到严重损害。

2. Becker 型肌营养不良 BMD 的发病年龄较晚、临床表现变异性较大,可于 7~50 岁出现症状,表现为痛性肌痉挛、肌红蛋白尿、近端肌无力、股四头肌肌病、孤立的心肌病等,病程可长达 25 年以上。多数 BMD 患者 20 岁后仍可保留行走能力,生命可持续到 50~60 岁。尽管肌无力症状在 BMD 中程度较轻且表现形式各异,但心肌病变引起的心功能不全在 BMD 中发病率很高,约 72% 的 BMD 患者存在心肌病。

3. Emery-Dreifuss 型肌营养不良 EDMD 多在儿童期发病,也有部分患者在青少年晚期或成年期发病,通常在疾病早期就会出现关节挛缩。肌无力、萎缩和关节挛缩首先累及上肢和肩带肌,逐渐发展至骨盆带肌和下肢远端肌肉,X 连锁遗传者通常可保留独立行走能力,常染色体显性遗传者多在 10 岁前丧失独立行走能力。心脏受累是本病最严重的并发症,常随肌无力的进展而加重,表现为心悸、晕厥、运动耐力差、充血性心力衰竭、心律失常等。

4. 面肩肱型肌营养不良 FSHD 多在青春期发病,偶见儿童或成年早期发病,肢体力弱常不对称。早在儿童期就可出现面部表情肌无力和肌萎缩,表现为眼睑闭合无力,不能吹哨、噘嘴、鼓腮,呈"斧头脸"面容。而后肩带肌和上臂肌群逐渐受累,试图上举时可见"翼状肩胛"。随着疾病进展,胸锁乳突肌、前锯肌、菱形肌、骶棘肌、背阔肌会出现萎缩。骨盆带肌受累较晚,且程度较轻,可引起轻微的脊柱前凸和骨盆不稳,但也有部分患者会出现严重的脊柱前凸和无法行走。本病可随时变为停止进展状态,但持续性肌痛常为肌无力进展状态的标志,心肌受累较为少见。

5. **先天性肌营养不良** CMD 患者出生时或出生后数月即出现肢体近端肌无力和肌张力低下,可伴有关节挛缩和不同程度的中枢神经系统受累表现。国际上依据致病基因定位和编码蛋白功能的不同,将 CMD 分为 4 种亚型。本组疾病具有较大的表型和遗传异质性,肌无力严重程度和病情进展有较大差异,但存在一定的临床共性:①男女均可患病,出生时或出生后不久即出现吸吮、呼吸困难等全身严重肌无力症状,同时存在运动发育迟缓、肌张力低下、关节挛缩等表现;②部分中枢神经系统受累患者,会出现智能发育迟滞、视网膜变性、视神经萎缩、脑发育不良、痫样发作等情况;③部分类型伴脊柱侧弯、脊柱强直及心肌损害。

(二)脊髓性肌萎缩分型

SMA 的临床表现差异较大,依据发病年龄和所获得的最大运动功能的不同,由轻到重共分为 1~4 型。

1. **SMA1 型** 也称 Werdnig-Hoffman 病,即婴儿型,约占所有 SMA 的 40%。该型患儿在生后 6 个月内出现进行性四肢无力、喂养困难及呼吸困难,进展快。最大运动能力不能达到独坐。

2. **SMA2 型** 也称 Dubowitz 病,即中间型,约占 30%~40%。该型患儿多在生后 6~18 个月起病,表现为以近端为主的四肢无力,并可逐渐出现吞咽困难、咳嗽无力、呼吸功能不全、脊柱侧弯、关节挛缩等合并症,进展较 1 型慢。最大运动能力可达到独坐,但独坐年龄可能落后于正常同龄儿,通常在儿童期丧失独坐能力。

3. **SMA3 型** 也称 Kugelberg-Welander 病,即青少年型,约占 20%。该型患儿多在 18 个月后起病,早期运动发育正常,最大运动能力可达到独走,部分独走时间延迟。随年龄增长出现以近端为主的四肢无力、下肢重于上肢,最终部分丧失独走能力。随病情进展,可出现关节挛缩、脊柱侧弯、呼吸功能不全等合并症。

4. **SMA4 型** 即成人型。该型患者在成人期起病,早期运动发育正常,成年后逐渐出现肢体近端无力,进展缓慢。

五、临床诊断标准

依据患者的起病年龄、临床表现、遗传方式、体征,结合血清肌酸激酶(creatine kinase,CK)水平、肌电图检查、肌肉活检以及基因检测等进行综合分析,可明确神经肌肉病的诊断。

(一)肌营养不良

1. **Duchenne 型肌营养不良** DMD 的诊断可依据:①典型临床表现和体征,男性患儿,婴幼儿期出现运动发育迟滞,2~5 岁出现足尖走路、行走易摔、蹲起困难、上楼费力等症状,查体可见翼状肩胛、双侧腓肠肌肥大、跟腱挛缩、Gower 征阳性、鸭步等体征,阳性/阴性 X 连锁隐性遗传家族史;②辅助检查,血清 CK 水平异常升高(为正常值的 20~100 倍);肌电图呈肌源性损害;③肌肉活检,可见肌纤维肥大、萎缩、坏死、再生、结缔组织增生,肌纤维膜上抗肌萎缩蛋白缺失或异常；④基因检查，发现抗肌萎缩蛋白基因存在缺陷。依据：①和②可做出初步诊断，进一步经③和／或④确诊。

2. Becker 型肌营养不良 若男性患者在 5~45 岁出现以下一种或多种临床表现：痛性肌痉挛、肌红蛋白尿、股四头肌肌病以及轻度近端肢体无力等症状；查体可见双侧腓肠肌肥大、跟腱挛缩、Gower 征阳性、鸭步等体征；阳性／阴性家族史 X 连锁隐性遗传家族史，血清CK 水平异常升高，肌电图呈肌源性损害，应考虑本病。可进一步行肌肉活检和／或基因检查确诊。

3. Emery-Dreifuss 型肌营养不良 若患者在儿童期出现上肢和肩带肌的无力、萎缩及关节挛缩，逐渐发展至骨盆带肌和下肢远端肌肉，并出现心悸、晕厥、运动耐力差、充血性心力衰竭、心律失常等心脏受累表现，血清 CK 水平轻至中度升高，肌电图呈肌源性损害，心电图和心脏超声存在不同程度的心律失常和心功能异常改变，应考虑本病。EDMD 的肌肉病理缺乏特异性改变，免疫组化染色不能作为确诊依据，需进一步行基因分析寻找致病突变基因以确诊。

4. 面肩肱型肌营养不良 若患者在青少年期出现缓慢进展的面肌、肩胛带肌和上臂肌群萎缩及无力，血清 CK 水平正常或轻度升高，肌电图呈肌源性损害，需考虑本病。需进一步通过基因分析来确诊。

5. 先天性肌营养不良 若患者在出生时或出生后数月即出现肢体近端肌无力和肌张力低下，并伴有关节挛缩和不同程度的中枢神经系统受累表现，血清 CK 水平正常或升高，肌电图呈肌源性损害，需考虑本组疾病可能。需进一步通过基因分析来确诊。

（二）脊髓性肌萎缩

若患者存在运动障碍或运动能力倒退的病史，血清 CK 水平正常或轻中度升高，查体可见肌张力低、近端肌无力、反射减退或消失、舌肌肌束颤动等体征，肌电图呈神经源性损害，应考虑 SMA 可能。需进一步行基因检查，如果发现 SMN1 基因第 7 或第 7、8 外显子纯合缺失即可确诊；如果患者为 SMN1 基因杂合缺失，且临床表现与 SMA 相符，则需进一步行 SMN1 基因序列测定，检测是否存在微小突变。此外，SMA 患者肌肉活检可见神经源性骨骼肌病理改变，该方法曾属于 SMA 标准诊断评定的内容，但随着分子遗传学检测的普及，目前几乎不需进行此项有创检查。

六、共患病

部分神经肌肉病患者会出现智能发育迟滞、认知功能受损、视网膜变性、视神经萎缩、脑发育不良、行为障碍、消化功能障碍以及心肌病等表现。

七、临床治疗

神经肌肉病目前尚无根治疗法，多以对症支持治疗和康复治疗为主，目前有关药物和基因治疗的研究多集中于 DMD 和 SMA。

（一）Duchenne 型肌营养不良

糖皮质激素是目前唯一有证据支持治疗 DMD 的药物，长期应用可使患者的独立行走时间延长 2~5 年，并且还可减少脊柱侧弯发生风险、改善心肺功能。DMD 患儿在可独走早期就可开始口服泼尼松 0.75mg/（kg·d）或地夫可特 0.9mg/（kg·d），在用药期间，需要补充钙、钾和维生素 D，如果患者不能耐受体重增加、骨质疏松、行为异常、免疫抑制、胃肠道障碍等副作用,则需要考虑调整治疗剂量。目前很多针对 DMD 的基因治疗方法已经处于临床试验阶段,包括外显子跳跃、终止密码子通读、外源性微小抗肌萎缩蛋白基因替代以及基因修复治疗等。已有证据支持跳跃 51 号外显子的 Eteplirsen 和针对无义突变进行通读治疗的 Ataluren 有一定的疗效。

(二)脊髓性肌萎缩

针对 SMA 的基因治疗方面,反义寡核苷酸药物 Nusinersen(SpinrazaTM)已获得美国和欧洲药品管理局批准,用于治疗 SMA1 型和 2 型患者。通过调节 SMN2 剪接、增加 SMN 蛋白表达的小分子化合物 SMN-C3 以及使用病毒载体的基因替代治疗等都处于临床试验阶段,并取得了一定的疗效。

八、康复评定

针对神经肌肉病的评定应包括肌力、关节活动范围和姿势评定等。此外,活动能力评定及其他相关功能评定对于了解患者的整体功能状态也十分重要。并且,患者在疾病确诊后,应每 6 个月进行一次康复评定;如果病情进展迅速,应增加评定的频率。

(一)身体功能和结构评定

1. 肌力评定 目前国际上普遍采用由英国医学研究理事会(medical research council,MRC)制定的 0~5 级徒手肌力测定法(manual muscle testing, MMT)。同时,为了便于分析患者整体肌力的下降情况,还有学者采用医学研究理事会制定的百分比肌力(%MRC),将不同部位的肌力评定结果整合为一个单一分值,具体计算公式为:%MRC= 被测肌群肌力总和 ×100/(被测肌群数 ×5)。但 MMT 也有缺点,即对肢体远端肌群测定的信度较低,而定量肌力测定法(quantitative muscle testing, QMT)如手持式肌力测定仪、电子握力器和捏力器等,可测定出远端单块肌肉的微小肌力变化,可弥补 MMT 的不足。

2. 关节活动范围评定 主要是通过量角器测定各关节的主动和被动活动范围。不同类型的神经肌肉病患儿其关节挛缩出现的先后顺序、分布和严重程度均有差异。20% 尚能行走的 DMD 患者会存在 5° 左右的踝关节跖屈挛缩;超过 70% 的 CMD 患者会存在踝关节跖屈挛缩,但较少出现膝或髋关节挛缩;22%~50% 的 SMA 2 型患者会出现超过 20° 的关节活动范围受限,下肢关节挛缩程度由重到轻依次为膝、髋、踝。因此,对于不同类型的神经肌肉病患儿,关节活动范围测量的重点应有所区别。

3. 姿势评定 因为肌无力和关节挛缩分布情况的不同,每种类型的神经肌肉病患儿都会呈现一定特征的姿势体态。可通过卧位、坐位、站立、行走等不同的体位进行观察和评定。卧位时,DMD、BMD、CMD 和部分 SMA 患儿易呈蛙式体位。坐位时,部分 CMD 患儿易呈脊柱后凸姿势。坐位和站立位时,多数 MD 和 SMA 患儿会随着疾病进展逐渐出现不同程度的脊柱侧弯。站立位时,多数 MD 患儿会呈腰腹部前凸姿势,FSHD 患儿的脊柱易向侧方偏移,EDMD 患儿会出现颈部强直。行走时,DMD 及 BMD 患儿会呈现腰腹部前凸、鸭步、足尖走路、双足内旋等异常姿势。

(二)活动能力评定

活动能力主要反映患者在日常生活中完成任务的能力,是评定神经肌肉病患者生存质量的重要方面之一。功能计时测试以及功能性评定量表等评定工具是对身体功能和结构评定的补充,可协助制订物理治疗方案。

1. 功能计时测试 6min 步行试验(6-minute walking test, 6MWT)是用于评定可步行患儿有氧运动能力的经典方法,国际上被越来越广泛地用于神经肌肉病的多中心临床试验和纵向自然病程观察研究。在儿童和青少年中,6MWT 与年龄、身高、体重、下肢长度、身体质量指数等因素均具有相关性。因此,对神经肌肉病患儿进行测试时,可参考 Geiger 等人对不同年龄段的儿童和青少年进行 6MWT 所得的结果,从而进一步分析患儿目前的有氧运动能力情况。

此外,还可通过穿上衣所需时间来评定上肢功能,通过由卧位站起、由坐位站起、跑/走 10m 以及上 4 级台阶所需时间来评定下肢功能。

2. 功能性评定量表

(1)北极星移动评价量表(north star ambulatory assessment, NSAA):NSAA 最早于 2006 年发表,专门用于可步行神经肌肉病患儿的运动功能评定,并广泛应用于多中心临床试验。NSAA 共包含 17 个项目,包括抬头、从地面坐起和站起、从椅子站起、保持站立、单足跨越、单腿站、足跟站、步行和跑跳等,还有 2 项不纳入评分的计时测试(从地面站起和 10m 跑),满分为 34 分。该量表使用的工具简单,评定的平均用时不超过 10min,对 3 岁以上的患儿具有良好的信度和效度。但 NSAA 主要用于评价移动功能,所以不适用于上肢受累为主以及丧失步行能力的患儿。

(2)神经肌肉病运动功能评定量表(motor function measure, MFM):MFM 是用于评定神经肌肉病患者全身运动功能的量表,目前该量表包括 MFM-32 和 MFM-20 两个版本。MFM-32 最初于 2004 年发表使用,适用于 6~60 岁的患者;MFM-20 是将 MFM-32 中低龄儿童不能完成的项目删除,于 2010 年最初发表使用,适用于 2~7 岁的儿童。MFM-32 和 MFM-20 的评定项目分为三个分区:D1,站立和转移;D2,轴向和近端运动功能;D3,远端运动功能。项目的顺序依据起始位置进行排列,要求评测过程按项目顺序完成,并且不可跳项,完成所有评定通常需要 30min 左右。评价结果包括分区评分和总评分,分别代表相应分区以及整体运动功能。MFM 最大的优势是评价全面,可以在不受疾病严重程度的影响下,追踪评价患者运动功能的改变。

(3)Hammersmith 功能运动量表(Hammersmith function motor scale, HF-MS)和 Hammersmith 功能运动量表扩展版(Hammersmith function motor scale expanded, HFMSE):HFMS 最初于 2003 年发表,适用于评定年龄在 2 岁半以上、不能行走的 SMA 患者。HFMS 共包含 20 个项目,项目的顺序依据难度由低到高排列,满分 40 分。与 MFM 相比,HFMS 评定用时相对较短,需要用的设备较少,因此更适用于评定易疲劳的 SMA 患者。

HFMSE 是在 HFMS 的基础上编制的,增加了一份包含 13 个项目的附加模块,该附加模块来源于粗大运动功能评定量表(gross motor function measure, GMFM)。HFMSE 可协助区分功能较好的 SMA 2 型和 3 型患者的运动能力,并且具有良好的信度和效度,目前广泛应用于 SMA 相关的 II 期和 III 期临床药物试验。

(4)费城儿童医院神经肌肉疾病婴儿测试(Children's Hospital of Philadelphia infant test of neuromuscular disorders, CHOP INTEND):CHOP INTEND 最初于 2010 年发表,用于评定 SMA 1 型患儿的运动技能。CHOP INTE-ND 共包含 16 个项目,每个项目的制订都是为了反映患儿的肢体力量和诱发下的反射性运动能力,包括不同体位的头部动作控制、辅助牵拉下翻身、上肢和下肢的自发动作、脊柱侧屈以及主动肩前屈、屈肘、抓握、屈髋、髋内收、伸膝等动作的评定,满分 64 分。因 SMA 患儿活动耐力较差,故项目的先后顺序是依据体位变换程度最小的方式来排列,并将最有可能造成患儿哭闹的项目放置最后,以减少测试所引起的体力消耗和不适。CHOP INTEND 对于评定 SMA 1 型患儿具有良好的信度,目前已应用于 SMA 相关的 Ⅱ 期和 Ⅲ 期临床药物试验。

（5）其他相关功能性评定量表:Egen 分类(Egen Klassifikation, EK)量表共包含移动、转移、咳嗽/讲话能力和身体状况等方面的 10 类评定项目,适用于 DMD 和 SMA 患者。于 1963 年发表的 Vignos 功能分级适用于评定神经肌肉病患儿的下肢功能状态。于 1981 年发表的 Brooke 功能测试量表包含了肺功能、上肢功能分级、功能计时测试、下肢功能分级等,其中 Brooke 上肢功能分级适用于评定不能行走患儿的上肢功能状态。

九、康复治疗

（一）治疗原则

神经肌肉病的一个重要特征是进行性残疾,对于这一类疾病患者实施物理治疗的主要原则是依据患者的疾病进展情况和功能障碍分布特点,通过采取相应治疗方法,尽可能维持残存肌肉力量、预防关节挛缩和脊柱侧弯畸形、提高有氧运动能力和活动耐力,延缓功能衰退的速度,改善整体功能、提高生存质量,并提供矫形器、辅助设备以及心理疏导等方面的支持,以使得患者最大程度的参与到日常生活和社会活动中。

（二）关节活动范围管理

关节挛缩和固定畸形是神经肌肉病患者常见的继发性损害,关节全范围活动能力的丢失、长时间处于屈曲的静态位置、周围肌肉力量的不平衡以及骨骼肌纤维化等都是导致肌肉延展性下降和关节挛缩的因素,它们会严重影响患者的日常生活能力。因此,维持良好的关节活动范围对于优化运动方式、维持步行能力、预防关节固定畸形都十分重要。关节活动范围的主要管理方法包括牵伸治疗和矫形器的应用。

1. 牵伸　依据不同类型神经肌肉病的临床特点,通常可以预测到患者出现关节挛缩的先后顺序和部位。因此,在充分了解疾病特点的前提下,应及时对即将或已经出现关节挛缩的部位应进行被动和主动牵伸治疗。牵伸的方法通常包括被动牵伸、主动-助力牵伸、主动姿势性牵伸等,牵伸时应注意动作缓慢、避免用力过度,以免引起疼痛或软组织损伤。有效的牵伸应该每周 4~6 次,牵伸的地点可以是医院、家中或者学校。牵伸频率通常每天 1 或 2 组,每组重复 5~6 次,总的牵伸训练时间应维持在 10~20min。此外,站立和行走也是对牵伸治疗的必要补充。对于不能行走的患者,辅助站立不仅有益于下肢关节的牵伸,还可协助改善脊柱姿势、促进骨骼发育。

2. 矫形器　除了被动和主动牵伸治疗,矫形器在预防关节挛缩中也是必不可少的。对于存在上肢远端关节挛缩的患者,可考虑使用手部和腕部夹板将指间关节和腕关节维持在中立位,预防挛缩进展。夜间使用踝足矫形器(ankle-foot orthoses, AFO)有助于延缓踝关节挛缩的进展、维持行走能力。因此,无论患者是否具有行走能力,都建议夜间佩戴 AFO,每周至少佩戴 5 次。此外,为了避免患者长时间处于蛙式体位,夜间睡眠时,还可使用沙袋、成型枕、楔型垫以及定制的床垫来辅助体位摆放。

对于具有独立行走能力的 MD 和 SMA 患者,不推荐行走时佩戴 AFO,因为它会限制下肢肌肉在行走过程中的代偿作用,并影响踝策略,从而导致站立平衡和行走能力受到干扰。对于逐渐丧失步行能力的患者,可以尝试使用膝踝足矫形器(knee-ankle-foot orthoses, KAFO)或轮式助行器提供稳定性,以延长站立时间和辅助下的行走时间,但同时也应考虑到残存的肌肉力量、关节挛缩严重程度、残存的行走能力、患儿和家长的主动参与性、患儿智力受损程度以及肥胖程度等方面的影响。最新的电动站立-驱动式轮椅还可让不能行走的患儿进行可移动的站立。

（三）肌力训练

活动减少会导致神经肌肉病患者出现耐力下降、肌肉骨骼疼痛、废用性肌无力和肌萎缩等表现，限制其活动甚至有可能导致永久丧失活动能力。而肌力训练有助于增加肌肉储备、防止废用性肌无力、提高心肺功能、预防活动减少所致的继发性功能障碍。从上述角度来讲，适度的肌力训练对神经肌肉病患者是有益的。但从超微组织结构层面来看，神经肌肉病患者的周围神经和骨骼肌结构本身就存在一定的缺陷和功能障碍，不恰当的肌力训练有可能会导致损伤。因此，对于神经肌肉病患者来说，肌力训练的类型和强度需要谨慎制订。具体的肌力训练方法要依据患儿的神经肌肉病类型、肌肉受累程度、就诊时的功能状态来制订，并针对患者可达到的最高功能进行有目的性的训练。

1. 肌力训练的类型 MD 患者在疾病的任何时期都不适合进行离心收缩训练，因为当肌肉在离心运动中被拉长时，局部的机械应力会导致肌小节受损，进而引起肌纤维的损伤。这种机械性损伤接下来会诱发更广泛的损伤，包括肌纤维膜受损、炎性反应、自由基所产生的损害等。而向心收缩对 MD 患者的骨骼肌不会产生明显的损害。因此，建议 MD 患者应尽量避免反复下台阶及下坡行走等运动，以减少因离心收缩增加导致的肌肉过度损伤的可能；可适当进行向心收缩肌力训练。

SMA 患者的肌力训练方案则要依据患者的运动功能水平来进行个体化制订。①对于不能独坐、多数时间处于卧位的患儿而言，可选用重量较轻、具有反馈效果的物品来促进上肢主动运动，还可以采用手臂支撑设备辅助上肢进行去重力下的活动；②对于能独坐和独走的患者来说，可依据四肢肌力评定的情况，进行相应的助力-主动、抗重力或渐进抗阻肌力训练，鼓励进行融合于日常活动或游戏中的功能性肌力训练，以增加训练的实用性和趣味性。

2. 肌力训练的强度 目前国际上普遍达成共识的是，低、中强度的适度肌力训练有助于维持神经肌肉病患者的肌肉力量，并可增强骨骼肌对损伤的抵抗能力。训练过程中应尽量避免高强度抗阻运动，以免加重骨骼肌损伤情况。所有神经肌肉病患者在训练过程中都要密切关注肌肉疲劳状态和生命体征，当患者主观感觉疲劳或肌肉出现酸痛时，则提示训练应该停止。如果在训练后 24h 出现明显的肌肉疼痛或肌红蛋白尿，则提示运动过量或产生了收缩诱发的肌纤维损伤，应该对相应的活动训练进行改良。

（四）有氧运动训练

适度的有氧运动训练有助于维持活动耐力和心肺功能，尽早开始进行每天规律的次极量有氧活动有益于各种类型的神经肌肉病患者。常用的有氧训练方式包括慢走、骑车、游泳、瑜伽、划船等，应依据患者的体力和喜好来选择合适的项目。有氧运动训练的持续时间可根据患者对训练耐受的不同程度来决定，最佳持续时间为 30min 以上，强度为低、中等水平，并在出现疲劳前停止。

（五）脊柱姿势管理

对神经肌肉病患者进行脊柱姿势管理并不是纠正运动时的脊柱代偿动作，因为纠正这类代偿动作反而会加重已出现力弱的肌肉所受到的负荷，进而引起二次损伤。因此，对于这类患者的脊柱姿势管理，应重点关注如何在静态位置维持良好的对位对线。可通过指导患者正确的脊柱姿势以及使用辅助器具来进行综合脊柱管理，以预防或延缓脊柱侧弯等畸形的发生。

1. **脊柱姿势的指导**　为了延缓脊柱侧弯的发生,无论患者是否具有行走能力,均建议其在坐位或站立时将脊柱维持在中立位或轻度伸展位,这样可通过椎间关节来增加脊柱的承重能力,使得躯干旋转或侧屈程度减小,同时还可配合腰、腹肌群力量训练来提高核心稳定性。此外,通过站立架或起立床进行被动站立训练也有助于预防脊柱侧弯。

2. **辅助器具的使用**　①对于可独立行走的患者来说,必要时可佩戴胸部支具辅助维持良好的坐姿,但行走时通常不建议佩戴,因为它可能影响行走时躯干的姿势代偿能力;②对于不能行走的患者来说,建议使用个性化定制的有躯干支撑和靠背角度可调节的座椅、手动／电动轮椅等设备,以确保脊柱和骨盆的良好对位对线。对于上肢力量较强的患者,还可考虑使用轻型手动轮椅或带有电动助力的轮椅,以提高上肢在移动过程中的参与度,并帮助患者尽可能独立地完成日常生活相关活动;③对于存在颈部和躯干肌力弱的患者来说,在坐位和辅助站立位时,还需要使用颈部支具辅助头控和胸部支具协助躯干支撑,以辅助维持良好的脊柱姿势,并提高移动中的安全性。胸部支具应依据患者的呼吸能力进行调整,例如在腹部位置开口,以避免限制呼吸运动。

(六)呼吸功能管理

呼吸衰竭是导致神经肌肉病患儿死亡的首要因素,因此良好的呼吸管理十分重要。①可通过吹气球、吹蜡烛、大声朗诵和唱歌等游戏类活动进行呼吸肌肌力训练,也可通过卧位时腹部上方放置适当重量的沙袋来训练膈肌,训练时应避免出现呼吸困难和疲劳;②主动或被动的肋间肌牵伸和肋骨活动可维持胸廓的顺应性,从而帮助部分神经肌肉病患者延缓胸廓顺应性下降的进展速度;③尽早开展自主咳嗽、咳痰训练有助于养成自主清理气道分泌物的习惯。当患儿无力自行排痰时,可指导家长辅助压迫下胸廓进行排痰训练,必要时可采用咳痰机辅助排痰;④胸部的叩击法、摇震法和体位引流等方式也可促进气道分泌物的清除;⑤肺部感染时,局部理疗可以辅助消炎,常用短波或超短波等高频电疗。

(七)进食管理

处于疾病晚期的 DMD 患儿以及部分 FSHD、CMD、SMA 患儿会存在咀嚼和吞咽障碍等问题,会导致误吸、支气管痉挛、气道阻塞、窒息、脱水和营养不良等危险情况,因而需要进行咀嚼和吞咽功能训练。此外,存在吞咽障碍的患者应分少量多次进食,并尽量缩短每次进食的时间,以避免疲劳和注意力不集中,并减少吞咽时因呼吸道关闭导致呼吸暂停的风险。对于严重吞咽障碍的患者,应行胃造瘘手术,以确保足够的营养摄入。

1. **咀嚼功能训练**　可通过唇功能训练、颊肌和咀嚼肌力量训练、舌肌运动训练等来增加咀嚼力量。

2. **吞咽功能训练**　可通过软腭功能训练、咽缩肌运动训练、喉上提肌群运动训练等提高吞咽力量;也可通过电刺激、改变吞咽的体位和姿势、调整饮食的性质等综合措施提高吞咽功能。具体的训练方案应依据患者的吞咽功能水平来制订,以达到安全、充分、独立摄取足够的营养和水分的目的。

(八)物理因子治疗

1. **温水浴治疗**　可缓解神经肌肉病患儿的易疲劳感;同时,借助于水的浮力作用,还可进行一些在地面上不能完成的动作训练,从而提高患者的主动运动能力。

2. **肌肉电刺激治疗**　联合抗重力训练可增加神经肌肉病患者的肌力、延缓肌无力的进展、提高运动功能。

3. 全身振动训练　可帮助患者保持或提高下肢肌肉力量和胫骨密度,同时也可提高行走和上台阶等功能活动能力。该训练对神经肌肉病患者来说,具有较好的耐受性和安全性。

（九）精神心理干预

如果神经肌肉病患者合并认知功能受损、自闭症、社交障碍、学习困难、行为异常时,应及时进行相应的干预。当患者出现抑郁、焦虑等心理问题时,应给予及时的心理康复指导和必要的药物治疗,并可组织适合患者的团体活动,鼓励其积极参与到社会活动中。对于青春期的患者,应提供从青春期向成年期过渡的生活指导,以帮助患者顺利过渡到成年期。此外,患者家庭成员的心理状况也应受到关注。

（十）家庭和社会支持

对神经肌肉病患儿进行物理治疗的目标之一是回归家庭和社会生活,因此,对患儿及其家庭的指导以及心理、社会等方面的支持也是物理治疗的重要方面。同时建议医务工作者要充分了解患儿的家庭和学校环境,根据具体情况,给予相应的环境适应、环境改造等方面的建议。当涉及到社会志愿者和环境改造方面的问题时,需要寻求政府和社会的帮助。

十、康复护理

对于神经肌肉病患儿,要尽早给予康复干预和护理,在通过关节活动范围管理、肌力训练、有氧运动训练、脊柱管理、呼吸功能管理、进食管理等干预措施提高日常生活活动能力和耐力的同时,应鼓励患儿与他人多交流、多参加集体活动,以提高社会参与能力。此外,还应注意在生活中加强患儿的营养摄入,避免着凉、预防感染,并在活动中注意安全、预防跌倒,以全方位维持或提高患儿的生活质量。

十一、预防

物理治疗和适当的康复训练可帮助神经肌肉病患者预防或延缓关节挛缩和脊柱畸形的发生、发展,并维持功能相关的活动能力。对于存在呼吸障碍的患者,适当的呼吸支持有助于提高生存质量、延长生存时间。对于有明确家族史的神经肌肉病家系,进行产前基因诊断是有效的预防措施。

十二、预后

神经肌肉病的预后因疾病类型的不同而异。

（一）肌营养不良

1. Duchenne 型肌营养不良　未经治疗的 DMD 患儿会在 13 岁前失去独立行走能力,甚至有少部分患者会在 8 岁前丧失独立行走能力;通常 DMD 患者会在 14~15 岁后逐渐出现心功能不全、呼吸衰竭等表现,疾病晚期生活质量受到严重损害,多在 30 岁前死亡。

2. Becker 型肌营养不良　多数 BMD 患者 20 岁后仍可保留行走能力,生命可持续到 50~60 岁,但约有半数者会因心脏功能衰竭而死亡。

3. Emery-Dreifuss 型肌营养不良　X 连锁遗传的 EDMD 患者通常可保留独立行走能力,常染色体显性遗传的 EDMD 患者多在 10 岁前丧失独立行走能力,EDMD 患者通常会有严重的心脏受累并发症,严重者会发生猝死。

4. 面肩肱型肌营养不良　FSHD 进展缓慢,预后较好,一般不影响正常寿命,但致残率高,约 20% 患者最终需坐轮椅。

5. 先天性肌营养不良　CMD 患者的预后依据临床亚型的不同而异。

（二）脊髓性肌萎缩

SMA 1 型患儿多在 2 岁内死于呼吸衰竭；SMA 2 型患儿通常在儿童期丧失独坐能力，可存活至青春期以后；SMA 3 型患儿可存活至成年；SMA 4 型患者的病程进展缓慢。

（黄　真　李文竹　李海峰）

参 考 文 献

［1］Dubowitz D，Sewry CA. 肌肉活检［M］. 袁云，译 . 3 版 . 北京：北京大学医学出版社，2009.

［2］史惟 . Duchenne 型肌营养不良症运动功能评价及其临床应用研究进展［J］. 中国现代神经疾病杂志，2015，15（6）：426-431.

［3］王维治 . 神经病学［M］. 2 版 . 北京：人民卫生出版社，2013.

［4］Abresch RT，Carter GT，Han JJ，et al. Exercise in neuromuscular diseases［J］.Physical medicine and rehabilitation clinics of North America，2012，23（3）：653-673.

［5］Bartels B，Takken T，Blank AC，et al. Cardiopulmonary Exercise Testing in Children and Adolescents With Dystrophinopathies：A Pilot Study［J］. Pediatric ph-ysical therapy，2015，27（3）：227-234.

［6］Birnkrant DJ，Bushby K，Bann CM，et al. Diagnosis and management of D-uchenne muscular dystrophy，part 1：diagnosis，and neuromuscular，rehabilitation，endocrine，and gastrointestinal and nutritional management［J］. The Lancet Neurology，2018，17（3）：251-267.

［7］Bushby K，Finkel R，Birnkrant DJ，et al. Diagnosis and management of Duchenne muscular dystrophy，part 2：implementation of multidisciplinary care［J］. The Lancet Neurology，2010，9（2）：177-189.

［8］De Souza MA，Figueiredo MM，De Baptista CR，et al. Beneficial effects of ankle-foot orthosis daytime use on the gait of Duchenne muscular dystrophy patients［J］. Clinical biomechanics，2016，35：102-110.

［9］Hyzewicz J，Ruegg UT，Takeda S. Comparison of Experimental Protocols of Physical Exercise for mdx Mice and Duchenne Muscular Dystrophy Patients［J］. Journal of neuromuscular diseases，2015，2（4）：325-342.

［10］Gaiad TP，Oliveira MX，Lobo AR，Jr，et al. Lowintensity training provokes adaptive extracellular matrix turnover of a muscular dystrophy model［J］. Journal of exercise rehabilitation，2017，13（6）：693-703.

［11］Jansen M，van Alfen N，Geurts AC，et al. Assisted bicycle training delays functional deterioration in boys with Duchenne muscular dystrophy：the randomized controlled trial "no use is disuse"［J］. Neurorehabilitation and neural repair，2013，27（9）：816-827.

［12］Ke Q，Zhao ZY，Griggs R，et al. Newborn screening for Duchenne muscular dystrophy in China：follow-up diagnosis and subsequent treatment［J］. World Journal of Pediatrics，2017，13（3）：197-201.

［13］Kostek MC，Gordon B. Exercise Is an Adjuvant to Contemporary Dystrophy Treatments［J］. Exercise and sport sciences reviews，2018，46（1）：34-41.

［14］Mercuri E，Finkel RS，Muntoni F，et al. Diagnosis and management of spinal muscular atrophy：Part 1：Recommendations for diagnosis，rehabilitation，orthopedic and nutritional care［J］. Neuromuscular disorders，2018，28（2）：103-115.

［15］Ricotti V，Jägle H，Theodorou M，et al. Ocular and neurodevelopmental features of Duchenne muscular dystrophy：a signature of dystrophin function in the central nervous system［J］. European Journal of Human Genetics，2015，24（4）：562.

[16] Spaulding HR, Selsby JT. Is Exercise the Right Medicine for Dystrophic Muscle? [J]. Medicine and science in sports and exercise, 2018, 50(9): 1723-1732.

[17] Stuberg W. Muscular dystrophy and spinal muscular atrophy. In: Campbell S, Palisano R, Orlin M, eds. Physical therapy for children [M]. 4th ed. St Louis: Elsevier Saunders, 2012.

[18] Takeuchi F, Komaki H, Yamagata Z, et al. A comparative study of care practices for young boys with Duchenne muscular dystrophy between Japan and European countries: Implications of early diagnosis [J]. Neuromuscular disorders, 2017, 27(10): 894-904.

[19] van Ruiten HJ, Straub V, Bushby K, et al. Improving recognition of Duchenne muscular dystrophy: a retrospective case note review [J]. Arch Dis Child, 2014, 99(12): 1074-1077.

[20] Vry J, Schubert IJ, Semler O, et al. Whole-body vibration training in children with Duchenne muscular dystrophy and spinal muscular atrophy [J]. European journal of paediatric neurology, 2014, 18(2): 140-149.

第八章

特发性脊柱侧凸

概　　述

特发性脊柱侧凸（idiopathic scoliosis, IS）是骨骼肌肉系统疾病最常见的脊柱畸形。早期无特殊临床症状，随着畸形进展，侧凸会引起身体外观改变，继而导致功能障碍等，可影响患者自尊心，降低生存质量与幸福感。当侧凸进展到一定角度，成人期健康风险显著增加。因此，需要在生长发育时期实施早期干预以预防侧凸进展。早期规范的康复治疗可以有效控制脊柱侧凸的进展，改善姿势不对称与外观畸形，避免手术治疗，降低致残率。

一、定义与术语

（一）定义

脊柱侧凸是指脊柱的一个或数个节段在冠状面上向侧方弯曲大于 10°，伴有横断面上椎体旋转和矢状面上弧度改变，是一种三维脊柱畸形。特发性脊柱侧凸是指发病原因不明的脊柱侧凸。

（二）术语

根据病因不同，脊柱侧凸可分为功能性脊柱侧凸、器质性脊柱侧凸。功能性脊柱侧凸，又称非结构性脊柱侧凸，主要指脊柱及其支持组织无内在的固有改变。针对病因治疗后，脊柱侧凸即能消除，但长期存在者，也可发展为结构性脊柱侧凸。器质性脊柱侧凸，又称结构性脊柱侧凸，多指伴有旋转、结构固定的侧方弯曲，即不能通过平卧或侧方弯曲自行矫正，或虽矫正但无法维持，受累的椎体被固定于旋转位。

二、流行病学

特发性脊柱侧凸占脊柱侧凸发病总数的 80%。国外特发性脊柱侧凸患病率约为 2%~3%，我国患病率约为 1.02%~5.14%。

特发性脊柱侧凸可发生在儿童青少年任一时期，最常见于快速生长发育时期，如生后 1 个月、6~24 个月龄、5~8 岁、11~14 岁是身高发育高峰期，也是生长发育成熟的关键时期，因此脊柱发生弯曲最常发生在青春期初期。不同年龄、不同性别、不同纬度，特发性脊柱侧凸患病率不相同：①10~13 岁时，脊柱侧凸患病率最高；②不同角度存在性别差异，Cobb 角 10°~20° 时，男女患病率比例为 1∶1.3；Cobb 角 20°~30° 增加至 1∶5.4，Cobb 角 >30° 高达 1∶7；③北纬 30°、初潮年龄较晚的女性更易发生脊柱侧凸；④青少年时期，女性患者较男性更容易发生进展；⑤特发性脊柱侧凸有家族聚集性，X 染色体上可能存在家族脊柱侧凸表达基因，尤其对双胞胎家庭和单个多基因家族的影响更大：一级亲属患病率为 11%，二级亲属患病率为 2.4%，三级亲属患病率为 1.4%。单卵双胞胎和异卵双胞胎的共患率分别为 73% 和 36%。

三、病因及病理生理

特发性脊柱侧凸缺乏一致的发病机制,其病因至今尚未明确。目前主流观点认为,特发性脊柱侧凸是由多种综合混杂的致病因素导致,如基因学、椎间盘胶原变性/结构异常、脊柱前柱生长过快、韧带弹力纤维异常、肌肉、左-右不对称发育、神经系统发育异常、两侧肋骨不等长、骨质疏松、瘦素、钙调蛋白、骨桥蛋白、褪黑素、生物力学等多种因素,可概括为遗传学因素、神经系统异常、代谢系统障碍、生物力学因素,但尚无任一种机制能完整地概括特发性脊柱侧凸的发病机制。

（一）遗传学因素

特发性脊柱侧凸具有高度遗传性,但其遗传模式至今存在争议,目前倾向于特发性脊柱侧凸是一种复杂的多基因遗传病,可能存在多个基因的相互作用。遗传学研究成果为特发性脊柱侧凸病因学提供了新的线索,也将是特发性脊柱侧凸个体化诊疗的理论基础。

（二）神经系统异常

特发性脊柱侧凸神经系统异常假说包括小脑扁桃体异位、平衡功能异常等。此外,特发性脊柱侧凸患者常伴有姿势反射、本体反射和视觉反射障碍,这些反射障碍影响外界信息的传入,并进一步引起脑干信息整合障碍,使姿势控制困难,引发脊柱侧凸。

（三）代谢系统障碍

特发性脊柱侧凸代谢系统因素假说包括生长激素、褪黑素、瘦素、钙调蛋白、骨桥蛋白等调节异常。目前研究的热点通路包括褪黑素通路及瘦素通路等。有研究发现,血清瘦素受体、游离瘦素水平与侧凸严重程度相关,可作为预测侧凸进展的一个生物学标志,具有一定的临床意义。

（四）生物力学因素

生物力学因素可能影响脊柱排列。脊柱各组织本身机械性能、各椎体之间排列关系、异常外力等因素均可引起脊柱侧凸。椎体生长加快、前后柱生长不等速、椎体成细长状、脊柱后凸消失等变化均可能是脊柱侧凸发生的因素,如前后柱发育不平衡可能是由于脊柱后柱膜内成骨延迟,导致前柱软骨内成骨和后柱膜内成骨失衡,进而引起脊柱前柱生长过快而后柱生长缓慢,这种生长发育的失平衡可导致脊柱侧凸。临床上,这种生长不平衡可表现为身高增加、肢体细长等。脊柱的结构生物力学特性、异常负载等均是静态机制,而人体经常处于一种持续运动的状态,因此目前尚无有力证据证实何种生物力学因素是特发性脊柱侧凸的病因。

四、临床分型

特发性脊柱侧凸临床分型多样,可根据发病年龄、侧弯部位、严重程度等分型。临床上不同治疗方案有不同的分型,如 Ponseti 分型主要是用于保守治疗分型和术前分型,King 分型、Lenke 分型、PUMC（协和分型）为手术治疗常用分型,Rigo 分型为色努支具制作专用分型。

（一）按发病年龄分型

根据侧凸发病年龄分型,可分为婴儿型、儿童型、青少年型、成人型特发性脊柱侧凸:①婴儿型特发性脊柱侧凸,发病年龄在 2 岁 11 个月龄以下,多见于男性,以胸段和胸腰段为主,常见于左侧弯,绝大部分患者在出生后 6 个月内进展,双胸弯易进展并发展为严重畸形,常常伴发先天性畸形,如扁头畸形、蝙蝠耳畸形、先天性斜颈以及进行性髋关节发育不良等;②儿童型,发病年龄在 3 岁 ~9 岁 11 个月龄,多见女性,男女比例为 1 : 2~1 : 4,多见右侧胸弯和双主弯,70% 患者可进展为严重畸形,损害肺功能;③青少年型,发病年龄 10 岁 ~17 岁 11 个月龄,多见女性,自然史相对较好;④成人型,发病年龄 18 岁以上,通常由青少年型特发性脊柱侧凸患者在成年期进一步发展,以及脊柱逐渐退变(磨损和撕裂)在成年期以后出现的脊柱侧凸畸形。

（二）按侧弯部位分型

根据侧弯部位分型,可分为主胸弯、主腰弯、胸腰弯、胸腰双弯、颈胸弯特发性脊柱侧凸:①主胸弯型,端椎通常位于 T_6~T_{11},顶椎位于 T_8/T_9,常见右侧凸;②主腰弯型,端椎通常位于 T_{11}~L_3,顶椎位于 L_1/L_2,常见左侧凸;③胸腰弯型,端椎通常位于 T_6/T_7~L_1/L_2,顶椎位于 T_{11}/T_{12},常见右侧凸;④胸腰双弯,端椎通常位于 T_6/T_7~T_{10}（胸部）、T_{11}~L_4/T_5（腰部）,顶椎位于 T_8/T_9（胸部）、L_4（腰部）,常见胸右侧凸、腰左侧凸;⑤颈胸型,端椎通常位于 C_7/T_1~T_4/T_5,顶椎位于 T_3,常见左侧凸。

（三）按严重程度分型

根据侧凸严重程度分型,可分为轻度、中度、重度、极重度特发性脊柱侧凸:①轻度,Cobb 角 11°~20°;②中度,Cobb 角 21°~35°;③中 - 重度,Cobb 角 36°~40°;④重度,Cobb 角 41°~50°;⑤重 - 极重度,Cobb 角 51°~55°;⑥极重度,Cobb 角 56° 以上。

五、临床诊断标准

（一）临床表现

特发性脊柱侧凸早期易被忽视,随着侧凸角度的发展逐渐出现非对称性脊柱,双肩不等高、胸廓不对称,一侧肋骨和肩胛骨隆起,对侧肩膀抬高或臀部凸起等身体外观异常症状;严重者可能因胸廓畸形而出现心、肺功能障碍,还可能出现神经系统牵拉和压迫症状;许多特发性脊柱侧凸患儿还存在平衡功能障碍;还可能因侧凸造成的外观畸形产生心理障碍,表现出敏感、偏执、抑郁和焦虑等。

（二）体格检查

体格检查除了常规的一般体格检查外,还应包括脊柱侧凸专科体格检查。可采用 Adam's 向前弯腰试验判断椎体旋转情况;采用 TRACE（trunk aesthetic clinical evaluation）评定患者躯干外观,包含肩部、肩胛骨、半胸部、腰部 4 个部位的评分。另外还需脊柱矢状面曲度检查及神经系统检查。

（三）辅助检查

辅助检查主要包括站立位 X 线片、肺功能检查、发育成熟度测定等。常规的 X 线片建议站立位的脊柱全长正侧位摄片,以确定侧凸部位、类型、严重程度、椎体旋转情况等,其中 Cobb 角是诊断脊柱侧凸的金标准。骨骼发育成熟度测定最常用 Risser 征来判断。

（四）诊断标准

临床在进行特发性脊柱侧凸的诊断时,应同时包括脊柱侧凸的部位、角度等。特发性脊柱侧凸的诊断具有以下特征:

1. 明确的脊柱侧凸诊断　应用 Cobb 法测量站立位全脊柱冠状面 X 线片上脊柱的侧方弯曲,且 Cobb 角大于 10°,并伴有轴向旋转。

2. 脊柱侧凸的原因不明　在诊断特发性脊柱侧凸时,需要排除引起侧凸的其他原因,如先天性、神经肌肉性（发育性或后天获得性）、功能性、炎症性或感染性、病理性以及椎管内畸形等。

六、共患病

特发性脊柱侧凸的共患病主要包括脊髓结构异常、斜头、发育性髋关节发育不良等。

（一）脊髓结构异常

特发性脊柱侧凸可出现侧凸节段椎管内脊髓偏移，以顶椎区域最显著，常见 Chiari 畸形、脊髓空洞症等，可引起感觉、运动和自主神经损害。全脊髓 MRI 检查可以发现脊髓结构异常。

（二）斜头

婴儿型特发性脊柱侧凸常共患斜头畸形，共患发病率为 80%~100%，患儿可出现面部不对称畸形，且畸形头部的凹侧与脊柱侧凸的凸面相对应，智力低下和发育迟缓。

（三）发育性髋关节发育不良

特发性脊柱侧凸患者发生发育性髋关节发育不良的概率是健康人的 5~10 倍。婴儿型、儿童型特发性脊柱侧凸共患发育性髋关节发育不良的患病率是 3.9%，而青少年型特发性脊柱侧凸共患发育性髋关节发育不良的患病率是 1.8%。

七、临床治疗

特发性脊柱侧凸的临床治疗方案主要是根据患者脊柱侧凸的严重程度、年龄与未来侧凸进展等因素决定的，需要根据病情适时调整。

（一）观察随访或康复治疗

早期、轻度特发性脊柱侧凸（Cobb 角 11°~20°）通常采用观察或脊柱侧凸特定运动疗法，中度特发性脊柱侧凸（Cobb 角 21°~40°）建议采用支具治疗结合脊柱侧凸特定运动疗法，重度、极重度特发性脊柱侧凸（Cobb 角 41°以上）建议手术治疗。

（二）手术治疗

外科手术应用于在骨骼非成熟期曲度大于 50°的患者和骨骼成熟期曲度大于 60°的患者。手术治疗除了矫正 Cobb 角，还应注重肩平衡、胸椎后凸、去旋转的三维矫形，实施重度特发性脊柱侧凸的综合治疗，包括术前、术后康复治疗。

八、康复评定

特发性脊柱侧凸患者的康复评定包括临床评定和功能评定，应全面了解病史及详细体格检查等，通过了解患者的整体发育状况，以明确其疾病的严重程度、骨骼发育情况，并判断侧凸进展的风险。

（一）临床评定

特发性脊柱侧凸患者临床评定应包括完整的病史、全面的体格检查。在了解病史时，对于初诊患儿，需要了解其家族史、既往疾病史、治疗史、手术史、是否存在继发性脊柱侧凸的相关因素、患儿生长发育史、月经史（女性）、青春期第二性征出现情况等。在进行体格检查时，除了神经系统检查外，还应包括皮肤表面、姿势对称性、躯干旋转、脊柱偏离正中线检查等。

1. 皮肤检查　特发性脊柱侧凸患者皮肤表面检查旨在排除存在中枢神经系统疾患的

可能性。检查时,充分暴露患者躯干,检查者应从患者前方、侧方和背面仔细观察患者皮肤是否存在:皮肤色素改变、咖啡斑、皮下组织肿块、皮肤凹陷、异常毛发及囊性物,还需检查乳房发育情况。若发现可能存在异常皮肤情况,需要进一步明确检查。

2. 姿势对称性检查　姿势对称性检查主要检查患者双肩、肩胛骨、肋骨、背部、腰部的对称情况:嘱患者站立,充分暴露躯干,检查者先观察患者的站姿,并检查患者双肩和肩胛骨是否等高、双侧胸廓发育是否对称、腰部两侧是否存在皱褶皮纹、骨盆是否对称等,可采用TRACE 方法评价特发性脊柱侧凸患者躯干外观,主要评价 4 个部位的对称性:肩部、肩胛骨、腰部、半胸部,总分 0~11 分,分数越高,外观畸形越严重:①肩部不对称评分 0~3 分,无0 分,轻度 1 分,中度 2 分,显著 3 分;②肩胛骨不对称评分 0~2 分,无 0 分,轻度 1 分,显著2 分;③腰部不对称评分 0~4 分,无 0 分,非常轻微 1 分,轻度 2 分,显著 3 分,严重 4 分;④半胸部不对称评分 0~2 分,无 0 分,轻度 1 分,显著 2 分。

3. 躯干旋转角度检查　采用 Adam's 向前弯腰试验检查脊柱椎体是否旋转。在 Adam's向前弯腰试验中可以联合应用脊柱旋转测量尺(Scoliometer)来评价躯干旋转角度:嘱患者充分裸露背部,双足并拢,膝伸直,两臂下垂,掌心相对,缓慢向前弯腰,使手臂逐渐向足靠拢,将 Scoliometer 轻轻放置于畸形最凸点,Scoliometer 零标度正对脊柱中点,读出脊柱旋转的度数。通常采用 Scoliometer 5°或者 7°提示存在肋骨及椎体旋转,是需要进一步拍摄 X 线摄片获得明确的依据。

4. 脊柱偏离正中线检查　临床常通过在颅骨底部或 C_7 棘突放铅垂线评定脊柱偏离正中线情况。一般铅垂线不应偏沟超过 1~2cm;同时通过测量 C_7、L_3 到铅垂线的距离可评定患者矢状面生理性前凸、后凸情况:嘱患者自然站立,双足并拢,测试者裸露背部或轻薄衣物,检查者将铅垂线延长直尺贴紧头顶,垂线正常下垂。检查者用直尺分别测量以下 7个点到垂线的距离:头部枕骨后凸点、颈部前凸点、第 7 颈椎(C_7)、胸椎最后凸点 T_5~T_6、第12 胸椎、第 3 腰椎(L_3)、第 1 骶骨,结果评价:当 $C_7+L_3<60mm$ 提示胸椎生理弧度过度减少或消失;>60mm 提示胸椎生理弧度正常;>90mm 提示胸椎过度后凸。

（二）影像学评定

在影像学评定中 X 线片最为重要。当患儿 Adam's 向前弯腰试验阳性、躯干旋转角度≥5° 时,通常建议进行全脊柱 X 线摄片检查。X 线是目前脊柱侧凸诊断中最基本、最关键的部分。常规 X 线检查旨在分辨脊柱序列、椎体形态,评定脊柱侧凸进展、脊柱柔韧性、骨龄、侧凸曲度、部位及其旋转程度,并确定关键椎体。

1. 侧凸角度测量　脊柱侧凸程度取决于 Cobb 角大小,Cobb 角则是脊柱侧凸流行病学调查、诊断、指导治疗的最基本指标。Cobb 方法测量侧凸角度主要包括三个步骤:①确定上端椎;②确定下端椎;③在上端椎椎体上缘和下端椎椎体下缘各画一横线,以此两横线为标准各作一垂直线,两条垂线的夹角即为 Cobb 角。端椎是指脊柱侧凸弯曲发生中最上端和下端的椎体,可以是椎体或椎间盘。主侧凸（原发侧凸）是最早出现的弯曲,也是最大的结构性弯曲,柔韧性差;次侧凸（代偿性侧凸或继发性侧凸）是最小的弯曲。当有三个弯曲时,中间的弯曲常是主侧凸;有四个弯曲时,中间两个为双主侧凸。

2. 椎体旋转角度测量　虽然椎体旋转在脊柱侧凸发病中的作用机制尚不明确,但脊柱侧凸进展、继发畸形改变以及预后评定均与椎体轴向旋转密切相关。常用 Nash-Moe 法和Cobb 旋转法确定椎体旋转角度。Nash-Moe 法根据正位片椎弓根的位置,将其分为 5 级。在正位片上,将椎体纵分为 6 等份,自凸侧至凹侧为 1~6 段。0 级（无旋转）:椎弓根卵圆形,两侧对称,并位于外侧段;1级:凸侧椎弓根两侧缘稍变平且轻度内移,仍在外侧段,凹侧椎弓根向外移位且外缘影像渐消失;2级:凸侧椎弓根影像移至第2段,凹侧椎弓根基本消失;3级:凸侧椎弓根影像移至椎体中线或在第3段;4级:凸侧椎弓根越过中线至第4段,位于椎体凹侧。Cobb旋转法根据正位片棘突的位置,将其分为5级。在正位片上,将椎体纵分为6等份:0级,棘突位于正中线;1级,棘突位于第1段;2级,棘突位于第2段;3级,棘突位于第3段;4级,棘突超出椎体。虽然Nash-Moe测量方法的准确性较差,但据此可作出简便、快捷的判断,手术前依然受到关注。

3. 骨骼成熟度测量　骨骼成熟度在评价脊柱侧凸潜在性进展方面具有关键作用。采用Risser征评定骨骼成熟度,常用Risser征分级方法包括美国方法(Risser US)和法国方法(Risser Fr),两种方法均为6个等级。美国Risser征将在X线片上未出现髂骨的次发骨骺定义为0级;在次发骨骺出现后,将髂骨翼四等分,根据次发骨骺自前外侧向后内侧延伸覆盖的范围分为1~4级,当次发骨骺开始与髂骨融合时则定为5级。法国Risser征的0级定义与美国Risser征一致,但将髂骨翼三等分,根据次发骨骺覆盖的范围分为1~3级,次发骨骺与髂骨翼开始融合为4级,完全融合为5级。在临床实践与研究中,美国方法和法国方法十分容易混淆,为了更精确地评价骨骼成熟度,近年来不断推出新的骨骺成熟度评价系统,如Risser+、Sanders分级系统,Risser+分级系统融合了美国方法和法国方法,共有8个等级:0级(Y形软骨开放)、0+级(Y形软骨闭合)、1级、2级、3级、3/4级、4级、5级,国际脊柱侧凸相关指南建议临床使用Risser+分级系统,但需要重复性研究进行验证。

常规X线检查在脊柱侧凸评定中起关键作用,然而其缺陷在于患者受检时需反复长时间暴露于X线辐射中,且传统的X线片只能从二维平面评定侧凸畸形,近年来国际推出一种新的影像系统—EOS 2D/3D成像系统,该系统采用低于传统X线及CT的辐射剂量即可同步获得人体站立位正侧位全脊柱影像,并能通过三维重建获得多种测量参数,从而量化评定脊柱轴面旋转,有助于脊柱侧凸的诊断、分级、手术方案制订及术后随访,尤其适用于青少年特发性脊柱侧凸。目前国际将EOS广泛应用于骨科矫形评价,但我国对EOS的应用研究还在探索阶段,仍需进一步推广与验证。

（三）疼痛评定

背痛常见于青少年,因此,部分青少年特发性脊柱侧凸患者也会出现疼痛,但疼痛并不是导致特发性脊柱侧凸的主要原因,特发性脊柱侧凸术后患者疼痛问题突出,且成人患者疼痛与青少年患者不同。临床通过询问是否有疼痛史、疼痛问卷与评定工具了解患者是否存在疼痛以及疼痛等级。常用于评定脊柱侧凸患者疼痛的评定量表包括:SRS-22、SRS-22r、视觉模拟评分法(visual analogue scale, VAS)、SRS-30、SF-36等。VAS作为疼痛评定最常用的量表,用一条10cm的标尺代表疼痛强度,标尺左边"0"代表无痛,右边"10"代表剧烈疼痛,请患者根据自己对疼痛的感受,在标尺上描出最能反应自己疼痛的程度。

（四）运动功能评定

特发性脊柱侧凸影响肌肉骨骼系统,运动功能评定可以包括关节松弛、平衡功能等。

1. 关节松弛　特发性脊柱侧凸患者常见关节松弛,尤其常见女性患者,但关节松弛发病率与侧凸大小、类型或发现脊柱侧凸的时间长短无关。临床上有多种方法可以测量关节松弛,但目前应用最为广泛的是Beighton分级评分。Beighton分级评分将全身9个部位的活动度作为评定部位,分别是双肘伸、双腕屈、双膝伸、双侧小指伸和身体屈曲活动度(包括了脊柱和髋关节的屈曲）。每个部位有过度活动计为 1 分,共 9 分,得分超过 4 分的就可以诊断为关节松弛。一般情况下,若未合并明显的运动系统畸形和障碍,关节松弛不会对身体直接造成明显的损害,但也存在潜在的危害,如由于韧带较松,人体用力时,关节容易超过正常角度,肌肉韧带容易受伤,且关节松弛患者较健康人易出现背痛、落枕或是关节痛。

2. 平衡功能　人体平衡的维持主要取决于正常的肌张力、适当的感觉输入（躯体、前庭和视觉信息）、大脑对信息的整合、交互神经支配或抑制和骨骼肌系统产生适宜的运动。这些结构的病变都可导致平衡障碍。特发性脊柱侧凸虽无神经系统体征,但存在平衡功能障碍,其原因可能是因为肌梭障碍、肌肉弹性破坏本体感觉系统和平衡控制。目前,平衡障碍是脊柱疾病的病因还是其结果仍存在争议。临床常用 Romberg 试验等传统评定方法以及平衡功能检测仪检查患者平衡功能。Romberg 试验要求检查者两足一前一后、足尖接足跟直立,观察其睁、闭眼时身体的摇摆,主要用于检查患者立位时视觉补偿的作用,对于判断感觉性共济失调非常重要。平衡功能监测设备可以形成静态或动态姿势图,区分视觉、本体觉和前庭系统的功能,探讨平衡功能障碍的原因,如静态平衡仪、动态平衡仪等。

（五）心肺功能评定

特发性脊柱侧凸也可能会影响心血管系统、呼吸系统的功能,如最大自主通气量下降,支具治疗可能减少胸弯特发性脊柱侧凸患者的肺活量（forced vital capacity,FVC）与第 1 秒用力呼气量（forced expiratory volume in 1s,FEV1）,因此特发性脊柱侧凸患者心肺功能也需要进一步评定。

1. 肺功能评定　特发性脊柱侧凸患者可能存在通气功能障碍,侧凸严重患者（Cobb角 >70°）肺功能损害明显,甚至可能出现肺功能不全。即使侧凸角度较小的患者,在静止状态下无呼吸困难等症状、无心脏畸形表现,其肺功能也会受影响,且最大运动耐量试验时,患者通气量和最大摄氧量显著减少,在运动中或对化学刺激的反应会出现异常的通气模式。脊柱侧凸可能由于脊柱偏移缩短、椎体旋转等病理改变,导致不同程度的限制性通气功能障碍,但肺功能障碍的具体原因尚不清楚。肺功能测试指标包括肺活量和肺总量。肺活量用预测正常值的百分比来表示,80%~100% 为肺活量正常,60%~80% 为轻度限制,40%~60% 为中度限制,低于 40% 为严重限制。第 1 秒用力呼气量与总的肺活量比较,正常值为 80%。

2. 心肺运动功能　特发性脊柱侧凸影响肌肉骨骼系统,也可能会影响心血管系统的功能,出现运动耐力下降,尤其是 Cobb 角 20°~45° 的患者运动耐力下降明显,支具治疗或手术治疗的特发性脊柱侧凸患者运动耐力普遍减退。临床上,通常采用无氧阈结合最大摄氧量判断患者运动耐力,常用检测方法是心肺运动试验（cardiopulmonary exercise testing,CPET）。心肺运动试验是一种评价心肺储备功能和运动耐力的无创性检测方法,综合应用了呼吸气体监测技术、电子计算机和活动平板或踏车技术,通过检测受试者负荷运动过程中相关生理参数变化（包括运动气体代谢、动态心电图、血压等）,评定受试者呼吸、循环、神经、骨骼肌肉等系统整体功能和储备能力,是判断运动耐力的金标准。

（六）生活质量评定

健康相关生存质量（health-related quality of life,HRQL）是一个最终的健康效益,也是临床治疗策略选择和临床评价时的重要主观指标。临床可采用 SRS-22（scoliosis research society outcomes instrument,SRS-22）、SF-36（the short form-36 health survey,SF-36）等问卷评定患者健康相关的生存质量。SRS-22 用于评定脊柱侧凸患者功能活动、疼痛、自我形象、心理状况以及对治疗的满意度,具有良好的信效度,是国际重点推荐的一种简单实用的特发性脊柱侧凸患者专用 HRQL 量表,被广泛用于评定脊柱侧凸的影响和疗效。SF-36 是常见的健康状况调查问卷,包括 8 个维度,分别是生理功能、生理职能、躯体疼痛、总体健康、活力、社会功能、情感职能及精神健康,但 SF-36 评定脊柱侧凸患者缺乏特异性,没有自我形象的评测内容,且其中部分问题存在重复,测试时间较长。

（七）侧凸进展风险评定

侧凸进展风险与生长发育潜能高度相关。特发性脊柱侧凸进展风险由患者实足年龄、Cobb 角和 Risser 征决定。计算进展风险大小的方法:进展风险(百分比)=(Cobb 角 −3×Risser 征)/实足年龄。

近年来,随着基因评定的发展,精准研究不断推进,但由于基因多态性等特征,研究结果暂时未达到一致性及普遍性。

九、康复治疗

特发性脊柱侧凸康复治疗包括运动疗法、支具疗法等。康复治疗虽然不能像手术治疗在短期起到明显效果,但其对于特发性脊柱侧凸患者生理、功能以及心理等各方面的恢复起着重要的作用。

（一）治疗原则

不同严重程度特发性脊柱侧凸康复治疗原则不同:①Cobb 角 <20°,Risser<5 患者,每 6~12 个月复查 1 次,并予以相应的康复治疗;②Cobb 角 <20°,Risser=5 患者,不需要进一步检查和治疗;③Cobb 角 >20°,Risser<5 患者,每 4~6 个月复查 1 次,并予以相应的康复治疗。若每 6 个月进展 >5° 以上且 Cobb 角 >25°,应行支具治疗。

（二）治疗目标

特发性脊柱侧凸康复治疗目标是阻止或减小青少年期侧凸进展、阻止或治疗呼吸障碍、阻止或治疗疼痛综合征、通过姿势矫正提高外观美学,避免手术治疗。

（三）治疗方法

1. 运动疗法　主要包括一般运动疗法和脊柱侧凸特定运动疗法。

（1）一般运动疗法:以热身、肌力训练等为基础的低强度牵伸和身体运动,如瑜伽、普拉提、太极拳等,根据治疗师喜好可以设计不同的运动方案,可以改善功能性脊柱侧凸的姿势异常、平衡问题,增强躯干肌肉力量,但对特发性脊柱侧凸患者治疗有效性有待证实。

（2）脊柱侧凸特定运动疗法（physiotherapeutic scoliosis specific exercises,PSSE）:脊柱侧凸特定运动疗法是一种结合三维主动矫正、日常生活活动训练、稳定矫正姿势、神经运动控制、本体感觉训练、平衡训练以及患者教育的保守治疗方法。国际上有多个脊柱侧凸特定运动疗法学派,包括脊柱侧凸科学训练方法（scientific exercises approach to scoliosis,SEAS）、脊柱侧凸三维矫正疗法（Schroth 法）、DoboMed 疗法、Side shift 疗法、Lyon 疗法、脊柱侧凸功能性个体化治疗（functional individual therapy of scoliosis,FITS）。

1）SEAS 疗法:自我矫正是 SEAS 疗法的理论基础和核心理念,强调三维方向的自我矫正,除利用生物力学原理的矫正以外,更进一步从神经生理学的角度通过反复的正确的姿势训练,促进大脑皮层记忆的产生,形成正确的姿势,从而达到矫形目的,实现真正的"积极自我矫正"。主要内容包括 5 部分:

第一部分:三维方向上的主动自我矫正,是 SEAS 疗法最主要的部分,包括冠状面上侧凸顶椎附近椎体向凹侧侧移矫正训练、矢状面异常弧度矫正,主要加强胸椎后凸和腰椎前凸训练、矢状面和冠状面联合矫正。

第二部分：矫正姿势下的肌肉力量训练，在自我矫正姿势下通过等长收缩，训练椎旁、腹部、下肢和肩胛带肌力，尽可能长时间维持自我矫正姿势并用力收缩相应肌群，达到稳定姿势和肌力训练的目的；另外可通过静、动态平衡功能训练，在自我矫正姿势下提高训练难度，改善平衡功能。

第三部分：自我矫正姿势和运动日常模式化：通过训练侧凸患者在矫正和平衡的姿势下进行日常活动，逐渐形成正确的姿势模式，如行走姿势训练，类似"猫步"的姿势可以提高矢状面的矫正。

第四部分：提高心肺功能的有氧运动训练，通过有氧运动提高患者的运动能力，改善心肺功能。

第五部分：支具治疗结合针对性运动训练。使用支具治疗的患者应尽可能减少制动或支具带来的副作用，如肌力减弱、矢状面弧度减少、呼吸障碍等问题，治疗方法包括：支具治疗前训练，脊柱各个方向关节活动度训练，使支具治疗达到最大矫正角度；支具治疗期间训练，进行矢状面训练，增加胸部后凸和腰部前凸；支具佩戴间隙，进行运动和呼吸训练，防止肌力和呼吸功能下降。

2）Schroth 疗法：Schroth 疗法是一套以镜面监督、呼吸功能矫正、姿势认知结合的特定矫正训练。它将身体分成了 3 个虚构的模块，由下至上依次为：腰 - 骨盆模块、胸模块、颈肩模块，3 个模块的功能和姿势在三维方向上相互影响和代偿。与健康人体 3 个模块在冠状面对称成矩形、矢状面有正常的生理弧度、水平面无相对旋转不同，脊柱侧凸患者的 3 个模块会出现异常。以胸右弯患者为例，胸部模块在冠状面偏向右侧，从头部向下看，水平面顺时针旋转，而腰 - 骨盆带在冠状面偏向左侧，水平面相对于胸部模块逆向旋转，颈肩带与腰 - 骨盆带发生类似变化，3 个模块在冠状面成梯形变化，因此整个躯干发生相应扭曲。Schroth 疗法非常复杂，需在专业治疗师指导下进行。

根据侧凸不同类型，Schroth 疗法将脊柱侧凸分为"三弧模式"和"四弧模式"两个主要模式，利用身体模块相互运动，重建躯干的平衡状态，矫正平衡的趋势和力量可以通过身体姿势的改变传导至脊柱，同时借助"镜面反馈""治疗师引导"等手段将矫正运动整合到患者的"姿势记忆"中，反复强化训练，从而改善脊柱畸形，主要的方法和步骤包括：身体轴向拉伸；根据模块分型反向矫正、反向旋转；易化、稳定矫正姿势的训练；特殊的呼吸训练技术。身体轴向拉伸强调尽可能伸展身体，激活脊柱两侧肌肉，为自我矫正姿势做准备，需保持骨盆稳定，防止运动中身体过度伸展或屈曲。针对不同模块在冠状、矢状、水平面上畸形方向，反向矫正和旋转身体模块，使身体模块相互作用，尽量形成正确的位置和姿势，同时矫正脊柱畸形；在姿势矫正易化和稳定训练方面，通过肌肉的等长、等张收缩，加上视觉反馈、平衡训练、本体感觉刺激增加脊柱神经生理学自我矫正能力，使正确姿势得以强化和稳定，达到自我姿势矫正的目的。通过特殊的呼吸训练技术（旋转角度呼吸训练）对肺部产生力量，在内部对侧凸和身体姿势产生矫正作用，并对胸廓畸形、形体塌陷、姿势易化和稳定都起到重要作用。

3）DoboMed 疗法：DoboMed 疗法强调三维方向的脊柱和姿势自我矫正，通过将骨盆和肩带摆放在对称姿势位置后，对侧凸主弧进行自我矫正，同时强调对胸椎矢状面后凸的闭链训练，并对矫正后的正确姿势进行强化训练，从而形成正确姿势习惯，达到矫正目的。

以胸椎右侧凸为例，患者会出现胸椎矢状面移位，导致胸椎正常生理弧度减小，冠状面侧凸和水平面旋转畸形。DoboMed 疗法矫正方法进行四点撑位、坐位、跪位以及站位等不同体位脊柱矢状面矫正运动和姿势纠正,配合呼吸训练;在恢复矢状面生理弧度、纠正水平面畸形和冠状面侧凸的同时,通过闭链训练提高脊柱和躯干稳定性,进一步达到矫形目的。这一治疗方法已被证实可有效降低侧凸进展和改善呼吸功能,适用于单弯患者,可进行单一治疗,也可配合支具治疗或用于侧凸患者术前康复。

4)Side shift 疗法:Side shift 疗法借助向弯曲凹侧移动躯干的动作,达到脊柱积极的自动矫正的目的,适用于发生在任何脊柱节段的单弯和双弯。Side shift 疗法要求患者向弯曲的凹侧移动躯干并维持 10s,之后恢复至中立位,重复此动作每天至少 30 次。训练过程中要求患者排除躯干旋转和屈曲,如为坐位练习,则训练时间应尽可能长。对于腰段或胸腰段侧凸的单弯患者,在 Side shift 疗法治疗中还需进行 Hitch 训练,患者于站立位抬起弯曲凸侧的足跟(即凸侧踮起),同时保持髋与膝的伸直;对于同时存在脊柱双弯的患者,则需于站立位抬起下段弯曲凸侧的足跟,并用手对低位的弯曲加以固定,躯干向高位弯曲的凹侧移动,保持 10s 之后回到中立位。

5)Lyon 疗法:Lyon 疗法需和 Lyon 支具结合应用。Lyon 疗法首先对患者进行身体评定(包括年龄、姿势不平衡、Cobb 角),并使用镜子或视频让患者意识到自己的躯干畸形,后教给患者穿戴 Lyon 支具的脊柱伸展体操训练以及日常训练,纠正错误的习惯。Lyon 疗法包括:呼吸训练、脊柱三维矫正、髂骨 - 腰椎角度松动(腰椎脊柱侧凸)、患者教育(饮食控制、避免石膏综合征、皮肤护理等)、坐姿控制。

6)FITS 疗法:FITS 是基于大量其他疗法的基础上建立起来的,它是一个诊断和治疗特发性脊柱侧凸的方法,可作为单独的脊柱侧凸运动疗法、支具治疗的辅助治疗、手术治疗前或者手术后骨盆和肩带的矫正方法。主要内容包括患者教育,放松紧张的肌筋膜,改善矢状面生理弧度,改善足部和骨盆负重线,提高腰和骨盆的稳定性,促进三维方向自我矫正,促进三维方向矫正的呼吸训练,平衡功能训练,矫正步态和日常异常姿势。

7)治疗原则:基于特定主动矫正模式、运动训练、患者教育,同时进行稳定性训练,包括神经运动控制、本体感觉训练和平衡训练等,并结合日常生活开展家庭康复。

8)使用方案:脊柱侧凸特定运动疗法不仅可作为单一的保守治疗,还可以作为支具治疗的辅助治疗、术前和术后康复治疗。脊柱侧凸特定运动疗法包括门诊治疗、住院强化训练、家庭康复、门诊 - 家庭结合康复等形式。脊柱侧凸特定运动疗法需由接受过相应特定运动疗法培训的康复医师、康复治疗师与患者、家长共同设计,根据侧凸位置、严重程度、治疗阶段制订个性化脊柱侧凸特定运动疗法方案。脊柱侧凸特定运动疗法治疗频率取决于特发性脊柱侧凸患者所使用的治疗技术、患者配合程度与能力水平,通常脊柱侧凸特定运动疗法治疗频率为每周 2~7 次不等。若特发性脊柱侧凸患者愿意全力配合,长期门诊通常为 2~4 次 / 周。

脊柱侧凸特定运动疗法是根据患者个体的侧凸位置和程度制订的、专门针对脊柱侧凸的特定运动训练方案,由于特发性脊柱侧凸病因未明、病理改变复杂、分类多样,其运动疗法、参与治疗的形式存在很大差异。

9)治疗随访:生长发育高峰期,采用脊柱侧凸特定运动疗法治疗需每 3 个月随访一次,随后逐渐改为每 6 个月随访。对依从性较低的患者,需增加随访次数以更好地执行脊柱侧凸特定运动疗法管理。

2. 支具治疗 支具治疗是特发性脊柱侧凸常用的非手术治疗方法之一,大量研究已证实其疗效,并得到了广泛的认可。用于治疗特发性脊柱侧凸的支具种类繁多,佩戴时间、方法及其应用原理等各不相同,其疗效也大相径庭。

（1）适用人群:Cobb 角 >20°±5°、处于生长发育期（Risser 0~3）、有畸形进展风险的特发性脊柱侧凸患者需要进行支具治疗。对于婴儿型特发性脊柱侧凸、少年型特发性脊柱侧凸以及依从性差的特发性脊柱侧凸患者,需要采用支具治疗作为方案的第一步。

（2）支具类型:支具可根据脊柱的解剖平面、支具的材料、支具佩戴时间进行分类。

1）根据脊柱的解剖平面（如颈、胸、腰、骶）不同,支具大体分为两类:一类是带有颈托或上部金属结构支具,通常统称为颈胸腰骶支具,如密尔沃基支具等,主要用于控制和矫正上部胸椎侧凸畸形。另一类是不带颈托、高度只达到腋下的支具,统称为 TLSO（thoraco-lumbo-sacral orthosis, TLSO）,如波士顿支具、色努支具、威尔明顿支具等,主要用于控制和矫正下部胸椎侧凸畸形（T_7 以下）。

2）根据支具制作材料分类:根据支具的软硬程度不同,支具可分为硬支具和软支具,硬支具通常由聚乙烯材料制成,包括密尔沃基支具、波士顿支具、威尔明顿支具、色努支具、查尔斯顿支具、Sforzesco 支具等。硬支具是目前使用最为广泛的支具类型。软支具通常由弹性材料制成,包括 SpineCor 支具、TriaCTM 支具、SPoRT 支具等。

3）根据支具使用的时间,支具可分为:①夜间支具,需要每天佩戴 8~12h,主要在夜间佩戴;②部分时间佩戴支具,需要每天佩戴 12~20h,主要在学校外及夜间使用;③全天佩戴支具,需要佩戴 20~24h。

（3）支具治疗具体使用方案:目前尚不能决定一种支具设计是否优于另一种支具。支具治疗团队由经验丰富的临床康复医师、骨科医师、物理治疗师、矫形师、心理医师、患者及其家长共同组成,制订个性化支具治疗方案。支具治疗团队需根据患者的畸形、特点、实践方案、可选择的支具为患者设立最佳的支具治疗方案。支具治疗通常要求特发性脊柱侧凸患者每天在特定的时间段佩戴支具,支具治疗初期佩戴时间≥18h（Risser 征较小特发性脊柱侧凸的患者每天佩戴支具 23h）,根据支具治疗效果逐渐减少佩戴时间,直至骨骼发育成熟。

通常脱下硬支具后仍需要进行脊柱侧凸特定运动疗法。长时间支具佩戴可影响患者肌肉、呼吸等功能,引起并发症,脊柱侧凸特定运动疗法可有效避免以上问题,还可以提高支具疗效。

1）波士顿支具（Boston brace）:波士顿支具是目前使用最为广泛的 TLSO 支具,用于控制和矫正下部胸椎侧凸畸形（顶椎位于 T_6~L_3）,通常带有 15°的腰椎后凸,以减少过度后凸的现象。胸椎后凸减少（胸椎后凸 0°~20°）是特发性脊柱侧凸常见的体征,标准波士顿支具可用于治疗轻度胸椎后凸减少,改良波士顿支具用于治疗严重或有对抗性的胸椎后凸,波士顿支具要求每天佩戴 23h。

波士顿支具采用六块标准预制模具作为支具上部结构的基底,使其满足绝大部分患者。随后上部结构被胸部扩延和衬垫所替代,以提高侧凸的矫正效果。预制的对称模具减少了支具制作时间和花费,根据患者个性化需求将内置衬垫放置于凸侧,设计放松点或凹侧开窗。临床医生和矫形师需对患者进行相关的支具教育。目前,波士顿支具系统包括了腰部、胸腰部、胸部、后凸支具。波士顿支具采用计算机辅助设计/计算机辅助制造技术（computer aided design and computer aided manufacturing, CAD/CAM）技术,根据患者的测量数据,对模型材料加工制作而成,是一款后开襟支具,支具内的衬垫放置于侧凸的顶椎和侧凸下方,对侧开窗释放压力。

2）色努支具（Chêneau brace）：色努支具是一种不对称的支具，用于上端椎在 T_5 以下、Cobb 角度在 25°~45° 的脊柱侧凸，要求每天佩戴 20~23h。目前色努支具主要包括：Rigo 色努支具（Rigo system Chêneau brace）、ScoliOlogiC® Chêneau light™ 支具、Gensingen 支具这三种类型，是目前欧洲应用最为广泛的一种 TLSO 硬支具，其最主要的作用机制是利用多点压力区域和伸展空间系统进行脊柱畸形的三维过度矫正。

色努支具在凸侧施压，对侧提供额状面、矢状面、水平面的伸展空间，可以预防侧凸进展，减少轴向旋转。Rigo 色努支具是一种改良的色努支具，拥有一种专属的 Rigo 支具分型，即不平衡胸弯、双弯、平衡胸和假双弯、单腰弯或胸腰弯。Rigo 色努支具通过提供外力促使脊柱在横截面反旋转、矫正额状面的侧方偏倚，促进矢状面的生理特征正常化。ScoliOlogiC® Chêneau light 是一种更轻盈、更舒适、更易于佩戴的色努支具，适用于胸右、腰左的脊柱侧凸患者。近年来，色努支具不断更新，并研发了 Gensingen 支具（Gensingen Brace Weiss，GBW），不仅制作周期段短，且易于调节、穿戴舒适。

3）里昂支具（Lyon brace）：里昂支具是一款可调节的僵硬型、TLSO 支具，是目前欧洲常用的胸弯段脊柱侧凸的矫形支具，适用于 11~13 岁、Cobb 角 ≥20°、生长发育快速时期的患者，以及生长发育缓慢、Cobb 角为 30° 或者 Cobb 角 >40°、拒绝手术治疗的患者，里昂支具尤其适用于快速生长发育时期、胸弯的脊柱侧凸患者。里昂支具通常结合里昂运动疗法一起进行治疗。

里昂支具基于三点力原理理念对脊柱施加反旋转的力，支具内嵌入一个放置于肋骨隆起内侧的衬垫以及一个前置的肋骨、肋软骨凹侧的衬垫（与后方的衬垫相对）以获得胸椎反旋转，并在腰椎段施加一个凸侧横截面的推力，利用支撑棒在矢状面的屈曲来加大腰椎前凸，增加胸椎后凸。近年来，采用 CAD/CAM 技术替代传统的石膏模型，衍生出新型里昂支具——ARTbrace（Asymmetrical Rigid Torsion Brace）。ARTbrace 同时对支具的节段模铸也进行革新，实现在骨盆、腰椎、胸椎的额状面、矢状面上精确的过度矫正，利用"松解耦合运动"获得全脊柱反旋转疗效。

4）密尔沃基支具（Milwaukee brace）：密尔沃基支具是第一个在世界广泛用于脊柱侧凸管理的支具。密尔沃基支具对 Cobb 角 25°~40°、青春期前未成熟的、上胸段（顶椎位于 T_8 以及 T_8 以上）脊柱侧凸患者的矫正效果较为理想，要求每天佩戴 23h。密尔沃基支具最初用于治疗脊髓灰质炎患者，随后用于脊柱融合术后患者。密尔沃基支具通过控制颈椎来矫正上胸段侧凸，但会影响身体外形美观，给患者带来不适感，因此患者的依从性十分不高，目前已被 TLSO 支具取代，仅用于治疗少年性椎体骨软骨病。

密尔沃基支具通常由定制的骨盆带、1 条前置铝棒和 2 条后置金属棒以及衬垫组成，颈托前有下颌垫，后有枕垫，与 3 条金属棒连接以支撑颈椎。密尔沃基支具为后开襟，通过胸部或腋下吊索提供被动矫正，由侧方的衬垫提供主动矫正。

5）威尔明顿支具（Wilmington brace）：威尔明顿支具是一款对称、个性化定制、前开襟、热塑 TLSO 支具，用于 Cobb 角 25°~39°、顶椎在 T_7 以下的腰弯、胸腰弯和低胸弯的脊柱侧凸患者，需要全天佩戴。威尔明顿支具源于患者对密尔沃基支具的依从性过低而设计的，类似一件塑料外套，紧贴身体，容易脱下，矫正模块放置于外套内侧，并使用可调节的 Velcro 皮带扣。当侧凸具有一定弹性，且支具内的侧凸角度减少大于 50% 时，成功阻止侧凸进展的概率将增加，反之，僵硬、支具内侧凸角度减少低于 50% 的脊柱侧凸患者，支具疗效较差。

6）查尔斯顿支具（Charleston brace）：查尔斯顿支具是首个夜间屈曲支具，也是一款前开襟、重量轻、个性化的热塑 TLSO 支具，Charleston 支具对单腰弯、单胸弯、胸腰弯脊柱侧凸患者的疗效最佳，因为侧方屈曲治疗不会增加一个继发性的弯曲，所以对单侧弯曲的脊柱侧凸患者十分有效，需要患者夜间穿戴 8~10h。

查尔斯顿支具基于 Heuter-Volkmann 定律设计而成，即不对称的椎体负荷会影响骨骼生长发育。取模时，要求患者仰卧位、向侧凸的反方向弯曲，将患者固定于过度矫正的姿势，矫正力作用于侧凸顶点。

7）普罗维登斯支具（Providence brace）：普罗维登斯支具是一个非对称、前开襟设计、可选择性接触的夜间支具，其矫正程度是在患者耐受范围内，对柔软的单腰弯、胸腰弯侧凸的疗效较好，也可用于胸弯、双弯型脊柱侧凸患者，尤其适用于 Cobb 角 25°~35° 的胸腰段、腰段脊柱侧凸。该支具的制作要求将患者摆放于制作台上，并放置可调节的衬垫来获得矫正效果，可直接施加反旋转和侧方的力来获得矫形效果，随后利用 CAD/CAM 技术完成支具制作。

8）SpineCor 支具：SpinceCor 支具是目前最为常用的一款软支具，适用于 Cobb 角度较小（20°~30°）的脊柱侧凸患者，需要每天佩戴 20h，至少佩戴 18 个月，才能通过主动生物反馈活动获得矫正运动的神经肌肉整合功能。

SpinceCor 支具由一个绕过大腿及胯部的硬热塑骨盆腰带基座、一件棉质的短上衣、4 条矫形的弹力带组成，其设计和佩戴均需要结合 CAD/CAM 系统完成，是一种软支具。SpineCor 支具根据侧凸类型，采用特定的矫正运动，利用 SpineCor 辅助软件，牵拉侧凸对侧，以纠正脊柱侧凸、旋转，并保持脊柱稳定。为了保证其疗效，并获得神经肌肉整合功能，支具必须在一段时间内维持和加强矫正运动。SpineCor 支具因其采用了可根据肌肉张力调节的动态绑带，使用便捷，最初备受瞩目，其疗效经研究发现与其他硬支具类似，但随着使用增加以及研究的深入，患者佩戴 SpineCor 支具的进展率增加，且未改善患者的依从性，随后 SpineCor 的使用逐渐下降。

（4）支具治疗随访时间：生长发育高峰期，特发性脊柱侧凸患者需每 4 个月随访一次，随后逐渐改为每 6 个月随访一次。对依从性较低的患者，需增加随访次数以更好地执行支具管理。

（5）支具治疗依从性：依从性是影响特发性脊柱侧凸患者支具疗效的重要因素之一。支具佩戴时间与治疗成功率呈线性关系，支具佩戴总时间越长，侧凸进展越少。通常临床医生或矫形师要求 Risser 征较小的患者佩戴支具 23h/d，但随着患者骨骼成熟度的增加，支具佩戴时间可以逐渐减少。

患者依从性下降可能原因包括支具影响身体外观和活动、影响学校生活与学习、对支具的不适感、皮肤压迫性溃疡、皮肤刺激、胸廓畸形、背部肌肉僵硬、心理障碍和社会适应、不良青少年尚未成熟、不稳定的性格特点等。为提高特发性脊柱侧凸患者支具依从性，除了对支具本身进行设计、材料等方面的创新之外，支具治疗团队应为特发性脊柱侧凸患者详细介绍支具治疗方案，获得患者的理解与认同，家长协助进行支具依从性监测。

（6）支具更换及治疗停止时间：当患者生长发育或支具无效时，需要更换支具。当患者骨骼已发育成熟且侧凸未进展至 50°，可以停止支具治疗。骨骼成熟时期的特发性脊柱侧凸侧凸角度 <50° 不可能在后期进展到 ≥80°，支具治疗的疗效可维持一生。

3. 手法治疗　常采用关节松动、软组织松动技术等手法结合运动疗法治疗特发性脊柱侧凸患者,手法治疗对侧凸引起的肌肉、韧带、筋膜等软组织异常和疼痛等症状有一定的疗效,也有利于姿势矫正,但手法治疗作为单一疗法进行治疗的机制和疗效尚不明确。

十、康复护理

（一）家庭康复护理与管理

个性化特发性脊柱侧凸家庭康复方案主要包括家庭康复体操、不同体位脊柱纵轴伸展、呼吸训练,纠正特发性脊柱侧凸患者不良姿势、改善形体、增加脊柱周围肌群核心稳定性、提高心肺功能。特发性脊柱侧凸家庭康复的管理需强调循序渐进、持之以恒、家长共同参与。家长需督促特发性脊柱侧凸患者认真完成家庭康复治疗。特发性脊柱侧凸患者家庭康复过程中,需定期进行医院复查,以便及时调整家庭康复方案。

（二）支具治疗的护理

特发性脊柱侧凸患者支具治疗时,注意预防皮肤压疮、背痛、肢体肿胀麻木、神经受损、肌力减退、呼吸、消化系统症状。支具治疗期间应加强宣教与护理。支具治疗特发性脊柱侧凸患者应避免参与对抗性运动。

（三）鼓励日常体育活动

体育活动是社交的重要方式之一,可以提高个体身体素质或幸福感。鼓励特发性脊柱侧凸患者参与日常体育活动与学校体育课程,支具治疗时,应避免参与接触性运动;重度脊柱侧凸患者避免参与过度使用脊柱的竞技性运动。

十一、预防

应积极宣传脊柱健康的重要性,加强全社会对儿童青少年脊柱健康的重视,督促广大儿童青少年保持良好的姿势,加强脊柱健康。开展儿童青少年定期脊柱筛查,以实现脊柱侧凸的早发现、早诊断、早干预、早康复。

学校筛查可以尽早发现脊柱侧凸,尽早接受保守治疗,减少手术风险,同时提供特发性脊柱侧凸流行病学和病因学的重要信息。学校筛查的目标人群尚未形成统一的标准,但是倾向于 10~12 岁的儿童。目前的筛查设备和技术,包括水平尺测量肋高、超声、立体摄影技术、热谱、背部轮廓设备等,最新的智能测量手段,如 Scoliguage、Tiltmeter Pro 等软件,也不断应用于学校筛查。但在大量的人口筛查方面,由于场地、设备、成本、精确度等因素的限制,常用的筛查方法有"两检法""三检法"等,"两检法"是指基本的体格检查结合 Adam's 向前弯腰试验为第一检,筛选后进行 X 线摄片为第二检;"三检法"则是指基本的体格检查结合 Adam's 向前弯腰试验为第一检,云纹照相（Moire topography）为第二检,X 线摄片为第三检。随着筛查工具的改善和进步,延长随访时间,可以增加学校筛查的敏感性和阳性预测值,同时降低转诊率。

十二、预后

特发性脊柱侧凸预后通常与家族史、皮肤或关节松弛、躯干旋转角超过 10°、平背、生长发育迅猛等参数相关。

（一）婴儿型特发性脊柱侧凸

根据 Mehta 标准确定婴儿型特发性脊柱侧凸预后,即肋椎角差（rib-vertebral angle difference,RVAD）,计算方法为:胸椎顶椎凹侧肋椎角减去凸侧肋椎角,当 RVAD>20°,侧凸易进展；当 RVAD<20°，则侧凸有可能消退。非进展性婴儿型特发性脊柱侧凸无需治疗。进展性婴儿型特发性脊柱侧凸在治疗上可以应用石膏矫形固定,然后应用密尔沃基支具维持矫形。

（二）儿童型特发性脊柱侧凸

67% 儿童型特发性脊柱侧凸可进展为严重畸形,10 岁以前平均每年进展 1°~3°, 10 岁以后每年进展约 4.5°~11°。主弯中旋转最明显的椎体所处的位置是判断少年型特发性脊柱侧凸预后的主要指标,当旋转最大的椎体位于 T_8~T_{10} 时,80% 的患者在 15 岁之前可能因为侧凸加重需要进一步手术治疗。

（三）青少年型特发性脊柱侧凸

青少年特发性脊柱侧凸预后与侧凸进展风险、是否合理干预密切相关。一般而言,青少年患者侧凸角度越大、骨骼发育越不成熟则进展风险越大,若不及时干预,会严重影响疾病的预后。

（四）成人型特发性脊柱侧凸

成人型特发性脊柱侧凸可能是从儿童青少年时期发展而来的脊柱畸形,或者脊柱结构/功能退化引起。当青少年特发性脊柱侧凸患者生长发育停止时,Cobb 角超过 30°,成人期健康和社交方面出现问题的风险会显著增加,包括生存质量降低、社会参与受限、疼痛、外观畸形改变、功能受限等,甚至有畸形继续进展的风险。60%~80% 成人特发性脊柱侧凸患者发生背部疼痛,通常有脊柱侧凸失代偿,可导致肌源性的"疼痛性疲劳"。

特发性脊柱侧凸是一种复杂的、多因素的神经肌肉骨骼疾病。由于特发性脊柱侧凸的病因学研究尚未明确,目前还没有一种有效方法可以将畸形的脊柱变为完全正常。早发现、早诊断、早康复可有效预防轻中度特发性脊柱侧凸患者的侧凸进展,降低手术率,可作为生长发育期儿童青少年轻中度特发性脊柱侧凸患者传统的"治疗标准"。临床医生应该根据患者的侧凸角度、诊断年龄、潜在的脊柱生长发育情况、治疗动机、治疗依从性为患者选择合适的康复方案,有效改善患者的生活质量。

（杜 青 周 璇 陈 楠）

参 考 文 献

［1］周璇,杜青.脊柱侧凸特定运动疗法研究进展［J］.中国康复医学杂志,2016,31（4）:478-481.

［2］周璇,杜青,梁菊萍,等.脊柱特定运动疗法治疗轻度青少年特发性脊柱侧凸患儿的疗效观察［J］.中华物理医学与康复杂志,2016,38（12）:927-932.

［3］Negrini S, Donzelli S, Aulisa AG, et al. 2016 SOSORT guidelines: orthopaedic and rehabilit-ation treatment of idiopathic scoliosis during growth［J］. Scoliosis Spinal Disord, 2018, 13: 3.

［4］Vira S, Husain Q, Jalai C, et al. The Interobserver and Intraobserver Reliability of the Sanders Classification Versus the Risser Stage［J］. J Pediatr Orthop, 2017, 37（4）: e246-e249.

［5］Balagué F, Pellisé F. Adolescent idiopathic scoliosis and back pain［J］. Scoliosis Spinal Disord, 2016, 11（1）: 27.

［6］Lonstein JE, Carlson JM. The prediction of curve progression in untreatedidiopathic scoliosis during growth ［J］. J Bone Joint Surg Am, 1984, 66（7）: 1061-1071.

［7］Berdishevsky H, Lebel V A, Bettany-Saltikov J, et al. Physiotherapy scoliosisspecific exercisesa comprehensive review of seven major schools[J]. Scoliosis Spinal Disord, 2016, 11: 20.

[8] Théroux J, Stomski N, Losco CD, et al. Spinal Manipulative Therapy for Adolescent Idiopathic Scoliosis: A Systematic Review[J]. J Manipulative Physiol Ther, 2017, 40(6): 452-458.

[9] US Preventive Services Task Force, Grossman DC, Curry SJ, et al. Screening f-or Adolescent Idiopathic Scoliosis: US Preventive Services Task Force Recommendation Statement[J]. JAMA, 2018, 319(2): 165-172.

[10] Ceballos Laita L, Tejedor Cubillo C, Mingo Gómez T, et al. Effects of correct-ive, therapeutic exercise techniques on adolescent idiopathic scoliosis.A systematic review[J]. Arch Argent Pediatr, 2018, 116(4): e582-e589.

[11] Du Q, Zhou X, Negrini S, et al. Scoliosis epidemiology is not similar all over the world a study from a scoliosis school screening on Chongming Island(China)[J]. BMC Mmusuloskel Dis, 2016, 17(1): 1-8.

[12] Cheng JC, Castelein RM, Chu WC, et al. Dolescent idiopathic scoliosis[J]. Nat Rev Dis Primers, 2015, 1: 15030.

[13] Kikanloo SR, Tarpada SP, Cho W. Etiology of Adolescent Idiopathic Scoliosis: A Literature Review[J]. Asian Spine J, 2019, 13: 519-526.

[14] Weinstein SL, Dolan LA, Wright JG, et al. Effects of bracing in adolescents with idiopathic scoliosis[J]. N Engl J Med, 2013, 369(16): 1512-1521.

第九章

颅脑损伤

概　　述

颅脑损伤（traumatic brain injury，TBI）是儿童常见的意外伤害，损伤发生的年龄越小，对小儿生长发育的影响越大，尤其对小儿的神经心理行为发育的影响更为显著，因此，应该引起家长和社会的广泛重视。

一、定义与术语

1. 定义　颅脑损伤（TBI）是指由外力引起的脑功能改变或脑病理改变，可致儿童残疾或死亡。

2. 术语　颅脑损伤又称为颅脑外伤或创伤性颅脑损伤，简称颅脑外伤。

二、流行病学

颅脑损伤（TBI）是全世界儿童和青少年最常见的死亡原因，也是儿童和青少年致残的主要原因，约占所有创伤性死亡的一半。加拿大文献报道颅脑损伤的儿童（18岁以下）45%需要去急诊就诊，25%需住院治疗。

最常见的颅脑损伤是颅骨骨折，其次是脑挫裂伤。最常见的损伤原因是车祸伤，其次是坠落伤。男女受伤比例是5∶1。

超过50%的儿童在受伤6个月后出现不同程度的后遗症。重症小儿颅脑损伤死亡率为20%，6个月的不良预后为50.6%。儿童颅脑损伤的主要原因分别为车祸（44.6%）、坠落（34.5%）、自发（6.5%）等。车祸伤仍然是儿童颅脑损伤死亡和致残的主要原因。坠落多为年龄在0~6周岁的儿童，与家庭照管不力有关；车祸外伤多为6~14周岁的儿童，与其处于学龄阶段且户外的活动增加有关。

三、病因及病理生理

1. 病因　常见的原因有：①头部被物体撞击或头部撞击物体；②大脑在没有直接外部创伤的情况下进行加速/减速运动；③穿透脑的异物；④爆破伤等。

2. 病理生理　颅脑损伤是由旋转（角度）和/或线性（平移）加速力或撞击减速造成的钝性创伤造成的。这些作用力通过大脑的惯性产生颅内压力梯度，而大脑在快速运动中落后于头骨。这些压力梯度产生剪切力和应变力，拉伸和损伤轴突，导致轴索损伤，这种损伤存在多灶性时被称为弥漫性轴索损伤（DAI）。

TBI的损伤机制包括原发损伤和继发性损伤。原发性损伤是损伤的直接后果，导致硬膜外或硬膜下血肿、微血管损伤、皮质挫伤和轴索剪切、不可逆的细胞损伤。通常表现为脑水肿和颅内压升高。颅内压升高在继发性脑损伤中起关键作用。继发性损伤也可由全身因素引起，脑损伤后血氧含量和血压情况是决定预后的关键因素。

四、颅脑损伤分型

1. 根据颅脑损伤（TBI）临床病情分为轻、中、重度三大类。临床严重程度用格拉斯哥昏迷量表（Glasgow coma scale，GCS）评分确定。

2. 根据 TBI 的损伤机制分为原发性损伤和继发性损伤。

3. 根据硬脑膜和颅骨的完整性或穿透性分为闭合性（钝性）和开放性/穿透性 TBI。

4. 儿童颅脑损伤类型多为脑挫裂伤、颅骨骨折、硬膜外血肿、颅内出血、硬膜下血肿等，且均以男童为主，尤其是脑挫裂伤，男童明显更易受伤。

五、临床诊断标准

1. 诊断标准 有明确的头颅外伤史的患儿，出现以下至少一项临床症状可考虑颅脑损伤诊断：

（1）一段时间的意识丧失或意识水平的下降。

（2）对创伤前（逆行性失忆）或创伤后（创伤后遗忘症）发生的事件失去记忆。

（3）受伤后精神状态的改变（混乱、迷失方向、思维迟缓等）。

（4）神经功能障碍（四肢无力、失去平衡、视力改变、四肢运动障碍、瘫/麻痹、感觉丧失、失语症等），可能是短暂的，也可能是长期的。

2. 颅脑损伤的程度

（1）轻度颅脑损伤：意识障碍（持续时间）0~30min，精神状态改变（持续时间）≤24h，创伤后遗忘症（持续时间）≤1 天，GCS 评分 13~15，头颅影像正常。

（2）中度颅脑损伤：意识障碍（持续时间）30min~24h，精神状态改变（持续时间）>24h，创伤后遗忘症（持续时间）1~7 天，GCS 评分 9~12，头颅影像正常或不正常。

（3）重度颅脑损伤：意识障碍（持续时间）>24h，精神状态改变（持续时间）>24h，创伤后遗忘症（持续时间）>7 天，GCS 评分 <9，头颅影像正常或不正常。

六、并发症与后遗症

颅脑损伤（TBI）可能会导致早期并发症和晚期后遗症，具体取决于其类型、严重的程度和受伤结构的位置。早期并发症可能包括呼吸道感染、泌尿系统感染、消化道出血、惊厥、心力衰竭、水电解质紊乱等；后遗症可能包括情绪障碍、创伤后应激障碍和焦虑症、人格障碍、学习困难、行为异常、认知改变、慢性疼痛、睡眠问题、运动或感觉障碍、继发性癫痫或其他。

七、临床治疗

全面了解病情，多学科合作，制订个体化的治疗方案，尽早介入康复治疗。

1. 药物治疗

（1）抗生素的使用：颅脑损伤患儿常伴有颅脑的开放性创面，有效的抗生素使用对于预防和治疗颅内感染非常重要。一般选择针对革兰氏阴性菌的头孢曲松、美罗培南，和针对革兰氏阳性菌的万古霉素、利奈唑胺等能穿透血-脑屏障的药物。

（2）脱水剂的使用：急性脑损伤早期一般都伴有脑水肿，脱水剂的使用可减轻脑水肿、降低颅内压，减轻脑组织的二次损伤。临床一般使用呋塞米、甘露醇、甘油果糖等，必要时也可使用白蛋白。

（3）肾上腺皮质激素的应用：肾上腺皮质激素的使用有一定争议，但在脑损伤早期出于对脑水肿和颅内感染的考虑，小剂量肾上腺皮质激素的使用可抑制炎症因子的产生、降低血管通透性、减轻脑水肿。临床可使用小剂量的甲松龙或者地塞米松。

（4）止惊类药物的使用：对于额叶、颞叶、胼胝体等部位的脑损伤，常伴有惊厥发作，及时有效的止惊治疗对促醒非常重要，临床常用水合氯醛、苯巴比妥类等药物，苯二氮䓬类药物对促醒影响较大，原则上需谨慎使用。

（5）神经营养药物的使用：临床上神经营养类药物对颅脑损伤的治疗效果存在争议。基于药物有一定改善脑细胞代谢等作用，可选择性使用，临床建议使用神经节苷脂、鼠神经生长因子等儿童相对药物安全性较高的药物。

（6）监测并维持体内水、电解质、血浆渗透压和酸碱平衡：由于重型脑损伤的患儿常伴有意识障碍、吞咽困难，或者损伤下丘脑垂体，易出现营养不良、中枢性尿崩、水电解质失衡等情况，临床需根据生化、血气分析等结果及时对症处理。

2. 外科手术治疗　颅脑损伤早期，患儿病情并不完全稳定，可能出现脑损伤部位的再次出血、慢性渗血的增多、梗阻性脑积水等情况，严重的需神经外科手术介入。

八、康复评定

颅脑损伤的康复主要针对脑损伤所引起的各种功能障碍，包括意识、行为、言语、运动、感觉等方面的功能障碍。康复治疗的目的是最大程度地降低受损的功能障碍，提高及代偿残余的功能，尽可能防止继发性功能障碍。在康复治疗之前，首先要对各种功能障碍进行科学的评定。康复评定，不仅能了解患者功能障碍的存在和程度以及判断其预后，而且能以此为依据制订出合理的康复方案，并且确定康复治疗的疗效。

（一）临床评定

1. 病史　儿童的病史采集非常重要。儿童入院后临床医师通过问诊，详细记录本次疾病的发生、演变及诊疗过程，包括一般项目、主诉、现病史、既往史、系统回顾、个人生长发育史、家族史。其中现病史是病史采集的重要内容。

2. 体格检查　包括生命体征、头颅五官颈部、心肺、腹部、脊柱四肢、神经系统检查等。

3. 头颅影像学　近年来随着医学影像学技术的发展，对颅脑外伤儿童的诊断起决定性作用。头颅影像学主要包含 CT、MRI、功能性磁共振成像的应用，是了解大脑形态学结构，判断受损程度，有助于诊断及判断预后的重要手段。

（1）头颅 CT 成像技术：CT 可以检测脑水肿、梗死、出血和颅骨骨折。该检查仍是儿童颅脑损伤急诊评定的参考标准。CT 速度快，能准确地发现 TBI 患儿的颅内出血。因此，CT 成像通常用于损伤后颅内病变的初步评定。但是，CT 对儿童辐射较大、不能发现弥漫性轴索损伤，只能提供有限的预后信息。

（2）头颅 MRI 成像技术：磁共振成像具有无辐射、无骨伪迹、优良的软组织分辨率和多方向扫描的优点。头颅损伤后 2 周内进行 MRI 检查，对于微小异常的诊断，MRI 远比 CT 敏感，但是，磁共振成像成本高、扫描时间长、患儿不容易配合检查、某些金属设备使用的磁性限制以及在患者病情严重恶化时不能迅速检查等。

（3）功能性磁共振成像（functional magnetic resonance imaging, fMRI）：功能性磁共振成像中皮质含氧血红蛋白浓度的检测，可用于皮质水平的认知及意识活动观察。其他多模态脑成像技术，如弥散张量成像（diffusion tensor imaging, DTI）等，单独或与 fMRI 配合有助于提高诊断的准确率。磁共振波谱（magnetic resonance spectroscopy，MRS）是目前能够无创检测活体组织器官能量代谢、生化改变和特定化合物定量分析的唯一方法。fMRI 则能更好地评定认知障碍等。

4. 脑电图（electroencephalogram，EEG） 常用脑电图包括常规脑电图、睡眠脑电图、动态脑电图及视频脑电监测。通过记录大脑皮层的电活动间接反映神经元细胞的功能状态，实时动态监测能反映局部脑功能情况，儿童颅脑外伤 EEG 异常多早于影像学改变。儿童颅脑外伤 EEG 异常改变程度与儿童脑实质损伤程度具有一致性。颅内电极记录主要用于致痫灶的定位。

动态脑电图（ambulatory electroencephalogram，AEEG）对评定儿童颅脑外伤的预后、判断脑死亡、预防外伤性癫痫及指导临床用药治疗均有重要意义。儿童脑部遭受严重挫伤和继发水肿时可出现典型的 EEG 改变，包括弥漫性波幅下降，频率减慢，θ 波和 δ 波增多，爆发慢性活动以及散在尖波或棘波等。

EEG 连续监测可用于预测颅脑外伤后意识障碍儿童的转归，如持续表现为静息电位或爆发抑制波形，提示远期预后不良。

大部分颅脑外伤儿童多表现为非特异性的 EEG 变化，在明确诊断方面 EEG 的作用相对有限，而且，EEG 结果还容易受到各种医疗仪器的干扰以及儿童不配合的影响。

5. 头颅彩色多普勒 筛查外伤后脑血管痉挛，这种痉挛可通过脑梗死加重 TBI 的预后。当患者植入金属植入物（如起搏器）时更适合做彩色多普勒超声检查。彩色多普勒超声是非侵入性检查，比 MRI 便宜，而且对检查场地无特殊要求，可作为 2 岁以下颅脑损伤的急诊临床评定和预测的辅助检查。

6. 血清胶质纤维酸性蛋白（glial fibrillary acidic protein，GFAP）和 S100B 颅脑损伤的 GFAP 和 S100B 浓度明显高于健康人，血清中 GFAP 和 S100B 水平可作为 CT 诊断脑损伤的替代指标。

（二）康复功能评定

1. 脑外伤严重程度评定 脑外伤的严重程度差别很大，可以是最轻微的脑震荡，也可以是脑干严重受损而长期昏迷，甚至植物状态。

颅脑损伤的严重程度主要依据昏迷的程度与持续时间、创伤后遗忘（post traumatic amnesia，PTA）持续的时间来确定。意识丧失通常在区分颅脑严重程度方面很有价值。临床上常采用格拉斯哥昏迷量表、盖尔维斯顿定向遗忘试验（Galveston orientation and amnesia test，GOAT）等方法来确定颅脑损伤的严重程度。

GCS 能简单、客观、定量评定昏迷及其深度，而且对预后也有估测意义。根据 GCS 的意识水平对 TBI 的临床严重程度进行分类是一个相对粗糙的工具，GCS 不反映 TBI 的不同病理解剖亚型。

2. 吞咽障碍评定 吞咽障碍的症状因颅脑外伤的部位、性质和程度不同而有很大的差别。临床评定主要包括患者主诉、相关既往史、临床检查及评定。其中主要的吞咽功能评定包括反复唾液吞咽测试（repetitive saliva swallowing test，RSST）、饮水试验（drinking water test）和摄食 - 吞咽过程评定等方法。

3. 运动障碍评定 颅脑损伤可致痉挛、偏瘫、共济失调等运动障碍。其评定与脑卒中或脑性瘫痪相关的运动障碍评定相似。临床上以痉挛较为常见，可分别选用肌力、肌张力、关节活动度评定、Brunnstrom 评定法、Fugl-Meyer 评定量表、功能独立性量表（FIM）等量化评定。

4. 心肺功能障碍评定 心肺功能是人体新陈代谢的基础,是维持人体生命不可缺少的重要功能。颅脑损伤不可避免的对患者的心肺功能造成影响。最流行的临床运动试验依次为爬楼、6min 步行试验(six minute walking test, 6MWT)、往返步行试验、心脏负荷试验(如 Bruce 方案)和心肺运动试验。

其中,6min 步行试验简单易行,安全有效,要求患者在走廊尽可能行走,测定 6min 步行距离。

5. 日常生活活动能力评定 颅脑损伤患者由于运动、认知等功能障碍的存在,经常导致日常生活活动能力(activity of daily living, ADL)下降。ADL 评定的内容大致包括运动、自理、交流、家务活动和娱乐活动五个方面。评定基本 ADL(basic activity of daily living, BADL)可用 Barthel 指数(Barthe index, BI)或改良 Barthe 指数(modified barthe index, MBI)。

6. 智力评定 智力是人们认识客观事物并运用知识解决实际问题的能力。智力包括观察力、记忆力、想象力、分析判断能力、思维能力、应变能力等。智商测定是了解大脑皮层的智商水平,其测验种类很多,常用的有韦氏智力量表。

儿童韦氏智力检测主要包括言语测试(问答题、词汇、算术题、类同词、理解)和操作测验(动物房、图画填充、迷宫、几何图形、木块图案)两方面的测评,计算言语分、操作分和全量表分得出智商数,对患儿的智力水平做出全面的评定。韦氏学前儿童智力量表适用年龄为 4 岁至 6 岁 6 个月,韦氏儿童智力量表适用年龄 6~16 岁。

7. ICF 评定 世界卫生组织颁布的《国际功能、残疾和健康分类》成为一种国际性的有关功能和残疾的分类体系,将功能评定分为身体功能和结构、活动、参与三个层面,不仅适用于残疾人,也适用于病损者和健康人,包括颅脑外伤的患者。ICF 基于生物 - 心理 - 社会医学模式,从融入社会的角度出发,将疾病残疾作为一种社会问题来衡量。ICF 是一个用社会标准来观察人在健康相关的领域中处于相对不利位置时的情况或问题的分类,对颅脑外伤患者重返社会至关重要。

九、康复治疗

(一)康复原则

应坚持早期介入、全面康复、循序渐进、个体化治疗、持之以恒的原则。

(二)康复目标

颅脑损伤的康复目标是促使患儿的感觉运动功能、生活自理功能、认知功能、言语交流功能和社会生活功能尽可能恢复到可能达到的最大限度,促进其回归家庭,回归社会,从而提高患儿的生活质量。

(三)急性期康复

1. 良肢位的摆放和并发症的防治 颅脑损伤的患儿常伴有各类并发症,如脑脊液漏、气管切开、呼吸机带机、肢体偏瘫等问题,合理的胃管使用、优良的体位、正确的肢体摆放、积极的气道护理,能有效预防误吸、坠积性肺炎、下肢深静脉血栓、压疮等并发症。

2. 药物治疗 见临床治疗。

3. 外科手术治疗 见临床治疗。

4. 床旁运动治疗 早期患儿大部分仍处于卧床状态,由于脑损伤后可能存在的四肢软瘫、硬瘫,乃至去皮层强直,运动治疗的主要目的在于降低肌张力、提高肌力。对于部分意识恢复较好、能离开床单元的患儿,运动治疗需注重纠正患儿异常步态、提高步行能力,改善生活能力（见恢复期运动障碍的康复）。

5. 床旁作业治疗 早期的作业治疗的主要目的在于改善床上日常活动,包括饮水及进食管理、大小便管理、床上转移训练等。对于意识逐渐恢复的患儿,作业治疗还需特别关注患儿的感觉、空间觉、时间觉、物体形态及颜色等的认知功能训练和手的精细动作训练。

6. 吞咽言语训练

（1）吞咽训练:对于意识仍处于模糊状态的患儿,吞咽训练主要借助于针灸和神经肌肉电刺激仪,刺激吞咽肌群达到恢复运动控制的目的。对于意识已经恢复的患儿可采用口唇舌肌群训练、寒冷刺激训练、颈肌群放松训练、吞咽反射手法训练,提高吞咽肌群协调性,改善吞咽功能。

（2）言语训练:意识恢复但伴有失语的患儿,其目的在于改善肺功能和恢复言语能力。主要采取发音器官协调训练、构音部分训练、单音刺激训练、呼吸协调训练、音调音量训练等手段。

7. 物理因子治疗 应用各种人工或者自然的光、声、电、热、机械及放射能等方法,促进血液和淋巴循环、调节中枢神经系统和各个脏器的机能,促进机体恢复。

（1）高压氧治疗（hyperbaric oxygen, HBO）:颅脑损伤后,在生命体征相对稳定的情况下,应尽早进行高压氧治疗。高压氧治疗的禁忌证包括未经处理的气胸和纵隔气肿、活动性内出血及出血性疾病以及有氧中毒史。一般于创伤后 7~14 天开始治疗;在没有活动性出血的情况下,可于创伤后 48~72h 后即开始治疗。每天 1 次,10 天为 1 个疗程,一般 1~3 个疗程,每个疗程间休息 3~5 天。

（2）正中神经电刺激治疗:对意识障碍患儿的促醒起到一定的治疗作用。对于无癫痫症状的患儿,一般于创伤后 2 周内即可开始治疗。

（3）经颅磁刺激治疗（transcranial magnetic stimulation, TMS）:通过高频或者低频的 TMS 治疗,可改变大脑皮层的兴奋性。处于癫痫发作状态的患儿,TMS 治疗频率应小于 1Hz,可起到同时控制癫痫发作和改善意识水平的作用。

（4）肢体电针和脑电仿生电刺激治疗:采用体表局部肌肉的电刺激,通过神经负反馈的原理,影响小脑顶核区到大脑皮质的固有神经通路,进而影响大脑血管舒张中枢,扩张脑血管,增加脑血流,改善脑循环。

8. 康复工程的应用 早期脑损伤患儿的康复工程介入主要作用在于并发症的预防和控制。如气垫床的使用,可有效防止压疮的产生;关节矫形器的佩戴,可在一定程度降低痉挛造成的关节韧带及关节面的永久性损伤。

9. 心理治疗 颅脑损伤常伴有各种功能障碍,无论是对于意识逐渐清醒的患儿,还是家属,常出现焦虑、消极、放弃的心理情绪,进而影响康复信心,耽搁治疗时机。因此,心理治疗尤为重要,治疗对象应包括患儿及其家属。

（四）恢复期康复

1. 意识障碍的康复 进入恢复期,儿童可能仍存在意识障碍,甚至进入持续植物状态（persistent vegetative state, PVS）。常见促醒方法包括:

（1）促醒药物、神经营养制剂以及改善脑循环的药物。

（2）高压氧治疗:治疗方法同急性期高压氧治疗,可以再治疗 2 个疗程。总疗程可达到 6~8 个疗程。

（3）多感官刺激（视觉、听觉、触觉、嗅觉、味觉和本体感觉）:多感官刺激可提高意识障碍儿童的 GCS 评分,缩短促醒时间,改善儿童的意识水平和认知功能。

（4）神经刺激促醒技术:主要分为中枢神经刺激和周围神经刺激。中枢神经刺激是利用电或磁信号直接作用和激活与意识和觉醒有显著关联的区域,从而产生促醒效果,主要包括:重复经颅磁刺激（repetitive transcranial magnetic stimulation, rTMS）、经颅直流电刺激（transcranial direct current stimulation, tDCS）、中央丘脑深部电刺激（central thalamic deep brain stimulation, CT-DBS）和颈部脊髓硬膜外刺激（cervical spinal cord stimulation, cSCS）。周围神经电刺激是利用周围神经的传入通路,将电信号从周围传导至中枢,起到对中枢神经意识网络的刺激作用,进而产生促醒效果。目前主要有迷走神经电刺激和正中神经电刺激。

（5）其他:针刺、常规康复训练（被动关节活动度训练、肌肉牵伸训练和深感觉刺激等）也具有一定的促醒作用。

2. 认知障碍的康复　认知障碍康复治疗方法包括:

（1）猜测游戏、编织、配对、视觉记忆、编故事、读报、排列数字、分类、画图等方法。

（2）计算机进行听觉、视觉刺激、电脑虚拟现实技术、远程认知康复训练等方法也广泛用于儿童认知康复训练中。

由于儿童的认知障碍表现复杂多样,对认知障碍的训练,目前缺乏统一固定的模式和方法,需要根据儿童的具体情况,充分结合评定结果,制订个性化治疗方案,同时尽可能多地利用周围有益的环境因素给予儿童良性刺激,以促进其认知功能的改善。

3. 运动障碍的康复　治疗过程遵循从易至难,由被动到主动,合理规范的运动康复原则。常见的康复方法包括:

（1）常规康复技术:采用经典的 Bobath、Brunstorm、Rood、运动再学习技术等,根据儿童功能状态制订个性化治疗方案,维持关节活动度、纠正异常姿势、增强肌力及肌肉耐力,如肢体负重训练、平衡训练、站立训练、步态训练以及精细运动训练等。

（2）物理因子治疗:对存在失用性肌萎缩,部分肌肉处于痉挛状态,肌张力高,可予以低频脉冲电疗法;局部血液循环差、肌力差、局部组织粘连等,可予以中频脉冲电疗法;存在关节炎、瘢痕粘连、血肿机化等,可予以超声波治疗。

（3）良肢位的摆放:正确的良肢位摆放,要让儿童处于感觉舒适、对抗痉挛模式、防止挛缩的体位,以维持肌肉张力,防止关节强直,预防关节挛缩、畸形,预防压疮,为进一步康复训练创造条件。

注意让儿童始终保持防止痉挛模式,注意肩关节不能内旋,髋关节不能外旋,各种卧位要循环交替。无论何种体位,均需要 1~2h 翻身一次,并按摩受压部位,促进血液循环,在良肢位摆放中充分利用小垫或软枕,抬高肢体,促进血液循环。

（4）矫形器:矫形器可起到保护、代偿、稳定等作用,选择合适的矫形器可起到保护、稳定肢体的作用,预防、矫正肢体畸形,代偿已瘫痪的肌肉作用,可使关节置于功能位,维持正常功能运动。

（5）传统中医治疗:针灸可疏通经络、运行气血,并能促进神经细胞修复与轴突再生、激活网状激活系统,具有促醒作用。推拿可协调肌群间运动,运动单位活动同步,增加肌肉血流量,有效地改善瘫痪造成的肌肉废用性萎缩,促进肢体功能的康复。

4. 言语障碍的康复

（1）失语症的言语治疗:①常见治疗方法包括 Schuell 刺激促进法、阻断去除法、程序学习法、脱抑制法等；②治疗项目的选择，根据儿童阅读理解、听理解、口语表达、书写等不同语言模式及失语程度的言语训练进行选择。

（2）构音障碍治疗：痉挛型构音障碍的儿童，可予以松弛训练；重度构音障碍儿童呼吸功能较差，可予以呼吸训练；部分儿童不同程度的口唇运动障碍，可予以下颌、舌唇的训练；对伴有口颜面失用和言语失用的儿童，可予以语音训练；对于音调单一、音量单一和节律异常者，可予以韵律训练。

（3）非言语交流方式的利用和训练：治疗前期为配合言语训练或者部分儿童言语功能无法恢复时，需要重视非言语交流方式的利用和训练，包括：手势语、画图、交流板或交流手册等。

5. 感知觉障碍的康复

（1）感觉障碍的康复方法：通过视觉、触觉、听觉、平衡等通道的强化及全面康复训练，使儿童的运动、语言、智力多方面共同发育。

（2）失认症的康复训练：对单侧忽略的综合训练法；前庭刺激法；代偿方法，包括配带棱镜、眼罩、录像反馈法等；颜色失认，用各种颜色的图片和拼版训练；面容失认，用亲人的照片训练等；方向失认，让儿童自己画钟面、房屋，或在市区图上画出回家路线等；结构失认，让儿童按治疗人员要求用火柴、积木、拼版等构成不同图案；身体失认，拼配人体拼版训练等；疾病失认，要经常提醒儿童及做好监护工作，一般于病后3~6个月可自愈。

（3）失用症的康复训练：①结构性失用，训练儿童对家庭常用物品进行排列、堆放，临摹平面图或用积木排列立体构造的图，由易到难，可给予暗示和提醒；②运动失用，如训练刷牙，可把刷牙动作分解，示范给儿童看，然后提示儿童一步一步完成或手把手地教儿童。反复训练，改善后减少暗示、提醒，并加入复杂的动作；③穿衣失用，可用暗示、提醒指导儿童穿衣，甚至可一步一步地用语言指示并手把手地教儿童穿衣。在上下衣和衣服左右做明显的记号以引起注意；④意念性失用，可通过视觉暗示帮助儿童，如泡茶后喝茶；⑤意念运动性失用，设法触动无意识的自发运动，或通过触觉提示完成一系列动作。

6. 日常生活活动能力康复　可借助一般的生活用品（如衣物、餐具、洗漱用品）和必要的辅助用具等，进行模拟训练，在实际生活中训练效果更好。

7. 心理干预　专业心理医师及早介入，采用认知行为疗法、放松疗法、社会支持疗法等心理干预的方法，可有效消除其负性情绪，建立康复信心，提高训练的积极性，积极对抗疾病。

8. 家庭康复　尽早进行积极、正确的康复训练，并需要家属及时共同参与其中。由康复医师、康复治疗师进行专门培训，对家属及照顾者进行康复训练方法的培训，要求其平日里帮助儿童完成指定的部分简单康复训练项目。

（五）后遗症康复

1. 认知障碍　认知障碍康复可以预防和减少认知障碍（见恢复期的认知功能康复）。

2. 运动障碍　颅脑损伤常伴随偏瘫、肢体无力、步态障碍、平衡问题、肌张力障碍或痉挛等运动障碍。约有30%的TBI患儿伴有运动障碍，严重限制了日常生活或参与的活动（见恢复期运动障碍的康复）。

3. 情绪障碍　颅脑损伤患者常见的情绪障碍包括焦虑、抑郁、淡漠、创伤后应激障碍等，患有抑郁的颅脑损伤患者整体功能恢复的效果都不是很理想，抑郁可加重认知功能损伤。应积极地进行精神药物等治疗，有助于改善认知、躯体症状和日常功能的恢复。

（1）药物治疗：对于 TBI 后的焦虑、抑郁等情绪障碍，药物治疗仍是有效的治疗手段，例如选择性 5- 羟色胺再吸收抑制剂为目前抑郁症的一线治疗用药。

（2）重复性经颅磁刺激（rTMS）：是一种潜在的抗抑郁治疗手段，外侧前额叶皮质是情绪障碍时 rTMS 的治疗靶区。

（3）心理治疗：以创伤为中心的心理治疗，治疗方法包括暴露于触发因素、认知重建、放松技术、想象排放、简短的心理动力疗法和催眠、教育和支持性干预等。

（4）高压氧治疗（HBO）。

（5）团队训练：侧重于群体互动，旨在管理这一伤害可能表现出来的各种行为和冲动。以患儿个体为中心，在临床医生的指导下练习认知 - 交流技能，有助于提高患儿的生活质量。

（6）认知行为治疗（CBT）：可以解决创伤后情绪调整问题的发生，内容主要包括：教育的方式、注意力、交流、记忆和执行功能。

4. 睡眠障碍

（1）认知行为疗法。

（2）蓝光治疗。

（3）有氧运动。

（4）良好的睡眠卫生。

5. 吞咽障碍与失语症　见早期的吞咽障碍康复和恢复期的言语障碍康复。

6. 肺功能损伤　颅脑损伤（TBI）患者常因单纯神经损伤或多系统损伤而需要机械通气。长期机械通气可导致肺顺应性下降和肺泡塌陷，导致肺损伤。

（1）呼吸训练器：其原理是通过深呼吸（可通过调节阻力增加呼吸强度）来锻炼呼吸肌，以达到促进肺功能康复的目的，可以直观的在训练过程中直接测量出患者每次呼吸的指标，反映患者在呼吸训练时的恢复进度。

（2）胸肺物理治疗（chest physiotherapy, CPT）：包括体位摆放，胸部叩击、震颤，指导性咳嗽，缩唇呼吸，手法膨肺，气管内吸痰，主动循环呼吸技术等，该技术可有效募集肺泡，能促进分泌物的清除，改善肺顺应性和气道阻力，有利于气体交换，减少呼吸机获得性肺炎。操作中应强度适中，动作轻柔，避免损伤。

（3）气道廓清治疗（airway clearance therapy, ACT）：是一种规范化排痰技术，操作步骤包括以下几个方面：①确定排痰的部位；②确定排痰的体位；③排痰前准备，如放松训练；④叩击排痰部位；⑤压迫与振动；⑥咳嗽将痰咯出；⑦通过触诊和听诊确认痰是否排出；⑧记录排痰的部位、量、颜色、性状及气味等。体位引流的次数取决于引流分泌物的量及患者主观症状改善的程度。通常每天 2~4 次，一个引流部位每次时间为 5~10min。

7. 创伤性癫痫　约 20% 的儿童 TBI 患有癫痫。创伤性癫痫的定义是：即刻惊厥发生在伤后 24h 以内，创伤后早期发作（EPTS）发生在伤后 1 周以内，创伤后迟发性发作（LPTS）发生在伤后 1 周以上。LPTS 如果反复发作，可明确诊断创伤后癫痫（post-traumatic epilepsy, PTE）。PTE 的发生与 TBI 的严重程度有关，住院时间越长，PTE 的风险就越高。

（1）药物治疗：儿童初次诊断或未经治疗的部分性癫痫可选用奥卡西平、左乙拉西坦、苯巴比妥、卡马西平、托吡酯、丙戊酸钠和氨己烯酸。

（2）认知康复训练。

8. TBI 后的注意力缺陷和学习困难

（1）经颅磁刺激（TMS）和经颅直流电刺激（tDCS）：是一种无痛、无创、操作简便、不良反应少的治疗方法，可减少 TBI 相关的抑郁、耳鸣、忽视、记忆缺陷和注意力障碍。

（2）前庭康复治疗：可有效地减少儿童的头晕、平衡失调等症状。

十、康复护理

1. 密切观察病情变化　严密监测生命体征。对痰液性质、动脉血气情况、血氧饱和度等情况进行观察，若患者有呼吸加快、血氧分压显著降低、血氧饱和度显著下降等现象发生，应及时遵医嘱给予处理。

2. 保持呼吸道通畅　气管切开患儿要加强气道管理，确保气道湿润和通畅，可通过雾化吸入、翻身拍背、震动排痰或体位排痰等方式促进痰液排出，必要时给予吸痰，预防坠积性肺炎。

3. 误吸的预防　重点加强口腔的清洁管理。对有吞咽障碍的患儿早期进行康复干预，留置胃管患儿规范进行置管后的维护，尽可能在专业人员指导下进食，注意床旁备好吸痰装置以备不时之需。

4. 确保足够的能量摄入　给予高热量、高蛋白、高维生素、易消化饮食，以提供足够营养物质，维持机体组织细胞代谢需要，促进机体各脏器功能和意识状态的恢复。

5. 皮肤护理　保持皮肤清洁干燥，定时给予翻身，易发生压疮的部位做好皮肤的减压和保护。

6. 体位护理　做好体位的安置和管理，保持头、躯干及各肢体功能位或良肢位摆放，防止四肢持续处于过伸或强屈位；定时进行体位的变换。

7. 二便的管理　有留置尿管患儿在留置期间加强会阴护理，规范维护，尽可能早期拔除留置尿管，必要时配合间歇导尿。早期进行排便管理和训练，确保大便通畅。

8. 加强肢体功能锻炼　患儿生命体征平稳后应尽早对四肢进行被动或主动的活动，进行关节活动度、肌力等训练；病情稳定后逐步加强日常生活能力训练。

9. 预防深静脉血栓发生　早期进行危险因素的评定，对于高风险患儿及早给予预防干预。早期开展床上运动康复训练是预防血栓发生的有效措施。

10. 给药护理　遵医嘱用药，确保给药频次、途径、方法等正确有效；密切观察用药后的疗效及不良反应。

11. 促醒护理　患儿生命体征一旦稳定，即可进行恢复意识的训练，予以语言、音乐、皮肤刺激、嗅觉刺激等方法促进苏醒。

12. 心理护理　加强对患儿及家长的心理护理，要有足够的耐心和爱心，给予陪伴、鼓励、安慰和支持，帮助树立治疗信心。必要时给予心理干预。

13. 健康宣教　对家长要加强宣教和指导，让家长了解颅脑损伤后的影响及病程，让家长认识到正确护理、早期康复以及家庭配合的重要意义，配合医护人员落实康复计划，达到最佳的康复效果。

十一、预防

儿童的颅脑损伤主要是交通伤、跌落、意外事故、虐待伤以及新生儿产伤，颅脑损伤的预防可分为三级预防。

（一）一级预防

主要包括儿童所处环境的安全筛查、防跌倒措施、交通法规及其执行力度、路面防滑、儿童安全教育等。

（二）二级预防

主要指减少伤害发生后的不良影响，包括院前抢救、转运和院内抢救、新生儿产伤急救以及全社会的综合救治意识和能力等。

（三）三级预防

主要是指预防和减少并发症、后遗症的发生。主要包括预防深静脉血栓的产生、减轻肌肉痉挛、警惕肢体骨折及外周神经损伤的漏诊、减少异位骨化的产生、控制外伤后癫痫的发作，以及因为抗癫痫药物的使用或脑垂体损伤引起的性发育异常等。

十二、预后

由于患儿颅脑损伤程度、救治时机、药物敏感性等多种因素的影响，该疾病的预后差异很大，轻症者可恢复至正常儿童，重症者也可一直处于植物状态。总体而言预后与以下因素相关：

1. 脑损伤部位、程度和范围　损伤部位越表浅、出血量越少、挫伤范围越小，预后越好。

2. 有无脑干或者丘脑损伤　有脑干或者丘脑损伤者，一般预后不佳，严重脑干损伤的患儿，可一直保持植物状态，无法苏醒。

3. 是否合并其他脏器损伤　其他器官功能损伤越多，造成的失血也越严重，患儿出现缺血缺氧性脑病的概率也越高，相对预后越差。

4. 患儿年龄　一般来说，患儿年龄越小，脑功能发育越不成熟，相对预后越差。

5. 外伤诊治是否及时恰当　诊治越及时有效，脏器功能恢复越迅速，预后越好。

6. 康复介入的时间　原则上，一旦生命体征稳定，越快康复介入，治疗效果越好，相对预后也越好。

（陈　翔　李恩耀　陈　波）

参 考 文 献

［1］杨华，赵凯怡，金泉，等.《国际功能、残疾和健康分类儿童和青少年版》类目在儿童脑外伤康复随访中的应用［J］. 中国康复医学杂志，2013，28（11）：1015-1020.

［2］杨华，高勇，周定富，等. 儿童创伤性颅脑损伤康复相关因素及预后分析［J］. 中华物理医学与康复杂志，2012，34（7）：511-515.

［3］陈翔. 颅脑损伤. 特殊儿童物理治疗［J］. 南京师范大学出版社，2015，1：284-291.

［4］倪莹莹，王首红，宋为群. 神经重症康复中国专家共识（中）［J］. 中国康复医学杂志，2018，33（02），130-136.

［5］吴毅. 重症颅脑损伤后意识障碍的精准康复［J］. 中国康复医学杂志，2017，32（3）：249-252.

［6］倪莹莹，王首红，宋为群，等. 神经重症康复中国专家共识（上）［J］. 中国康复医学杂志，2018，（1）：7-14.

［7］王治平. 神经肌肉系统疾病. 儿科学［M］. 8 版. 北京：人民卫生出版社，2015.

［8］Blennow Kaj，Brody David L，Kochanek Patrick M，et al. Traumatic brain injuries［J］. Nat Rev Dis

Primers, 2016, 2: 16084.

[9] Pavlovic Dragan, Pekic Sandra, Stojanovic Marko, et al. Traumatic brain injury: neuropathological, neurocognitive and neurobehavioral sequelae[J]. Pituitary, 2019, 22 (3): 270-282.

[10] Parri Niccolò, Crosby Bradley J, Mills Lisa, et al. Point-of-Care Ultrasound For the Diagnosis of Skull Fractures in Children Younger Than Two Years of Age[J]. J Pediatr, 2018, 196: 230-236.e2.

[11] Hill Ciaran S, McLean Aaron L, Wilson Mark H. Epidemiology of Pediat-ric Traumatic Brain Injury in a Dense Urban Area Served by a Helicopter Trauma Service[J]. Pediatr Emerg Care, 2018, 34: 426-430.

[12] Najem Dema, Rennie Kerry, Ribecco-Lutkiewicz Maria, et al. Traumatic brain injury: classification, models, and markers[J]. Biochem Cell Biol, 2018, 96: 391-406.

[13] Kochanek Patrick M, Tasker Robert C, Carney Nancy, et al. Guidelines for The Management of Pediatric Severe Traumatic Brain Injury, Third Edition: Update of the Brain Trauma Foundation Guidelines, Executive Summary[J]. Pediatr Crit Care Med, 2019, 20: 280-289.

[14] Maggio Maria Grazia, De Luca Rosaria, Molonia Francesco, et al. Cognitive rehabilitation in patients with traumatic brain injury: A narrative review on theemerging use of virtual reality[J]. J Clin Neurosci, 2019, 61: 1-4.

[15] Kim Won-Seok, Lee Kiwon, Kim Seonghoon, et al. Transcranial directcurrent stimulation for the treatment of moto impairment following traumaticbrain injury[J]. J Neuroeng Rehabil, 2019, 16: 14.

[16] Elena B, Ambra C, Emilia B, et al. Rehabilitation of Upper Limb in Children with Acquired Brain Injury: A Preliminary Comparative Study[J]. Journal of Healthcare Engineering, 2018, 2018: 1-12.

[17] Silverberg N D, Panenka W J. Antidepressants for depression after concussion and traumatic brain injury are still best practice[J]. BMC psychiatry, 2019, 19 (1): 100.

[18] Keegan L C, Murdock M, Suger C, et al. Improving natural social interaction: Group rehabilitation after Traumatic Brain Injury[J]. Neuropsychological rehabilitation, 2019: 1-26.

[19] Bayley Mark Theodore, Lamontagne Marie-Eve, Kua Ailene, et al. Unique Features of the INESSS-ONF Rehabilitation Guidelines for Moderate to Severe Traumatic Brain Injury: Responding to Users' Needs[J]. J Head Trauma Rehabil, 2018, 33: 296-305.

[20] Amorapanth Prin X, Aluru Viswanath, Stone Jennifer, et al. Traumatic brain injury results in altered physiologic, but not subjective responses to emotional smuli[J]. Brain Inj, 2018, 32: 1712-1719.

[21] Gallagher Melanie, McLeod Hamish J, McMillan Thomas M. A systematic review of recommended modifications of CBT for people with cognitive impairments following brain injury[J]. Neuropsychol Rehabil, 2019, 29: 1-21.

[22] Camey N, Totten A M, O'Reilly C, et al. Guidelines for the Manageme-nt of Severe Traumatic BrainInjury, Fourth Edition[J]. Neurosurgery, 2017, 80 (1): 6.

第十章

病毒性脑炎

概　　述

神经系统感染性疾病是导致儿童死亡和致残的最常见原因之一。由于儿童免疫系统及血-脑屏障功能不完善,在病态情况下,病毒、细菌等病原体容易进入中枢神经系统而引起发病。其中病毒性脑炎多导致脑实质损害,部分患儿恢复期会遗留一定程度后遗症,故越来越强调康复治疗对患儿后期功能恢复的重要性,且对重症患儿强调早期康复介入。儿童重症病毒性脑炎康复,是针对重症病毒性脑炎患儿超早期康复介入的综合康复治疗体系,具体指在充分评定患儿病情,有效控制原发病及并发症、保证医疗安全的前提下,尽早选用适宜的康复技术进行康复治疗,从而达到减少并发症,最快、最大程度促进功能恢复及减少后遗症的目的。

一、定义与术语

（一）定义

病毒性脑炎(viral encephalitis,VE),是由病毒感染引起的中枢神经系统感染性疾病,以脑实质受损为主,可伴或不伴有脑膜受累,儿童患者多见。该病大多数病程呈自限性,重者则起病急、病情进展快,可在短期内导致死亡,部分患儿经积极抢救后仍遗留不同程度神经系统后遗症。

（二）术语表达

病毒性脑炎是由多种病毒引起的颅内急性炎症,若病变主要累及脑膜,临床表现为"病毒性脑膜炎";若病变主要影响大脑实质,则以"病毒性脑炎"为临床特征;若脑膜和脑实质同时受累,称为"病毒性脑膜脑炎"。

二、流行病学

儿童病毒性脑炎发病率为 6.6/10 万 ~18.4/10 万,无明显性别差异。据报道,有超过 100 种病毒可导致儿童病毒性脑炎,较常见的为肠道病毒、疱疹病毒、虫媒病毒等。部分病毒具有明显流行性特征,如乙型脑炎,主要于夏季发病,而疱疹病毒脑炎则多为散发。

三、病因及病理生理

病毒经呼吸道、消化道、蚊虫叮咬等途径侵入人体,或经周围神经传入中枢神经系统,可直接损害或通过炎症及免疫反应导致脑损伤。其中肠道病毒感染者以脑干受累为主;单纯疱疹病毒性脑炎较常累及颞叶、额叶及边缘系统,引起脑组织出血坏死和/或变态反应性脑损害;虫媒病毒感染则主要累及丘脑、基底节、脑干等。

四、病毒性脑炎分型

病毒性脑炎根据病情严重程度可分为轻型、重型。轻型患儿神清、无惊厥发作,病程多在 2 周以内,恢复期无症状;重型患儿则可出现不同程度的意识障碍,频繁惊厥发作甚至癫痫持续状态,脏器功能受累甚至出现呼吸循环衰竭,恢复期可遗留不同程度功能障碍。部分类型病毒性脑炎,如流行性乙型脑炎更细分为轻型、普通型、重型、极重型。另外也可根据具体感染病原体类型的不同进行分类。

五、临床表现及诊断

该病临床表现因病原、神经系统受累部位、个体因素的不同而有所差异。临床上常见的表现以发热等前驱感染症状、高颅压(头痛、恶心、呕吐等)、脑功能障碍(精神异常、惊厥发作、意识障碍等)及相应神经系统定位症状(运动障碍、共济失调、锥体外系症状等)等为主。婴幼儿可出现烦躁、易激惹。

临床上该病的诊断主要通过临床表现、中枢神经系统炎症证据、相符合的神经影像学或脑电图表现,并排除其他非病毒性感染或其他原因所致的急性脑部疾病后确立。少数患者可通过脑脊液特异性抗体或 PCR 等检查证实病毒感染而诊断。若出现颅内压增高明显、意识障碍、频繁惊厥发作或惊厥持续状态、呼吸循环衰竭或多脏器功能受累等,则为重症病毒性脑炎。

六、临床治疗

本病无特异性治疗,但急性期正确的对症及支持治疗是保证病情顺利恢复、降低病死率及致残率的关键。主要包括:控制脑水肿和颅内压,积极控制癫痫,注意脏器功能监护及支持,维持水电解质平衡,必要时激素或丙种球蛋白冲击,抗病毒治疗等。神经生长因子对于中枢及周围神经元的发育分化、再生有重要调控作用并可诱导髓鞘的生成、神经纤维的定向生长;中枢神经系统中神经生长因子不仅可以保护轴突和髓鞘,还对维持大脑系统的免疫起着重要作用。有研究结果显示,神经生长因子在恢复病毒性脑炎患者的神经功能方面也具有一定的疗效。建议急性期可使用神经生长因子,促进神经功能的恢复,从而达到脑保护的作用。

七、康复评定

康复评定是针对患儿脑损伤部位、临床特点进行相应的功能评定,以全面了解其功能障碍情况,为康复治疗计划的制订提供依据,对重症病毒性脑炎患儿,除重视神经系统受累情况之外,还应注意其生命体征及多脏器功能情况。

(一)临床评定

包括生命体征、血压、血管活性药物的使用情况、呼吸机参数、血生化、脑脊液检查、颅脑影像学检查、脑电图检查等。

1. 典型脑脊液特点　外观清亮,压力正常或增高,白细胞数轻到中度增高,分类计数早期以中性粒细胞为主,后以淋巴细胞为主。蛋白多正常或轻度增高,糖和氯化物一般正常。涂片和培养无细菌发现。单纯疱疹病毒脑炎脑脊液中可见红细胞。

2. 影像学　病毒性脑炎颅脑影像学检查中,MRI 较 CT 更有优势,能更清晰地显示颅内病灶。MRI 在急性期可表现正常或弥漫性脑水肿,病灶也可在某些脑叶突出、呈相对局限倾向,而于恢复前后或后遗症期病灶可逐渐显现,以局限性脑萎缩或弥漫性脑萎缩为主,部分患儿出现明显的软化灶,此外,功能性磁共振成像(fMRI)可用于皮质水平的认知及意识活动观察;磁共振波谱(MRS)能够无创检测颅内能量代谢、生化改变及特定化合物定量分析。故联合应用多种 MRI 检测手段对颅内病变进行准确分析,对疾病严重程度及预后的判断更有利。

3. 神经电生理　脑电图:病毒性脑炎脑电图以弥漫性或局限性异常慢波背景活动为主要特征,少数伴有棘波、棘 - 慢复合波等。当出现背景高度慢化、暴发抑制、全脑低电压等则预示病情相对较重。诱发电位(evoked potential,EP):主要包括体感诱发电位(somatosensory evoked potentials,SEP)和脑干听觉诱发电位(brainstem auditory evoked potentials,BAEP),其中 SEP 可以作为恢复期严重意识障碍患儿意识是否能恢复的有效预测指标。

（二）身体功能评定

1. 意识　指中枢神经系统对内、外环境的刺激所具备的有意义的应答能力,这种应答能力的减退或消失就是不同程度的意识障碍(disorder of consciousness,DOC)。意识包括意识水平和意识内容两个组成部分。意识水平包括:清醒、嗜睡、昏睡、昏迷(浅昏迷、中昏迷、深昏迷);意识内容则包括记忆、思维、定向力、情感等大脑皮层高级功能活动,以及通过视、听、语言和复杂运动等与外界保持紧密联系的能力。此外,还应注意一些特殊类型意识障碍:如微小意识状态、去皮质综合征、闭锁综合征、植物状态等。

重症病毒性脑炎患儿多会出现不同程度意识障碍,其意识障碍的恢复,是患儿主动配合康复治疗的前提,因此正确的意识评定及积极促醒治疗显得尤为重要。

意识障碍程度分类可以根据格拉斯哥昏迷评分量表(Glasgow coma scale,GCS)、儿童昏迷量表(Pediatric coma scale)、修订昏迷恢复量表(Coma recovery scale revised,CRS-R)进行评定,亦可结合神经电生理结果进一步预测预后。

2. 心肺功能评定　重症患儿进行康复治疗前应进行心肺功能评定,以确定康复治疗介入时机,并保证康复治疗的安全性。

（1）心功能评定:①一般评定,心率及节律、心功能分级;②心脏电生理及超声评定,心电图(ECG)、射血分数(EF)、左室功能(LVEF)等;③心脏负荷试验,急性缺氧性脑病意识恢复后可酌情考虑使用。

（2）呼吸功能评定:①一般评定,呼吸频率及节律、呼吸运动模式、是否使用呼吸机及呼吸机参数、胸廓活动度、对称性、呼吸肌等评定;咳嗽及咳痰能力的评定;肺部听诊。②实验室评定,血液生化、血气分析、血氧饱和度监测。③影像学及超声评定,如胸部 X 线、CT、超声等。④肺功能评定,需结合患儿情况选取合适的肺功能检测指标。⑤机械通气相关指标,对于机械通气患者的评定至关重要。

3. 运动功能评定　包括肌力、肌张力、痉挛或运动模式、关节活动度等。目前肌力的测定主要通过手法肌力测定(MMT);肌张力评定最常用的量表是改良 Ashworth 痉挛评定量表(Modified Ashworth Scale,MAS)及改良 Tardieu 量表(Modified Tardieu Scale,MTS),而关节活动范围则多用量角器进行角度测定。

4. 精神障碍评定　对病毒性脑炎患儿,目前尚无统一的精神障碍评定方法。临床上可根据患儿的具体表现或结合精神科相应量表进行初步评定,以利于进一步针对性治疗,如谵妄筛查量表(Intensive Care Delirium Screening Checklist,ICDSC)、汉密尔顿抑郁量表

（Hamilton Rating Scale for Depression，HAMD）等。

5. 营养状态评定　重症病毒性脑炎是营养不良的高发群体，因意识障碍、吞咽困难、喂养不耐受、胃肠功能紊乱等导致摄入不足，同时感染、脏器功能衰竭等导致机体处于应激状态、内分泌紊乱、营养储存迅速耗竭、代谢增高等，均可导致营养不良而需要营养支持。合理的营养支持能提供足够能量，限制分解代谢，防止内源性蛋白过分消耗，恢复机体免疫功能，提高危重患儿生存率，缩短康复时间。

重症病毒性脑炎患儿，在诊疗初始阶段即应进行营养筛查及营养评定，可参考的筛查工具包括儿科营养风险评分（Pediatric Nutritional Risk Score，PNRS）、主观全面营养评定（Subjective Global Nutritional Assessment，SGNA）、儿科营养不良评估筛查工具（Screening Tool for the Assessment of Malnutrition in Pediatrics，STAMP）、营养风险筛查2002评分系统（Nutritional Risk Screening 2002，NRS 2002）等。

八、康复治疗

（一）康复治疗目标

加快重症病毒性脑炎患儿功能恢复进程，减少并发症，降低病残率，帮助患儿更好地回归家庭、学校及社会。

（二）康复治疗原则

1. 保障安全　在积极内科处置的基础上，加强监护，保障患儿安全性及康复治疗的规范化与标准化。

2. 尽早介入　具备条件者，尽早康复治疗，减少后遗症及避免并发症的发生。

3. 目标明确　根据患儿病情变化确定阶段性康复治疗目标并逐步实施。

4. 全面系统　强调综合康复治疗，针对多种障碍运用不同康复治疗手段促进患儿功能恢复，并注意多学科协作。

5. 个体化　根据不同患儿病情及功能障碍的不同制订适宜的康复治疗方案。

（三）康复治疗介入及暂停时机

1. 介入时机　当患儿进入重症监护病房24~48h后，血管活性药物在减量过程中，血流动力学及呼吸功能基本稳定即可开始康复治疗。

2. 暂停时机　当患儿出现明显生命体征波动并有进一步恶化，可能危及生命时应暂时中止康复治疗。

（四）康复治疗工作模式

可安排康复小组进驻重症监护病房，在患儿入住24~48h内进行功能评定、制订康复治疗目标及计划，并确定康复介入时机，有条件的医院可以成立重症康复病房，在经重症监护病房治疗后生命体征基本稳定、但仍需在监护及处置基础上进行治疗的患者可转至该病房进行积极康复治疗。

（五）康复治疗内容

1. 意识障碍康复技术　首先应对原发病即病毒性脑炎及其相应出现的并发症进行积极对症支持治疗，当生命体征平稳，则尽快进行促醒治疗。

（1）药物促醒：病毒性脑炎所致意识障碍是由病毒直接损伤或炎症、免疫及缺血缺氧等继发性脑损伤所致，故具有神经保护及修复作用的药物有助于促醒。也可根据中医辨证施治，选用中药促醒。

（2）感觉刺激技术：体感音乐、情感及视听触觉等感觉刺激疗法有助于提高上行网状激活系统及大脑皮质神经元的活动水平，利于觉醒。例如选择播放患儿病前熟悉和喜欢听的音乐曲目及儿歌；亲人给患儿讲其病前喜欢和关心的话题；经常播放患儿病前喜欢看的视频或动画；或经常的肢体被动活动和皮肤刺激等。

（3）高压氧治疗：高压氧治疗可以提高脑内血氧弥散半径，降低颅内压，改善脑水肿，减少氧自由基，利于神经修复，有助于意识障碍患儿的意识恢复，改善生命功能活动。

（4）神经电刺激及磁刺激治疗：如正中神经电刺激、迷走神经电刺激、经颅直流电刺激、脑深部电刺激、重复经颅磁刺激等。

（5）亚低温治疗：亚低温可降低脑组织氧耗、减少脑组织乳酸堆积、减轻脑水肿、阻断氧自由基生成等，对急性期脑组织的保护具有十分重要的作用。《2010年美国心脏协会心肺复苏及心血管急救指南》推荐在临床上使用32~34℃的亚低温治疗。

（6）镇痛镇静：在重症脑炎急性期，通过适当及有效的镇痛镇静以降低脑代谢率，控制颅内压，控制阵发性交感神经兴奋，控制惊厥发作或惊厥持续状态，进一步达到器官保护作用。

（7）针灸、穴位神经电刺激：通过传统中医辨证方法，应用头针、体针及穴位神经电刺激方法促醒。

2. 心肺功能管理 对于重症病毒性脑炎患儿，良好的心肺功能管理是综合康复治疗顺利进行的保证。

（1）循环管理：对于重症病毒性脑炎患儿，在疾病急性期，需要注意积极治疗原发病、控制颅内压，防止中枢性呼吸循环衰竭，并注意保持血流动力学及内环境稳定，尽量减少心脏负荷，结合患儿意识、配合度及肢体运动功能等综合评定，制订相应的治疗方案以改善循环功能，预防治疗过程中心血管事件的发生。

1）循环康复禁忌证：当患儿处于病毒性脑炎急性期，存在颅内压增高、急性心力衰竭、血流动力学不稳定、恶性心律失常、血栓形成、有严重心脏基础疾病（如急性心肌炎和心包炎、有症状的动脉狭窄、严重心肌病等）时。

2）循环康复治疗：重症病毒性脑炎急性期多存在严重意识障碍，不能主动配合治疗，急性期多通过适当被动活动，减少或消除绝对卧床休息所带来的不良影响。主要包括：翻身训练、良肢位摆放、适当抬高床头、被动关节活动及肢体训练、神经肌肉电刺激、气压治疗等。若患儿意识状态恢复，可根据患儿心功能情况逐步开始主动运动，鼓励拔除气管插管的患儿尽早坐起，如练习直立坐位、床椅转移、电动起立床、上下肢主动及抗阻训练、日常生活活动训练、吹气训练、神经肌肉电刺激等。治疗过程中需严密监护患儿生命体征及循环功能。

（2）呼吸管理：重症病毒性脑炎患儿早期多存在不同程度呼吸功能障碍，必须及时介入呼吸管理，且康复治疗要建立在安全有效的内科治疗、氧气疗法和呼吸支持等基础治疗之上。

具体治疗方式包括：①体位训练，体位摆放和活动是首要的治疗方式，可促进氧的运输，同时也是贯穿各种治疗的一种干预方式。肺部通气、血流和通气血流比值主要受重力的影响，因此也受体位的影响。在直立位时能够最大化肺容积和肺容量，近似直立的坐姿可以改善肺功能和更好地支持呼吸运动，盆腔对齐是姿势正确的关键。考虑到通气血流比值、功能残气量、膈肌变化、体位引流、耐受性等，以前倾坐位为最佳训练体位。但体位训练有可能引起血流动力学变化,在治疗过程中应密切监护。②气道廓清技术,对于存在有呼吸道感染者,可通过体位引流、高频胸壁震荡、徒手拍背排痰法、加强咳嗽训练等方法促进分泌物排出。③人工气道管理,包括气管插管及气切套管,应保持管道通畅、注意湿化;定期评定痰液黏稠度,过黏或有痰痂提示气道湿化不足,痰液清稀、量多,需多吸引,提示湿化过度。④呼吸训练,对于意识恢复,有一定认知功能且情绪稳定的重症患者,可以通过各种呼吸运动和治疗技术来重建正常的呼吸模式,包括腹式呼吸训练、抗阻呼吸训练、深呼吸训练、呼吸肌训练等多种方法和技术。⑤物理治疗,膈肌电刺激和超声等物理治疗可以作为呼吸康复治疗的辅助手段。⑥中医传统疗法,合理的运用中医传统疗法作为综合治疗方案的一部分,穴位按压、针灸推拿等,都可以发挥有效的作用。

3. 肌肉骨骼管理　肌肉骨骼管理主要包括对肌力、肌张力及关节活动等的管理,并注意对肌痉挛、肌肉挛缩、关节僵直、瘫痪等的评定和防治。

对尚未发生肌肉痉挛的患者,需要注意良肢位摆放,让患儿处于舒适、对抗痉挛、防止挛缩的体位,并予以主动或被动肢体训练,防止废用性肌萎缩或关节挛缩等,若能主动配合治疗,还可以进行抗阻训练。此外,重症脑炎患儿由于脑损伤重,部分患儿会因上运动神经元受损引起牵张反射亢进,而致肌张力升高,更需注意手法治疗,辅以蜡疗、推拿等综合康复治疗技术,可加用抗痉挛药物,穿戴矫形支具或局部注射肉毒素,必要时手术治疗。

4. 癫痫管理　在病毒性脑炎急性期,由于脑细胞坏死、炎症浸润等损伤神经元出现惊厥发作。急性期后病变部位可能留下永久的病灶,可出现反复惊厥发作,恢复期还可继发脑炎后癫痫(postencephaliticepilepsy, PEE),其发生率为4%~20%,而频繁癫痫发作会再次造成神经精神功能障碍。

急性期惊厥发作仍以积极止惊为主;脑炎后癫痫发作治疗则与常规癫痫治疗大致相同,局灶性癫痫首选奥卡西平、卡马西平;全面性癫痫首选丙戊酸。有研究表明,左乙拉西坦能够快速、有效控制儿童脑炎早期癫痫发作,但其具体机制及对于脑炎后癫痫的长期预后还需要更多研究及长时间随访观察。抗癫痫治疗时可根据患儿病情选用单一用药或联合用药,并注意监测抗癫痫药物的毒副作用。

5. 精神障碍管理　约10%~20%的脑损伤者会出现精神异常,尤以额叶损伤为主。单纯疱疹病毒性脑炎中约1/3的患者会以精神障碍为首发或唯一症状。可表现为谵妄、妄想、情绪不稳、恐惧、幻觉、烦躁、反应迟钝、抑郁、焦虑等。

治疗应包括药物治疗及心理治疗。根据不同精神障碍类型可适当选用对应抗精神障碍药物进行治疗。但因此类患儿有明确脑器质性病变,用药及剂量应慎重考虑,并注意药物的副作用。必要时可结合精神科会诊意见处置。此外,康复治疗中沙盘治疗结合家庭及社会关爱支持也可取得一定疗效。

6. 营养管理　依据能量需求喂养;优先供给肠内营养,当存在肠内营养支持禁忌证或喂养不耐受、肠内营养不能满足需求时,可考虑部分或全肠外营养支持;注意监测和补充电解质、维生素及微量元素。

7. 并发症的预防及管理

（1）压疮（pressure sores）:是危重症患者常见的并发症,危重症儿童发生率约为7%~17%。营养不良、长期卧床、皮肤潮湿、大小便失禁等情况都会增加压疮的发生率。临床上应及时对压疮风险进行评定并尽量去除相关风险因素。首先,强调急性期执行严格、规律的人工翻身和体位摆放。定时变换体位、解除压迫,避免皮肤长时间受压,使用减压垫时,应避免骨突部位皮肤压迫超过 3~4h。使用普通床垫时,需要更频繁的翻身（每 1~2h 1 次）。在相对坚硬的表面,不到 1h 即要翻身。必要时,骨突处可外用人工皮。注意保持皮肤干燥、做好规范化皮肤清洁、适时更换衣物或尿不湿。其次,维持良好的营养状态,也可以进一步降低压疮发生的风险。对于已形成的压疮,立即使压疮局部减压,并做好清创换药,使用外用药或敷料促进局部新鲜肉芽及上皮组织的生长。

（2）深静脉血栓（deep venous thrombus, DVT）：是由于各种因素引发静脉血管壁受损、血流减慢和血液成分改变致高凝状态等,在深静脉管腔内形成血凝块,进而发展为血栓,严重者甚至可发生肺栓塞。重症病毒性脑炎患儿长期卧床,且由于感染、免疫功能紊乱等致血流动力学改变,是 DVT 形成的高风险人群。临床上,DVT 形成者的临床症状和体征病没有特异性,少部分患儿可有局部的疼痛、肿胀等。目前常采用的评定方式是检测血浆 D- 二聚体水平及局部深静脉彩色多普勒超声检查。对于不存在 DVT 者应积极采取预防措施,尽早进行患肢的被动及主动活动,尽早离床活动。可用弹力绷带或气压袋,也可按摩协助静脉回流,必要时可预防性使用抗凝剂。若临床或实验室检查明确 DVT 形成,则应暂停康复治疗,并加强对 DVT 变化趋势的检测,在充分评定其大小及稳定性的基础上,根据 DVT 的不同时期制订相对应的综合治疗方案。

（3）继发感染（secondary infection）：是危重症患儿常见的并发症,以继发肺部感染及泌尿道感染最常见。①坠积性肺炎：保持皮肤清洁、防止误吸、落实隔离措施,积极排痰、必要时予纤维支气管镜灌洗,并注意根据病情选用敏感抗生素。同时加强营养支持,及对患儿进行呼吸功能训练、咳嗽训练等。②泌尿道感染：保持会阴部皮肤清洁,可予留置导尿,并积极抗感染治疗,对于合并神经源性膀胱者,感染控制后予间歇导尿,4~6 次 /d,随访泌尿系超声、尿动力学检查及肾功能。

（4）骨质疏松（osteoporosis）：重症病毒性脑炎患儿由于卧床时间较长,可导致失用性骨质疏松,若合并营养不良,可进一步加重骨质流失。在患儿生命体征平稳情况下,应尽早进行负重训练。可用站立床帮助站立,也可在平衡杠内站立。应尽早进行力量、耐力和协调性练习,进行肌肉等长收缩、等张收缩练习,同时注意定期评定骨密度情况,可运用超声骨强度或双能 X 线骨密度测定进行评定,必要时予高钙饮食或药物补钙治疗。

8. 脑炎后遗症　脑炎后遗症期以肌肉痉挛、异常运动模式为主,可伴有联合运动。应强调在 ICF 的理念指导下制订治疗目标和方法,同时鼓励家长参与,以达到最大限度地改善患者运动功能障碍,提升患者生活质量的目的。可选用 PT、OT、ST、SET 等速肌力训练,推拿按摩等治疗方法,有效促进挛缩的肌肉、肌腱松解,提高局部血流,促进组织血液循环改善,最终使肌张力降低,肌力提高;大运动训练需要按照翻身、坐、坐位平衡、膝跪位、坐到站、独立稳定、步行顺序进行。

九、康复护理

在重症病毒性脑炎患儿中,康复护理贯穿于整个康复治疗的全过程,包括:保持室内安静及空气流通,密切监护生命体征、血压、血氧饱和度,准确记录患儿出入量,注意静脉或动脉通道的维护,积极清理呼吸道保持患儿呼吸道畅通,注意口腔护理防止舌咬伤,勤翻身以预防压疮形成或继发皮肤感染,保证营养供给及注意大小便管理等。

十、预防

（一）一级预防

普及卫生知识，改善生活环境，提高免疫力，控制传染源，避免交叉感染。疫苗能预防部分病原体引起的严重神经系统疾病，如麻疹脑炎、腮腺炎脑膜脑炎、流脑及乙型脑炎等，应普及疫苗接种。

（二）二级预防

若出现症状，应尽早就医，早期诊断、早期治疗、早期康复介入，以防止或减少并发症的发生，减少后遗症。

（三）三级预防

若出现明确功能障碍，更应积极开展康复治疗，予以家庭及社会支持，减轻并克服残疾的影响，提高患者的生活和社会适应能力。

十一、预后

儿童病毒性脑炎患者大多预后良好，存活率为 80%~95%，但重症病例致残率可达 20%，后遗症发生率高达 50%~70%，如智力、视听力残疾，精神、意识障碍，肢体瘫痪、肌肉痉挛、脑神经麻痹、继发性癫痫等。在脑损伤的初期阶段，脑组织的可塑性、代偿能力强，异常姿势和运动模式还未固定化，在度过危险期后尽早进行康复干预，可预防继发性损害、减少后遗症。

（肖 农 林 莉）

参 考 文 献

［1］付小兵. 脑损伤后认知障碍及神经生长因子的脑保护作用［J］. 中华神经创伤外科电子杂志，2015，1（03）：1-3.

［2］郭育英，廖海燕，谢彩云，等. 脑电图监测在病毒性脑炎诊断及预后中的应用价值［J］. 海南医学，2018，29（9）：1303-1304.

［3］冯英，肖农，陈玉霞，等. 体感诱发电位和脑干听觉诱发电位预测恢复期严重意识障碍患儿意识恢复的价值［J］. 临床儿科杂志，2016，34（11）：806-810.

［4］倪莹莹，王首红，宋为群，等. 神经重症康复中国专家共识（上）［J］. 中国康复医学杂志，2018，33（1）：7-14.

［5］陈英石. 病毒性脑炎伴精神行为异常 51 例临床分析［J］. 广西医科大学学报，2009，26（4）：638-639.

［6］Sasaki J, Chegondi M, Raszynski A, et al. Outcome of children with acute encephalitis and refractory status epilepticus［J］. J Child Neurol, 2014, 29（12）：1638-1644.

［7］Stahl JP, Mailles A, Dacheux L, et al. Epidemiology of viral encephalit is in 2011［J］. Med Mal Infect, 2011, 41（9）：453-464.

［8］Aneja S, AUID Oho, Sharma S. Diagnosis and Management of Acute Encephal-itis in Children［J］. Indian J Pediatr, 2019, 86（1）：70-75.

［9］Villoslada P, Genain CP. Role of nerve growth factor and other trophic factors in brain inflammation［J］. Prog Brain Res, 2004, 146：403-414.

［10］Zhao M, Li XY, Xu CY, et al. Efficacy and safety of nerve growth factor or the treatment of neurologicaldiseases: a meta analysis of 64 randomized controlled trials involving 6,297 patients[J]. Neural Regen Res, 2015, 10(5): 819-828.

[11] Oddo M, Crippa IA, Mehta S, et al. Optimizing sedation in patients with acute brain injury[J]. Crit Care, 2016, 20(1): 128.

[12] Misra UK, Tan CT, Kalita J. Viral encephalitis and epilepsy[J]. Epilepsia, 2008, 49 Suppl 6: 13-18.

[13] Ueda R, Saito Y, Ohno K, et al. Effect of levetiracetam in acute encephalit is with refractory, repetitive partial seizures during acute and chronic phase[J]. Brain Dev, 2015, 37(5): 471-477.

[14] Kottner J, Wilborn D, Dassen T. Frequencyof pressure ulcers in the pediatric population Aliterature reviewand new empirical data[J]. Int J Nurs Stud, 2010, 47(10): 1330-1340.

[15] Yin Z, Wang H, Yang J, et al. Japanese encephalitis disease burden and clinical features of Japanese encephalitis in four cities in the People's Republic of China[J]. Am J Trop Med Hyg, 2010, 83(4): 766-773.

第十一章

小儿脑积水

概　述

小儿脑积水（infantile hydrocephalus）是一种严重影响患儿运动功能、语言功能、智力水平、生活生存质量的儿科难治性疾病，具有较高的致残致死率。本指南主要参考《中国脑积水规范化治疗专家共识（2013 版）》《小儿脑积水：系统的文献回顾及循证指南 2014》等相关内容，结合儿童康复技术和方法，旨在规范小儿脑积水的诊疗常规及相关康复治疗，提升广大医务工作者对小儿脑积水的认识及治疗康复水平，延缓病情发展，降低其致残致死率，提高生存率和生活质量。

一、定义与术语

（一）定义

小儿脑积水是指在儿童时期（14 岁之前）由于颅脑疾患导致脑脊液的分泌、循环或吸收障碍，颅内脑脊液量增多，引起脑室系统和 / 或蛛网膜下腔异常扩大的病理状态。临床以头颅异常扩大、落日目、颅内压增高和脑功能障碍等为主要特点。

（二）术语表达

小儿脑积水的术语的表达主要包括：先天性脑积水、后天性脑积水、婴幼儿脑积水、儿童脑积水、梗阻性脑积水、交通性脑积水、外部性脑积水等。出生时就存在的脑积水称为先天性脑积水，出生后由于明确病因产生的脑积水称为后天性（获得性）脑积水。婴幼儿及儿童脑积水主要依据发病年龄而命名，以区别于成人脑积水。梗阻性脑积水、交通性脑积水主要依据病理状态命名及分类，临床多采用本分类法。外部性脑积水是交通性脑积水的一种特殊类型，是发生在婴儿时期的一种年龄依赖性和自限性疾病，国外文献又称其为"假性脑积水"。由于各种原因引起脑实质本身先发生萎缩而后脑室与蛛网膜下腔扩大、脑脊液量相对增多者，不属于本病范畴。小儿脑积水属于中医的"解颅""囟填"等病证。

二、流行病学

据 WHO 对 24 个国家的统计报告显示，先天性脑积水的发病率为 8.7/10 000。我国 1996—2007 年 31 个省、市、自治区出生缺陷监测资料表明，先天性脑积水的发病率为 6.8/10 000，仅次于神经管畸形，且明显高于成人。由于后天性脑积水是出生后多种原因引起的一种病理结果，其确切的发病率很难统计。随着医学技术的进步，小儿脑积水的发病率呈下降趋势，根据我国 2004—2007 年出生缺陷监测网资料，全国先天性脑积水的发病率有明显下降趋势，下降幅度为 16.4%，且城市较农村下降明显。此外，小儿脑积水中，外伤后脑积水发病率为 4.5%，化脓性脑膜炎的脑积水发病率为 11.25%~53.5%。单胎患病率为 10.6/10 000，双胎患病率为 33.7/10 000，男性高于女性。先天性脑积水的发病率具有随孕妇年龄增加、产次增多而增高的趋势。

三、病因及病理生理

正常情况下,脉络丛不停地产生脑脊液,在脑室系统和蛛网膜下腔内不断地循环、代谢,其分泌、循环和吸收处于动态平衡,从而维持颅内脑脊液容量和脑压的相对稳定。如果某些原因打破了这种平衡,就可能会形成脑积水。引起脑积水的主要原因有脑脊液分泌过多、循环障碍、吸收不良三个方面,其中以脑脊液循环通路阻塞最多见,常见原因为中脑导水管狭窄、颅内肿瘤等占位性病变的压迫及各种原因引起的蛛网膜粘连等。循环通路的阻塞多见于:①先天性发育畸形,如 Dandy-Walker 畸形、Arnold-Chiari 畸形、脑穿通畸形等;②脑室内炎性病变发生局部或广泛性粘连,造成中脑导水管等部位的阻塞;③脑室内出血,或其他部位出血破入脑室,可因血块或晚期引起的粘连造成中脑导水管或侧脑室室间孔、第四脑室出口(正中孔、侧孔)阻塞;④脑室内或邻近组织因颅内肿瘤、囊肿、血肿以及寄生虫等,可阻塞脑脊液循环的任何部位。脑脊液分泌过多可见于脉络丛乳头状瘤及脉络丛增生、脑膜的各种炎症,而单纯性脑脊液分泌过多比较少见。脑脊液吸收不良以新生儿多见,主要由炎症、创伤和出血等因素引起。炎症可致蛛网膜下腔发生局部或广泛性粘连,蛛网膜颗粒闭塞可致单向流动的活瓣功能不全,出血量多时可堵塞蛛网膜下腔。若炎症波及静脉窦尤其是上矢状窦,可发生血栓形成静脉窦炎,使上矢状窦栓塞,导致脑脊液吸收障碍。

四、小儿脑积水分类

(一)依据病理分类

可分为梗阻性脑积水、交通性脑积水、外部性脑积水三大类。

1. 梗阻性脑积水　是由于脑脊液循环通路受阻,使脑脊液流入蛛网膜下腔(或小脑延髓池)的通路发生障碍所引起的病理现象。其特征是脑脊液过多的积聚,导致脑室扩大,颅内压增高,伴随继发性脑实质受压变薄。

2. 交通性脑积水　是由于脑脊液的吸收不良或分泌过多及排泄障碍所引起的病理现象。

3. 外部性脑积水　又称其为"假性脑积水",是交通性脑积水的一种特殊类型,是发生在婴儿时期的一种年龄依赖性和自限性疾病。临床以不明原因的抽搐和/或头围异常增大,影像学检查以蛛网膜下腔增宽,前半部球间裂隙增宽,伴有或不伴有轻度脑室扩大为特征。临床分为特发性和继发性外部性脑积水,特发性外部性脑积水预后较好,继发性外部性脑积水预后较差。

(二)依据病因分类

可分为创伤性脑积水、耳源性脑积水、感染性脑积水、占位性脑积水、出血性脑积水。

1. 创伤性脑积水　是指患者颅脑外伤后,由于颅内异物及脑室、蛛网膜下腔出血阻塞了脑脊液的循环通路或蛛网膜下腔受损引起的脑积水,多发生于小儿,发生率为 0.7%~8%。

2. 耳源性脑积水　是指耳部疾病引起的脑积水,多发生于 6~14 岁儿童。

3. 感染性脑积水　常见于颅内结核感染和寄生虫感染。临床上常分为结核性脑积水和寄生虫性脑积水。结核性脑积水是结核性脑膜炎的晚期合并症,其病理改变主要是室管膜炎或脉络丛结核病变,使一侧或两侧室间孔狭窄粘连,而出现一侧或两侧脑室扩张,导致粘连或阻塞部位以上的脑室系统扩大。寄生虫性脑积水是由于颅内寄生虫造成脑脊液循环障碍而形成的脑积水,脑囊虫所致者较为多见。

4. 占位性脑积水 是指由于颅内占位性病变所造成脑脊液分泌过多或循环障碍而形成的脑积水。脉络丛乳头状瘤刺激脉络丛,使脑脊液分泌过多,出现占位性交通性脑积水。其他部位的颅内占位性病变大多造成脑脊液循环梗阻,出现占位性梗阻性脑积水。

5. 出血性脑积水 是指颅内出血造成脑脊液循环、吸收障碍而形成的脑积水,多由以下原因引起:新生儿早发性及晚发性维生素 K 缺乏而造成的颅内出血;早产、产伤、产后窒息等造成颅内出血;脑血管畸形(血管瘤)破裂出血;外伤后颅内出血等。

（三）依据发展速度分类

可分为急性脑积水、慢性脑积水、正常颅内压性脑积水、静止性脑积水。

1. 急性脑积水 发病快,最快者可在数小时内出现颅内压增高的症状,有的可出现短暂或持久性视力障碍。急性发作期,颅内的代偿能力差,较易出现意识障碍,若不及时抢救可发生脑疝导致死亡。

2. 慢性脑积水 发生的速度较缓慢,因颅内尚有一定的代偿能力,同时因骨缝分离、脑组织萎缩和脑室系统扩大,使颅内容纳更多未被吸收的脑脊液。

3. 正常颅内压性脑积水 为临床病理综合征,属于慢性脑积水的一种。虽然多数为交通性脑积水,但也包括一些不全梗阻性脑积水,如中脑水管粘连、狭窄与后颅窝粘连等。其特点是脑脊液压力已恢复至正常范围,但脑室和脑实质之间继续存在着轻度的压力梯度(压力差),这种压力梯度可使脑室继续扩大并导致神经元及神经纤维损害。正常颅内压脑积水实际上是一种间歇性高颅压性脑积水。颅内压在病程中时有波动,或加重,或缓解。本病后期则呈代偿性脑积水,脑室停止扩大。

4. 静止性脑积水 是脑积水发展到一定程度之后自动静止的一种状态。主要特点是脑脊液的分泌与吸收趋于平衡,脑室和脑实质之间的压力梯度已消失,脑室的容积保持稳定或缩小,未再出现新的神经功能损害。

五、临床诊断标准

（一）临床表现

小儿脑积水的临床表现与脑积水病理变化出现的年龄、病情轻重及病程长短有关,主要表现如下:

1. 头颅改变 多见于婴幼儿发病者,头颅呈进行性异常增大,伴囟门扩大、颅缝开解以及颅骨变薄变软,头部叩诊呈"破壶音"(Macewen 征),眼球下陷呈"落日(setting sun)征",头颅透光试验阳性等。

2. 颅内压增高表现 在婴幼儿时期,颅内压增高的症状多不明显,但可见囟门隆起、张力增高、头皮静脉怒张等。脑积水进展较快时,可出现反复呕吐。囟门和颅缝已闭合的较大儿童出现脑积水,常表现为颅内压增高症,即头痛、呕吐及视盘水肿。当脑积水发展缓慢时,可以只表现为头痛、个性和情绪的改变,或者出现展神经麻痹而使眼球内斜,但病程晚期多有颅内压增高症。

3. 神经系统功能障碍症状 大多数轻度的婴幼儿脑积水无明显的神经系统定位体征,中、重度脑积水随着病情的进展可出现智能、运动功能减退,视力减退甚至失明。脑积水晚期或病情严重时,则出现智能、运动功能减退加重,甚至肢体痉挛性瘫痪、抽搐发作及意识障碍等,最终往往由于营养不良、全身器官衰竭及合并呼吸道感染等并发症而死亡。

（二）辅助检查

1. 头颅影像学检查

（1）梗阻性脑积水：头颅 X 线片为颅骨内板可见指压痕，头颅 CT 见脑室扩大，双侧额角与颅内径之比 >0.33 是诊断脑积水的标志性指标，额角变锐 <100°，颞角宽度 >3mm，脑室边缘模糊，室旁低密度晕环，基底池、脑室受压或消失；MRI 矢状位可显示导水管梗阻，幕上脑室扩大，胼胝体变薄、向上拉伸、穹窿、大脑内静脉向下移位，第三脑室底疝进入扩大的蝶鞍，间质水肿在脑室角周围明显，脑室内脑脊液形成湍流，导水管流空消失。

（2）正常压力性脑积水：CT 见脑室扩大伴额角变钝，MRI 有脑室扩大，额角颞角扩大不伴海马萎缩，基底池、外侧裂扩大，脑沟正常。

（3）蛛网膜下腔增宽即脑外积水：CT 见双侧额部蛛网膜下腔增宽 >5mm，脑池增宽，轻度脑室扩大，增强 CT 显示静脉穿过蛛网膜下腔，MRI 有蛛网膜下腔增宽伴穿行血管。蛛网膜下腔为脑脊液信号，要排除慢性硬膜下积液，可采用增强 CT 或 MRI 排除基础疾病。

2. 腰椎穿刺 检测颅内压（选择性应用）：临床上常以左侧卧位腰穿测蛛网膜下腔压力代表脑室内压力，梗阻性脑积水严禁做腰穿进行颅压测量。小儿正常颅内压：新生儿 $30\sim80mmH_2O$，儿童 $70\sim200mmH_2O$。

3. 眼底检查 检查是否存在视盘水肿或视神经萎缩。

4. 其他特殊检查 脑脊液常规生化检查、神经电生理检查等。

（三）诊断标准

1. 诊断要点

（1）头颅增大，且增长速度较快，骨缝分离，前囟明显饱满扩大，头皮静脉曲张。颅部叩诊呈破壶音，颈肌不能支持头重而下垂，眼球下旋如落日状，或震颤，或斜视，可有烦躁、嗜睡、食欲不振，甚至呕吐、惊厥等。

（2）头颅 CT 或 MRI 检查提示脑实质变薄，脑组织容量减少，脑室增宽扩大。头颅 X 线可见骨板变薄，颅缝分离，蝶鞍增宽。眼底检查可见视神经萎缩或视盘水肿。

2. 诊断标准

（1）头围超过正常人群的 2 个标准差。

（2）囟门扩大，逾期不闭，紧张饱满或颅缝分裂。

（3）眼球下旋如落日状，或震颤，或斜视。

（4）智力障碍，语言发育迟缓。

（5）运动发育异常，或有肢体运动功能障碍，头痛、呕吐、眩晕或抽搐，而难以用其他疾病解释者。

（6）影像学检查证实有脑积水者。

凡具有上述（1）~（5）之一及（6）项者，即可诊断为本病。

（四）鉴别诊断

1. 需与脑积水鉴别的西医病种 婴幼儿硬膜下血肿或积液、头大畸形，巨脑症，颅内占位病变（囊肿、肿瘤），佝偻病，脑发育不全、积水性无脑畸形、慢性硬膜下血肿，软骨发育不全。

2. 需与脑积水鉴别的中医病种 方颅、头痛、五迟五软。

六、共患病

由于脑积水压迫脑组织,影响脑的正常发育及功能,因此本病常共患脑发育迟缓、智力障碍、语言迟缓、运动落后、癫痫发作及视力障碍等。若经常应用脱水剂和利尿剂,易出现脱水、酸中毒及电解质紊乱等并发症;脑积水分流手术可合并感染、颅内出血或积气、低颅压综合征、脑裂隙综合征、引流管堵塞及断裂等情况。

七、临床治疗

小儿脑积水的治疗可分为手术治疗和非手术治疗。手术治疗可以去除病因或重建脑脊液循环通路,适用于病程进展较快的高颅压型脑积水。对于早期、发展缓慢或不适合手术治疗的患儿,则以非手术治疗为主,酌情选用脱水或利尿药,可配合运用传统中医药治疗。后天性脑积水还需同时进行原发病因的治疗。

（一）手术治疗

1. 脑脊液分流术　目的是通过重建脑脊液循环通路,以达到脑脊液分流的目的。按分流的终点不同,可分为颅内分流和颅外分流两种。颅内分流术适用于梗阻性脑积水,如侧脑室 - 小脑延髓池分流术及第三脑室造瘘术等。颅外脑脊液分流术适用于各型脑积水,方法较多,包括侧脑室 - 腹腔分流术、侧脑室 - 颈内静脉分流术、脑室 - 胸导管分流术、侧脑室 - 淋巴管分流术、脑室 - 心房分流术、侧脑室引流术等,其中以侧脑室 - 腹腔分流术最常用。

2. 减少脑脊液产生的手术　主要为脉络丛切除术或电灼术,因效果欠佳,已很少采用。

3. 去除病因的手术　如切除颅内肿瘤、囊肿及脓肿等占位性病变,恢复脑脊液循环通路。

（二）药物治疗

药物治疗的目的在于暂时减少脑脊液的分泌或增加机体水分的排出（利尿）。降低颅内压,主要使用乙酰唑胺（醋氮酰胺）减少脑脊液的分泌,或用脱水剂甘露醇、利尿剂如双氢克尿塞等,以增加水分的排出,但疗效有限。

中医药治疗,历代医家都有一定的研究,可用于小儿常压型脑积水、高颅压性脑积水围手术期及脑积水术后,以减少脑积水或延缓脑积水的复发。传统中医药治疗本病以阳虚阴盛、阴乘阳位、脑窍不通、水液停积为主要病机,以健脾补肾、开窍通络、温阳利水为治疗原则,并根据水瘀互结、阳虚水泛、脾肾亏损、热毒壅滞等证型的不同,分别运用化瘀通络、温阳健脾、补肾养肝、清热解毒等法,佐以通窍利水,同时配合中药外敷及针灸、推拿等综合措施以改善症状。

八、康复评定

小儿脑积水常有不同程度的神经功能障碍,主要表现为运动障碍、言语障碍、智力障碍等。因此脑积水患儿的康复评定主要包括运动功能评定、言语功能评定、认知功能评定、吞咽功能评定、日常生活活动能力评定等。

（一）运动功能障碍评定

脑积水患儿可导致多种多样的运动障碍。肌张力异常会影响运动控制,肌力下降、关节活动范围受限会影响运动功能。另外,平衡与协调障碍、共济失调、震颤、运动反应迟钝等运动功能障碍也较为常见。

1. 肌张力评定　目前肌张力评定最常用的量表是改良 Ashworth 痉挛评定量表（MAS）。评定时检查者徒手牵伸痉挛肌进行全关节活动范围内的被动运动,通过检查者感受到的阻力及阻力变化情况把痉挛分为 0~4 级。此外还可采用改良的 Tardieu 量表（MTS）。

2. 肌力评定　徒手肌力测试（MMT）是用来评定由于疾病、外伤、废用所导致的肌力低下的范围和程度的主要方法,是目前最常用的肌力测定方法。肌力评定还有等长肌力测试（isometric muscle test, IMMT）、等张肌力测试（isotonic muscle test, ITMT）、等速肌力测试（isokinetic muscle test, IKMT）。

3. 共济运动评定　较常用的评定方法有指鼻试验、对指试验、轮替动作等。

（二）语言障碍评定

对存在或可疑存在失语症和构音障碍的脑积水患儿,首先应进行失语症和构音障碍筛查,部分患儿需进行吞咽障碍评价、肺活量检查。目前对于患儿语言功能评定常采用汉语体系标准化的 S-S 语言发育迟缓检查法,包括理解能力、表达能力、基本操作能力、交流态度 4 项能力;构音障碍常采用 Frenchay 构音障碍评定法评定,分为 8 个部分,包括反射、呼吸、唇、颌、软腭、喉、舌、言语。每一细项按损伤严重程度分为 a 至 e 级,a 级为正常,e 级为严重损伤。

（三）吞咽功能评定

脑积水患儿吞咽障碍的评定方法包括触摸吞咽动作、反复唾液吞咽试验、饮水试验、摄食 - 吞咽过程评定及吞咽造影检查等特殊技术检查等。反复唾液吞咽测试和饮水试验是评定吞咽功能的常用方法。

1. 反复唾液吞咽测试（repetitive saliva swallowing test, PSST）　反复唾液吞咽测试是观察引发随意性吞咽反射的一种简单方法,具体操作步骤是:①患者取坐位,卧床患者应采取放松体位。②检查者将示指横置于患者甲状软骨上缘,嘱做吞咽动作。当确认喉头随吞咽动作上举、越过示指后复位,即判定完成一次吞咽反射。当患者诉口干难以吞咽时,可在其舌上滴注少许水,以利吞咽。③嘱患者尽快反复吞咽,并记录完成吞咽次数。老年患者在 30s 内能达到 3 次吞咽即可。一般有吞咽困难的患者,即使第 1 次吞咽动作顺利完成,但接下来的吞咽动作会变得困难,或者喉头尚未充分上举就已下降。

2. 饮水试验　饮水试验是另一种常用的吞咽功能检查法。检查时患者取坐位,以水杯盛水 30ml,嘱患者如常饮下,注意观察患者饮水经过,并记录时间。结果可分为 5 种情况:

（1）1 次喝完,无呛咳（根据计划又分为: 5s 之内喝完; 5s 以上喝完）。

（2）2 次以上喝完,无呛咳。

（3）1 次喝完,有呛咳。

（4）2 次以上喝完,有呛咳。

（5）多次发生呛咳,不能将水喝完。

吞咽功能判断:正常,1 次饮完,在 5s 之内;可疑,1 次饮完,分 5s 以上或分 2 次饮完;异常,上述（3）~（5）项。

（四）智力评定

可选用目前常用的评定量表,包括丹佛发育筛查测验（DDST）、盖泽尔（Gesell）发育诊断量表、婴幼儿发展量表（GDS）、韦氏幼儿智力量表（WPPSI）及韦氏学龄儿童智力量（WISC-R）等。

（五）日常生活活动能力评定

常用的量表有 Barthel 指数评定量表（BI）、改良 Barthel 指数评定量表（MBI）、儿童功能独立性评定（Wee-FIM）。

1. Barthel 指数评定量表（BI） 该量表不仅可以用来评定治疗前后的功能状况，而且可以预测治疗效果、住院时间及预后。

2. 改良 Barthel 指数评定量表（简体中文版） 基本的评级标准：每个活动的评级可分 5 级（5 分），不同的级别代表了不同程度的独立能力，最低的是 1 级，最高是 5 级。级数越高，代表独立能力越高。

3. 儿童功能独立性评定（Wee-FIM） 该项评定更为详细、精确、敏感，是分析判断康复疗效的一个有力指标。FIM 不但评定由于运动机能损伤而致的 ADL 能力障碍，而且也评定认知功能障碍对于日常生活的影响。

（六）意识障碍及程度的评定

重症脑积水及术后的患儿会发生多种异常意识状态，准确判断患儿的意识状态需要较高的专业水准，同时也取决于评定时患儿的生理和心智能力。准确区分患儿的意识状态直接影响诊断及治疗策略选择的正确性。脑积水及脑外伤术后患儿的意识障碍主要有昏迷、微意识状态、去皮质综合征、无动性缄默症、植物状态等。昏迷的程度和持续时间是判断儿童脑积水严重程度的指标。为准确评定判断脑积水患儿意识水平，可应用如下评定量表：格拉斯哥昏迷量表（Glasgow coma scale，GCS），通过检查患儿的睁眼反应、言语反应和运动反应 3 项指标，简单、客观、定量评定昏迷及其深度，对预后也有估测意义；昏迷恢复量表（修订版）（JFK coma recovery scale，CRS-R），由 6 个分量表共 23 个条目组成，包括听觉、视觉、运动、口部活动、交流和觉醒功能，为意识障碍的鉴别诊断、预后评定及制订合理治疗计划提供依据。此外，常用的评定量表还包括无反应状态整体分级量表（full outline of unresponsiveness scale，FOUR）、威塞克斯脑损伤矩阵量表（Wessex head injury matrix，WHIM）等。

九、康复治疗

（一）康复治疗原则

本病的治疗应当依据病情的缓急，采取相应措施。对于急进性、高颅压性脑积水宜采用外科手术治疗，以分流脑脊液，降低颅内压。对于常压性脑积水、高颅压性脑积水围手术期及术后可采用中医药结合现代康复等，进行综合康复治疗，以促进脑积水患儿功能恢复。

（二）运动障碍的康复治疗

脑积水患儿运动功能的康复应结合运动发育规律进行，即抬头→翻身→坐起→坐位平衡→坐到站→立位平衡→步行。可选择采用以下技术：①Brunnstrom 技术，强调在早期（Brunnstrom Ⅰ~Ⅲ）利用姿势反射、联合反应、共同运动引导患者的运动反应，后期（Brunnstrom Ⅳ~Ⅴ）再从中分离出正常运动的成分，最终脱离异常运动模式，向功能性运动模式过渡；②Bobath 技术，主要是通过抑制异常姿势、病理反射或异常运动，尽可能诱发正常运动，可利用本体感觉性刺激和局部皮肤刺激，促进较弱的肌肉收缩；③神经肌肉电刺激，可刺激无力肌从而增强该肌群运动功能。外伤后、颅内感染或出血后脑积水、脑积水分流术后患者多有运动障碍，其康复训练可分以下二期进行：

第一期：即早期康复,外伤后、颅内感染后、颅内出血后脑积水患者早期康复的目的在于预防并发症,减少后遗症,促进运动功能恢复,增进全身健康,预防关节挛缩与肢体畸形。本期的康复包括：①姿势的摆放,无论患者意识恢复与否,即应注意纠正卧位姿势,使患者仰卧位,或健侧侧卧位,肢体关节应保持功能位,另外,仰卧位与健侧侧卧位必须经常交替更换,以免产生褥疮。②被动运动,其目的是伸展处于缩短状态的瘫痪肌肉,降低肌张力及兴奋性。被动运动应包括患肢所有关节各个方向的运动,重点是肩关节外展、外旋、前臂外旋,腕及手部各关节的伸展,拇指的外展及对掌,髋关节的伸展及内旋,踝关节的背屈等。

第二期：是不完全瘫痪时进行的康复。此期的恢复过程中,要注意避免或恢复肢体主要功能的缺陷,即平衡功能、感觉功能、肌张力、精确动作能力等。主要进行主动运动和关节活动度的训练。①主动运动,其主要目的是以改善中枢神经系统对各肌群的协调控制,训练各肌群的代偿功能,并舒展紧张缩短的肌肉,增强其拮抗肌功能。②关节活动度的锻炼,在进行关节活动度的锻炼时,要在不产生疼痛的情况下尽量增大关节活动度,增加关节活动范围,同时健侧、患侧关节均要活动,使四肢所有关节均得到训练。

（三）语言障碍的康复

1. 运动性失语的康复　对运动性失语患者要进行言语肌肉运动功能的训练,包括舌肌、面肌、软腭和声带的运动练习,模仿发音的练习,如让患者发"阿、依、呜"等音,再学说常用、最熟悉的单字,然后让患者学双音词、短语、短句及长句话。

2. 感觉性失语的康复　具有说话能力,但不能理解别人的语言,包括训练要求,答非所问,无法进行正确的交谈。因此,康复难度较大,对此类患者的训练要辅以手势、图片、实物等,与声音结合起来,进行反复训练。

3. 混合性失语的康复　这类患者既不具备说话能力,又不能理解别人的语言,因此康复难度很大,训练时应将说、视、听结合起来。

在对语言障碍患者康复治疗的过程中,要注意以下几点：①注意多与患者面对面交谈,要像与正常人交谈那样,每天可给患者读一些报纸、书刊,或讲一些患者有兴趣的故事,并尽量让患者模仿复述,以通过视觉、听觉给患者语言刺激,即可以安慰患者,增强其自信心,又可激发患者对语言恢复的热情;②训练的具体时间手法不一,一般认为应及早开始训练,病后3个月内恢复较快;③训练者要有耐心及恒心,说话时语速要慢,句子宜短,内容要简单,让患者有一个理解并作出回答的时间,必要时可重复几遍,不宜连串提出许多问题,使患者无能力理解与应答;④对不完全运动性失语的患者,在训练交谈时气氛要缓和、安静、亲切,使患者精神松弛,交谈易顺利进行。

（四）记忆障碍的康复

1. 词语联想记忆法　根据患者的病情及文化程度,写出关键词或短语,以引起患者联想、加强记忆,最简单的方法是在房间内贴上几个日常生活条幅,引起回忆,适应生活,如患者看到"早上起床"这四个字,就会联想到起床后要整理被褥、洗脸刷牙等事情。

2. 图片记忆法　让患者看一系列图片,以激起患者对往事的回忆。可让患者看着图片,向他讲解该图像的来历和当时的背景等,并让患者复述或启发患者对当时情景的回忆,多次重复进行,最后达到患者能单独讲述。

3. 数字记忆法　训练患者记数字,如123456,先让患者记123,再记456,以后若提起123,就可联想到456或123456。

4. 顺口溜记忆法　把一些事情编成顺口溜或打油诗来帮助记忆,如"一二三四五,上山打老虎"等。

（五）传统中医康复

1. 针刺疗法　以人中、百会、风池、血海、三阴交、肺俞、脾俞、肾俞穴为主穴。伴有恶心、呕吐、耳鸣、耳聋等症者,针刺加取内关、中脘、水分、阴陵泉、听宫、听会等;伴有落日目、斜视、视力减退甚至失明者,加取视区、攒竹、印堂、太阳、精明、光明、太溪及视区等穴;伴有下肢肌肉萎缩,筋脉拘挛,关节屈伸不利,坐立行走困难或不稳等症者,加用运动区、足运感区、环跳、阳陵泉、悬钟、足三里、承山等穴;伴有反应迟钝、语言迟缓者,加用语言区、四神聪、智三针、哑门、廉泉等穴。

2. 灸法　小儿脑积水可以辨证给予隔姜灸,隔附子饼灸,温针灸,中药熏灸。常用的穴位有命门、气海、关元、足三里、脾俞、肾俞等穴。

3. 耳穴贴压　选用脑、脑干、额、神门、内分泌、皮质下、脾、肾、肝等耳穴,使用王不留行籽,每次取 3~5 穴,两耳交替贴压。

4. 推拿　选穴:补肝胆 10min,补三关 5min,补脾胃 10min,清六腑 5min,下肢软弱无力加揉二人上马 5min,摇头啼哭加揉小天心 5min,一窝蜂 5min,掐四横纹各 1min,主用一指禅手法,配合按揉、摩、点、擦、掐、旋推、运法、捏脊等。

5. 拔罐　以肝俞、肾俞、脾俞、肺俞、膈俞、命门等背俞穴及督脉为主,拔罐 5min,每天1 次,每周 5 次。

十、康复护理

小儿脑积水具有临床症状复杂,病情轻重不一,病程缠绵难愈,致残致死率高的特点。加强护理是提高疗效、减少合并症、降低死亡率和致残率的重要环节。根据小儿脑积水的特点,其护理重点为两方面:早期康复护理与常见症状护理,常见症状的护理主要包括头痛、呕吐、抽搐、落日目的护理等,同时还要重视家属的心理护理。

（一）重视早期康复护理

重症脑积水患儿要注意早期定时更换体位,保持仰卧位患肢的功能位,注意保暖,防止畸形。重视与患儿的感情交流,激发语言中枢的兴奋性。病情稳定后,应鼓励和协助患儿进行肢体功能训练、吞咽训练、语言训练,从被动到主动,从床上到床下,从室内到室外,逐步加大运动量。吞咽训练应在患儿清醒、无疲劳、无痛苦、安静、精力集中的情况下进行。康复护理和管理,要结合日常生活做到早、勤、循序渐进、持之以恒。

（二）常见症状护理

1. 头痛的观察护理　脑积水病分正常颅压型和高颅压型,在合并颅内感染时,颅内压有继续升高的趋势。如果发现患儿哭、闹、烦躁不安、呕吐呈喷射状,甚至用力拍打自己的头部,应考虑系颅内压升高所致的头痛症状,应给予脱水剂,防止脑水肿引起的脑疝。

2. 呕吐的护理　患儿常因颅压升高而出现呕吐,当发生呕吐时,应迅速使患儿头偏向一侧,防止呕吐物吸入呼吸道发生窒息,如发生呛咳、颜面青紫,立刻拍打患儿背部,用吸引器迅速吸出吸入物,以保持呼吸道通畅,吸引完毕,让患儿漱口,保持口腔清洁。

3. 抽搐的护理　脑积水患儿高热时可诱发惊厥,必须迅速控制抽搐发作。首先要保持呼吸道通畅,头偏向一侧,利于口腔分泌物和呕吐物排除。其次加床挡保护,防止坠床。对烦躁不安的患儿,要加强防护措施,以免发生意外,必要时遵医嘱给予镇静剂。

4. 落日目的护理　观察患儿眼球的位置、视力,减少阅读、看电视等;指导患儿眼球做上视运动,每次 5~10min,每天 6~8 次,配合眼睛向前方注视训练;根据证型指导饮食调护:平时给患儿多食补肝肾、明目食品,如黑芝麻枸杞薏米粥等;遵医嘱给予针刺:攒竹、印堂、太阳、精明、光明、太溪及视区等穴;遵医嘱穴位按摩:双侧四白、鱼腰、丝竹空穴等,以辅助通络明目。

5. 家属的心理护理　小儿脑积水的治疗是医学界的难题,患儿父母易产生悔恨感、焦虑感和悲观绝望的情绪。针对这一情况,要及时安慰其家属,增加患儿家属对疾病的认识,增强其战胜疾病的信心,积极配合医护人员的治疗与护理。临床实践证明,在积极治疗的同时,采取适当的心理护理,对患儿的康复能起到明显的促进作用,特别是身心护理。随着生物医学模式向社会 - 心理医学模式的转变,情感心理护理已越来越迫切。

十一、预防

消除或减少孕前、孕期、分娩过程及产后导致脑积水的危险因素,对预防小儿脑积水的发生有重要意义。

（一）开展病因学研究,避免遗传因素,改善环境因素

小儿先天性脑积水或脑积水畸胎的病因较为复杂,迄今尚不十分清楚,但根据其流行病学分布特征和遗传学特点,提示本病是由遗传因素和环境因素共同作用所致的多因子疾病。有专家通过家族病例调查提示,本病可能属于 X 隐性遗传疾病,导水管狭窄的男性患儿中,25% 可能是由于 X 隐性遗传所致。为了减少小儿脑积水发生,除应进行病因研究外,还应进行婚前检查,严禁近亲婚配,开展遗传咨询。

除与遗传因素有关外,自 20 世纪 60 年代以来,环境因素中的病毒(风疹病毒、巨细胞病毒、单纯疱疹病毒等)和弓形体原虫的宫内感染,已日益为人们所重视。感染对孕妇本身所致的症状虽较轻,但对胚胎的发育影响较大,可导致胎儿流产、死胎、死产和多种严重的先天性畸形,其中以弓形虫感染导致胎儿脑积水风险较大。另外,早孕期放射线、放射元素、微机、手机等辐射因素与脑积水的形成有一定的关系。

（二）加强产前早期诊断及早终止妊娠,预防脑积水儿的出生

产前早期诊断是预防脑积水儿出生的重要途径,对于明显的脑积水,在孕期 12~18 周即可通过 B 超查出,一旦明确脑积水诊断,可考虑终止妊娠,预防脑积水患儿的出生。

（三）宣传优生知识,减少胎次

据有关资料表明,胎儿患脑积水的危险度可因孕妇产次增加而升高,两胎以上者脑积水发生率明显上升。因此宣传优生知识、减少胎次,是防止发生脑积水的途径之一。

（四）提倡适当年龄生育

有关资料显示,脑积水畸胎的发生率有随孕妇年龄增加而递增的趋势。一般 25~29 岁组发生率最低,但差异无显著性,30 岁以后发生率就有递增趋势。因此提倡适当年龄生育,对预防脑积水儿的发生有一定意义。

（五）加强优生教育,提高人口文化素质

有关统计资料提示,脑积水患儿的发生与孕妇文化程度有关,孕妇文化程度越低发生率越高,文盲与半文盲者后代的患病率最高。所以应提高人口的文化素质,增强群众对优生优育的接受能力和自我保健意识。

（六）安全分娩，谨防窒息、产伤

孕妇分娩时，尽量在技术条件较好的医院，要避免产程过长，谨防围产儿窒息，防止产伤。

十二、预后

先天性脑积水死胎率为 50%~60%，脑积水活产儿预后主要取决于年龄、脑积水类型、病变的范围及解剖部位。存活的患儿有 70% 能生活自理，有 22%~46% 伴智力发育不全，60%~70% 伴肢体运动障碍。

外部性脑积水中，特发性外部性脑积水大多头围较大，预后较好，约有 65%~86% 的患者可痊愈或基本痊愈；继发性外部性脑积水约 33%~50% 头围较小，预后较差，约有 50%~66% 的患者会遗留智力、运动、语言、视力、听力等障碍。因此，早期（3 岁以内为佳）综合治疗是减少后遗症和降低致残率的关键。

梗阻性脑积水对患儿肢体运动的影响则更为多见，重度梗阻性脑积水约 54.1%~66.7% 伴有运动障碍。

重度交通性脑积水约有 55.6%~66.2% 造成运动障碍，同时约有 20.4%~31.3% 伴有智力障碍。

（宋虎杰　刘玉堂　余亚兰）

参 考 文 献

［1］宋虎杰. 脑积水［M］. 西安：世界图书出版社，2001.

［2］汪受传. 中医药学高级丛书. 中医儿科学［M］. 北京：人民卫生出版社，2011.

［3］中国医师协会神经外科医师分会. 中国脑积水规范化治疗专家共识（2013 版）［J］. 中华神经外科杂志，2013，29（6）：634-636.

［4］吴江，贾建平，崔丽英. 神经病学［M］. 北京：人民卫生出版社，2005.

［5］陈珊珊，张金萍，郑刚. 1987—2011 年我国围产儿先天畸形发病情况分析［J］. 中国妇幼保健，2015，30（26）：4426-4428.

［6］李曼. 早期康复护理对小儿脑积水患者术后神经功能的影响［J］. 实用临床医药杂志，2017，21（16）：206-208.

［7］沈晓明，桂永浩. 临床儿科学［M］. 2 版. 北京：人民卫生出版社，2013.

［8］毛萌，朱军. 出生缺陷监测研究现状［J］. 实用儿科临床杂志，2009，24（11）：801-803.

［9］国家中医药管理局医政司. 24 个专业 104 个病种中医诊疗方案（试行）［Z］. 2012.

［10］江载芳，申昆玲，沈颖，等. 诸福棠实用儿科学［M］. 8 版. 北京：人民卫生出版社，2015.

［11］汪受传. 中医药学高级丛书. 中医儿科学［M］. 2 版. 北京：人民卫生出版社，2011.

［12］李朝晖，马可，郭永川. 脑积水分类诊断及治疗的现状与挑战［J］. 世界复合医学，2015，1（4）：320-323.

［13］朱登纳，杨永辉，杨磊. 儿童脑积水及脑外伤术后康复［J］. 中国实用儿科杂志，2018，33（8）：589-592.

［14］刘云义，赵敬璞，倪莹莹. 先天性脑积水致皮质扁平样变对患者运动及认知功能的影响［J］. 中华物理医学与康复杂志，2017，39（10）：753-755.

［15］Christian, Eisha A, Jin, et al. Trends in hospitalization of preterm infants with intraventricular hemorrhage and hydrocephalus in the United States, 2000—2010［J］. Flu-ids and Barriers of the CNS, 2015, 12（S1）：01.

［16］Flannery A M, Mitchell L. Pediatric hydrocephalus：systematic literature review and evidence-based guidelines. Part 1：Introduction and methodology［J］. Journal of Neurosurgery：Pediatrics, 2014, 14（Supplement_1）：3-7.

［17］Lindquist B, Carlsson G, Persson E K, et al. Learning disabilities in a population based group of children with hydrocephalus［J］. Acta Paediatrica, 2005, 94（7）：878-883.

第十二章　分娩性臂丛神经损伤

概　述

近年来,巨大儿及肩难产出生儿比例逐渐增高,在分娩过程中易受到异常牵拉或压迫从而导致新生儿分娩性臂丛神经损伤。臂丛神经是上肢运动和感觉功能的主要支配神经,若不及时进行治疗极易导致上肢功能严重缺失、肌肉萎缩、感觉异常、肢体畸形,是导致新生儿致残的重要因素之一。本指南旨在规范我国分娩性臂丛神经损伤后康复医疗工作,促进广大康复工作者正确认识并提高康复治疗水平。

一、定义与术语

（一）定义

分娩性臂丛神经损伤(obstetrical brachial plexus injury, OBPI),是分娩过程中胎儿臂丛神经因各种原因受到头肩分离作用而引起的牵拉性损伤,可能会遗留不同程度的周围神经损伤后遗症,包括感觉异常、运动功能障碍,严重的甚至有肢体瘫痪,严重影响患儿的生活质量。

（二）术语表达

分娩性臂丛神经损伤的中医术语表达为"产瘫",在 ICD-11 中表达为新生儿臂丛神经麻痹,包括 Erb 麻痹和 Klumpke 麻痹。

二、流行病学

分娩性臂丛神经损伤的全球发病率为 0.38‰~5.10‰,我国目前发病率为 5.9‰~17.0‰。

三、病因及病理生理

（一）病因

胎儿分娩过程中受牵拉和压迫是臂丛神经损伤的主要原因,经阴道分娩的头位产中50% 的臂丛神经损伤患儿存在肩难产,肩难产婴儿分娩过程中头部需极度向一侧侧屈,由此过度牵拉而造成牵拉性损伤。在过度牵拉上肢时,导致颈$_5$~胸$_1$神经根磨损及破裂,但也有少部分病例无牵拉头部及侧屈的病史。高危因素为巨大儿、第二产程延长、器械助产、肩难产、耻骨弓低平、角度小、宫缩乏力、妊娠期糖尿病、初产、高龄产及多胎等。

（二）病理生理

臂丛神经损伤根据损伤程度分为 5 种类型,又称为 Sunderland 分度。

1. 臂丛神经震荡伤　或称臂丛休克,一般发生在轻度撞击伤或牵拉伤的早期,出现整个上肢感觉与运动功能障碍,通常在 3 天后逐渐恢复,持续时间一般不超过 3 周,若进行电生理检查各项数据均在正常范围内。

2. 臂丛神经传导功能失调　病程较长，6个月至2年不等，感觉、运动功能丧失，但上肢皮肤无失神经支配的营养性改变，肌肉无明显萎缩，电生理检查仅提示神经传导功能的轻度损害。

3. 臂丛神经受压脱髓鞘损伤　由臂丛神经的周围组织损伤所致，如锁骨或第1肋骨骨折后，骨折断端或增生骨痂的压迫，致使臂丛神经发生脱髓鞘改变。电生理检查提示神经传导功能障碍。

4. 臂丛神经断裂伤　臂丛神经自椎孔外神经根至束部以下神经主干断裂，一般在断裂部位形成神经瘤，根据断裂程度又分为部分断伤或完全性断伤。

5. 臂丛神经根性撕脱伤　颈神经根在脊髓部位的丝状结构断裂，又称节前损伤，是臂丛神经损伤中最严重的类型。后两种类型预后较差，上述病理类型可同时存在于同一个病例中。

四、分娩性臂丛神经损伤分型

OBPI的神经损伤分型（分度）对治疗时机和治疗方案的选择或确定非常重要。

（一）传统分型

按照神经损伤的解剖学位置将OBPI分为上干型（Erb-Duchenne型）、全臂丛型（Seeligmuller型）和下干型（Klumpke型）3型，其中上干型多于全臂丛型，下干型在3型中最少见。

（二）Tassin分型

根据神经损伤的解剖学位置和患儿的临床表现，将OBPI大致分为4型，即Ⅰ型（神经损伤仅累及$C_5 \sim C_6$神经根）、Ⅱ型（神经损伤累及$C_5 \sim C_7$神经根）、Ⅲ型（累及$C_5 \sim C_8$、T_1神经根的全臂丛损伤，但患儿无Horner征）、Ⅳ型（全臂丛损伤，患儿Horner征阳性）。

（三）张咸中分型、分度

根据臂丛神经损伤的部位和程度将OBPI分为4型4度，即A型（上干型）、B型（上中干型）、C型（下干型）、D型（全臂丛损伤）；Ⅰ度（神经粘连）、Ⅱ度（神经膨大）、Ⅲ度（神经断裂）、Ⅳ度（神经根性撕脱/节前损伤）。

（四）Tassin分型和Sunderland分度的关系

Tassin分型Ⅰ型的病理学特点相当于Sunderland分度Ⅰ~Ⅱ度，Tassin分型Ⅱ型的病理学特点相当于Sunderland分度Ⅱ~Ⅲ度。对Tassin分型Ⅲ型，如神经损伤累及$C_5 \sim C_6$神经根，其病理学特点相当于Sunderland分度Ⅳ~Ⅴ度；神经损伤累及C_7神经根，病理学特点相当于Sunderland分度Ⅲ度；神经损伤累及C_8和T_1神经根，病理学特点相当于Sunderland分度Ⅰ~Ⅱ度。Tassin分型Ⅳ型的病理学特点是，神经损伤累及$C_5 \sim C_6$神经根的为断裂伤，累及$C_7 \sim C_8$神经根的为撕脱伤，累及T_1神经根的为不全损伤。

五、临床诊断标准

OBPI的早期发现、早期诊断对其临床治疗至关重要，其中诊断依据主要包括分娩史、临床表现、神经电生理学检测和影像学检查，需排除脑瘫、先天畸形、骨折脱位等特殊情况。

（一）临床表现

巨大儿、胎位异常、不当的助产技术等是目前公认的发生OBPI的高危因素。观察婴儿出生后状况、比较其两侧手臂，如发现活动程度和姿势不对称，一侧上肢活动较对侧明显减少,肌力减弱或无力,垂腕、垂指,手臂不能外展和外旋、始终处于瘫软或伸直状态,新生儿期单侧手臂拥抱反射或抓握反射不能引出等,一定程度上提示可能发生了 OBPI。

(二)辅助检查

1. 影像学诊断方法

(1)术前常规胸透:主要了解膈肌活动情况以确定膈神经是否受损。

(2)颈椎正侧位片:不作为常规检查,针对对颈部活动受限者进行检查,以了解是否并发颈椎骨折、脱位,对预后判断有利。

(3)计算机体层摄影(CT)脊髓造影:脊髓造影是一种 X 线成像技术。操作时,首先在脊髓中注入造影剂,然后通过 CT 扫描来产生详细的脊髓及神经根图像。若造影剂通过椎间孔移动到椎管外,显示脊膜膨出,表示神经根性撕脱。此项检查多在磁共振成像检查不能提供充分的信息时选用。

(4)磁共振检查(MRI):可显示出臂丛神经的损伤程度,一般最严重类型的臂丛神经损伤清晰可见,即神经丛脊髓处完全撕裂断开。

2. 电生理诊断方法

(1)肢体和肩胛带肌群的肌电图(EMG)及神经传导速度(NCV)检查:所测肌肉的失神经肌电(静止期的纤颤波、重收缩期无动作电位)提示神经损伤的存在。

(2)颈部椎旁肌群的肌电检查:肌电异常提示椎孔内节前损伤。

(3)感觉神经活动电位(SNAP)和体感诱发电位(SEP)测定:有助于节前、节后损伤的鉴别。

(三)诊断标准

1. **明确是否存在臂丛神经损伤** 在下述情况下应考虑臂丛神经损伤。

(1)有致伤的因素,如胎儿超重、难产史等。

(2)上肢多关节的功能障碍,如肩、肘同时功能障碍或腕手功能同时障碍。

(3)Horner 征存在,即瞳孔缩小,眼睑下垂,眼球内陷及半侧面部不出汗。

2. **明确病变的部位与性质**

(1)根据临床分型,明确部位。

(2)根据肌电图检查,明确损伤程度。

(3)Horner 征常提示颈$_8$胸$_1$神经节前损伤。

(4)必要时可作 MRI 及颈髓造影。

六、共患病

(一)上肢畸形

儿童臂丛神经损伤的病理机制与成人臂丛神经损伤不同,患儿常会出现肩关节内旋挛缩畸形,严重影响肩关节的功能。其产生机制是由于肩关节内收内旋的肩胛下肌、大圆肌及背阔肌同时接受上干及下干的神经支配,下干损伤重于上干,三角肌的恢复总是先于外展外旋肌(三角肌、冈上肌、冈下肌)的恢复,这种肌力恢复的不平衡是引起肩关节内收内旋畸形的主要原因。前臂旋前畸形较常见,少数可发生旋后畸形。腕关节可呈屈曲或尺偏畸形,手明显小于正常,虎口挛缩。

（二）关节脱位

肩胛下肌挛缩导致肩关节内旋为主的畸形,进一步发展成肩关节向后半脱位乃至全脱位。肘关节由于肱二头肌与肱三头肌的肌力恢复不平衡,可产生屈曲畸形,桡骨小头可有脱位。

（三）呼吸功能障碍

小儿胸廓短、桶状、肋骨呈平位,膈肌也较成人相对为高,胸腔小,肺相对小,手术时若同时切断一侧的膈神经、肋间神经,不仅患侧膈肌麻痹,肋间肌也麻痹,加之胸部广泛创伤引起的疼痛会限制胸廓活动,导致呼吸困难。同时小儿下呼吸道短、口径小,黏液腺发育不全,纤毛运动差,加之全麻插管后气管充血、水肿均会进一步加剧呼吸困难,使痰不宜咳出,而并发肺炎甚至心力衰竭。

七、临床治疗

（一）药物治疗

分娩性臂丛神经损伤早期以保守治疗为主,可适当进行药物治疗,包括以下几方面:

1. 全身营养支持　为满足患儿生长发育的需要,应及时添加含维生素 A、D、C 和矿物质等营养素,增强机体抗病能力。

2. 神经营养药物的应用　通过补充神经纤维合成所需要的蛋白质、磷脂,有利于神经再生,如维生素 B_1、维生素 B_6、维生素 B_{12} 等口服用药;神经生长因子肌内注射等。经直流电离子导入或局部注射 B 族维生素类药物,直接或间接为髓鞘再生提供营养,适用于不完全损伤患儿。

3. 糖皮质激素类药物的应用　新生儿臂丛神经损伤,主要为髓鞘损伤及轴索损伤,同时由于生产过程中对患肢过度牵拉导致肌肉、软组织水肿,继而影响伴行的神经功能。在周围神经损伤早期予糖皮质激素类药物治疗可以改善神经细胞膜的通透性,减轻细胞水肿,减轻神经周围组织的炎症反应,终止或逆转损伤趋势,为神经自我修复争取时间与空间。

4. A 型肉毒毒素　适用于 2 岁以上后遗有肩内旋的 OBPI 患儿,肌内注射 A 型肉毒毒素治疗可降低其肩胛下肌同步兴奋性、改善肩关节功能,并诱导皮质脊髓束发生可塑性改变。

（二）手术治疗

1. 手术治疗指征

（1）分娩性臂丛神经上干损伤:经 3 个月保守治疗,肩、肘关节无任何功能改善者。

（2）分娩性臂丛神经下干损伤:经 6 个月保守治疗,腕、手关节无任何功能改善者。

（3）分娩性全臂丛神经损伤:经 6 个月保守治疗,无任何功能改善者。

（4）经肌电检测,提示为臂丛节神经前损伤(SEP 消失而 SNAP 存在),临床有 Horner 征者。

（5）患儿年龄在 2 岁以上,上肢主要功能丧失者(上肢主要功能指肩关节外展,肘关节屈曲,腕关节屈伸,拇指对掌或内收,手指屈伸功能)。

2. 手术方式及其适应证

（1）臂丛神经松解减压术:术前临床与电诊断为臂丛神经部分损伤,术时神经连续性存在。

（2）臂丛神经直接吻合或神经移植术：术前临床与肌电诊断为臂丛完全性损伤，术时神经中断或巨大神经瘤，切除神经残端神经瘤后，无张力下直接缝合；两神经断端间缺损较大，直接缝合中有张力时应作神经移植，移植材料可取自颈丛感觉支、臂或前臂内侧皮神经、腓肠神经。

（3）松解减压加神经移植术：上述两种情况同时存在时。

（4）神经移位修复臂丛神经：术前临床及肌电诊断提示臂丛根性撕脱，术中发现椎孔外无神经干残留者。移位神经可选用膈神经，颈丛运动支或副神经。

（5）上肢运动功能重建术：①入院时年龄超过5岁；②神经手术无效者；③有可供移位的肌肉者。手术方法包括背阔肌移位代肱二头肌、胸大肌移位代肱二头肌、腕固定术、拇外展成形术、手内部肌功能重建术等。

八、康复评定

通过详细的病史采集和体格检查，可初步判断神经受损的部位和程度。为了进一步确定神经损伤的性质、作出预后判断、确定康复目标、制订康复计划、评价康复效果，还必须进行一系列的功能检查和评定。

（一）运动功能评定

1. 外观形态评定　观察畸形、肌肉萎缩、肿胀的程度及范围，必要时用尺测量或容积仪测量，并要求两侧肢体测量对比。肌肉萎缩程度分为4级：+ 略有萎缩；++ 肌萎缩达1/3左右，尚有肌肉收缩功能者；+++ 肌萎缩达1/2左右，肌肉主要功能丧失者；++++ 肌萎缩极为严重，如皮包骨头。

2. 关节活动和肌肉功能检查

（1）肌肉功能：以肌力表示，一般分为6级。

（2）神经功能：检查关节的同时，对其主要肌肉功能作出评定，以判断支配该肌的神经功能情况。

（3）腱反射和皮肤反射肌肉完全麻痹后，其腱反射亦完全消失。腱反射的有无，对诊断周围神经损伤只有参考价值，并无决定性意义，但对鉴别诊断非常重要。如肱二头肌反射（反射中枢在 C_{5-6}）、肱三头肌反射（反射中枢在 C_{6-8}）、桡反射（反射中枢在 C_{7-8}）、肩胛肌腱反射（反射中枢在 C_{6-7}）、肩胛部皮肤反射（反射中枢在 $C_5\sim T_1$）、手掌皮肤反射（反射中枢在 $C_8\sim T_1$）。

（二）运动功能恢复评定

对于臂丛神经损伤后的上肢功能评定，目前国际上趋于采用统一标准。

1. 肩关节功能评定

（1）Mallet评分：该评分对被动肩外展、外旋、内旋等5个基本动作进行量化评价，每个动作根据患儿的完成情况给予1~5分，1分无任何动作，5分正常。

（2）Gilbert分级：该分级将肩外展及外旋作为评定指标。0级：无主动外展及外旋；1级：外展0°~45°，无外旋；2级：外展45°~90°，外旋到中立位；3级：外展90°~120°，外旋0°~30°；4级：外展120°~160°，外旋30°~60°；5级：正常外展及外旋。

2. 肘关节功能评定

（1）Gilbert评分：屈曲，无主动屈曲或伴挛缩为1分，不完全屈曲2分，完全屈曲3分。伸展，无主动伸肘0分，微弱伸肘1分，完全伸肘2分。牵伸，0°~30°为0分；30°~50°为−1分；>50°为−2分。

（2）手功能评定：Raimondi 分级。0 级：手瘫痪或有手指轻微屈曲，可有一些知觉；1 级：有限的主动屈指，可有拇指对捏；2 级：主动伸腕伴被动屈指（腱固定作用）；3 级：主动完全屈腕屈指并完成对掌，手内肌平衡；4 级：主动完全屈腕屈指及伸腕，但无伸指，对掌功能佳（尺侧手内肌有力）；有部分前臂旋转功能；5 级：上述 4 级 + 主动伸指及完全的前臂旋转功能。

（三）感觉功能评定

对于刚出生的婴儿，感觉功能评定受限，因此适用于后遗症期患儿的评定。感觉功能评定包括触觉、痛觉、温度觉、压觉、两点辨别觉、皮肤定位觉、皮肤图形辨别觉、实体觉、运动觉、位置觉、神经干叩击试验（Tinel 征）等。手部感觉支配对臂丛神经损伤的定位诊断也有重要参考价值。①拇指感觉障碍提示颈$_6$神经根损伤，或正中神经与桡神经联合损伤；②中指感觉障碍提示颈$_7$神经根损伤；③小指感觉障碍提示颈$_8$神经根损伤。

（四）电生理评定

对周围神经损伤，电生理学检查具有重要的诊断和功能评定价值。常用的方法有强度-时间曲线检查、肌电图检查、神经传导速度测定、体感诱发电位检查、直流感应电检查等。感觉神经活动电位（SNAP）和体表感觉诱发电位（SEP）的检测，为臂丛神经节前节后损伤的鉴别诊断提供了可靠的方法。Smith 根据 Sunderland 神经损伤分类法，从电生理角度对 OBPI 患儿神经损伤程度进行分类（表 12-1）。

表 12-1　Smith 基于电生理反应的分型

类型	动作电位	肌电图参数	损伤性质
A	正常	无自发电活动 运动电位减少	传导阻滞
B1	正常或 > 正常侧的 50%	运动电位明显减少 多相电位增多 出现新生电位	轻度轴突损伤 （轴突断裂）
B2	无或 < 正常侧的 50%	无运动电位减少 无新生电位	中度轴突损伤 （神经断裂）
C	无动作电位	纤颤电位 正相电位	重度轴突损伤 （神经断裂或节前损伤）

九、康复治疗

OBPI 患儿接受康复治疗后的康复程度与其臂丛神经损伤的位置及程度密切相关，也与治疗时机和治疗方法相关。OBPI 的臂丛神经节前损伤多为撕脱性、离断性损伤，几乎不会自行吻合修复，需手术治疗。对 OBPI 的臂丛神经节后损伤，可先保守治疗 3 个月，然后再根据患儿肢体功能的康复情况决定是否进行手术治疗。无论节前损伤还是节后损伤，术前、术后均需要积极康复治疗。

（一）物理因子治疗

损伤部位的物理因子治疗，有利于神经震荡的消除、神经粘连的松解以及关节周围挛缩组织的松弛。

1. 神经肌肉电刺激治疗　是利用 20~50Hz 低频电流通过电极刺激特定肌群,使其有节律地收缩-舒张。其治疗原理主要有以下几个方面:①反复收缩-舒张的过程中,肌肉组织及周围血液循环得到改善,可防止肌肉失用性萎缩,对萎缩的肌肉有增加肌肉结构及力量、恢复肌原纤维超微结构及膜 Ca^{2+} 通道的作用;②神经肌肉电刺激可以加速轴突与远端效应器建立有效的联系,从而达到促进神经修复的作用。

2. 蜡饼法治疗　属于蜡疗的一种,其形态可根据患肢塑形而达到良好的包裹性,且具有持久的温热效应,可将热效应导入皮下 1~2cm 深度。一方面,温热效应可增加局部血运,提高新陈代谢,间接激活网状内皮细胞吞噬功能从而减轻损伤组织炎症反应,改善组织水肿状态,为神经修复创造必要的内环境条件;另一方面,石蜡本身对瘢痕组织有润泽效应,同时,在石蜡降温收缩的过程中会对组织产生挤压、压缩,继而达到软化瘢痕、松解粘连、改善患肢关节挛缩的作用;温热刺激亦是一种感觉刺激,可间接改善神经肌肉反应性、提高靶肌肉肌力,继而达到改善患肢整体功能的效果。蜡饼法是一种安全有效的物理因子治疗,结合蜡饼法治疗整体效果优于单纯作业治疗,值得在临床工作中推广。需要注意的是,蜡饼对新生儿来说重量较重,如果卧位把蜡饼置于上臂,需注意避免家长抱起患儿时,蜡饼的重量可能牵拉上肢造成神经的二次损伤。

3. 肌电生物反馈治疗　肌电生物反馈治疗可使患儿肌张力提高,肌力增强,常选择作用部位为患侧上肢肱三头肌、桡侧伸腕肌群、三角肌等。

(二)运动治疗

1. 被动运动　损伤后前 4 周,上臂固定于胸前,肩关节保持中立位,使臂丛张力减至最小,有利于水肿吸收,减轻疼痛;其他关节可做适当被动活动。损伤 4 周后可行全关节范围活动,预防各种关节挛缩的发生。

2. 抗阻运动　神经再生的过程中,可发生感觉过敏、疼痛等症状,一旦神经再生现象出现,有较弱的主动运动时,应逐渐增强肌力训练,加大运动幅度,逐渐加强力量,使肌肉维持最大的做功量。

(三)作业治疗

臂丛神经损伤患儿常常忽略患侧上肢,存在感觉异常,甚至出现各种畸形,因此作业治疗应早期介入。训练过程可结合一些既能吸引儿童兴趣,又能达到训练目的的游戏活动。训练内容多可借鉴痉挛型偏瘫儿童作业治疗方法,包括被动活动提高患侧肌力,扩大关节活动度,纠正异常姿势;患侧负重及支撑训练;限制性诱导疗法;双手配合能力和协调性的训练;日常生活互动训练等。

(四)中医传统康复治疗

1. 推拿　选取部位以手三阳经及臂丛神经支配区为主,采用推揉法、摇法等手法,以疏经通络,行气活血,能维持肌肉营养,预防或减轻肌萎缩和韧带缩短,促进臂部肌肉、神经功能康复。适用于Ⅰ~Ⅳ型分娩性臂丛神经损伤。

2. 针灸　选取损伤神经相应的夹脊穴(C_5~T_1 夹脊穴)及分布区穴位(如极泉、肩髃、肩髎、肩贞、臂臑、手五里、曲池、手三里、内关、外关、阳溪、合谷、八邪等穴),以调和气血、疏经通络,促进气血流注于经络、肌肤和筋骨,可以增强受损臂丛神经的兴奋性及传导功能,促进神经的修复与再生,适用于Ⅰ~Ⅳ型分娩性臂丛神经损伤。

（五）矫形器佩戴

对于臂丛神经损伤后遗症期患儿,应注意预防肩关节脱位、垂腕畸形以及指间关节畸形等常见问题,有 20%~30% 的患儿会遗留相关问题,这些问题在患儿 1 个月龄时就可能发生,且随着时间的推移,症状可能会越来越重。在常规康复治疗间期,对有遗留关节挛缩及畸形的患儿,佩戴矫形器可保持关节活动范围,维持外观形态;同时,矫形器能对目标肌肉起到持续静力牵伸的作用,最终达到预防关节畸形,降低疾病致残的程度与可能性。早期使用矫形器,患儿接受度较高,对预防和治疗臂丛神经损伤后患肢关节畸形有效。

（六）肌内效贴

主要利用贴布的自身弹力回缩作用,在皮肤表面形成拉力、应力和切力,与肌力相互促进或抗衡以达到治疗目的,有很好的矫形与促进肌肉发展的作用,可选择 X 型、Y 型、I 型、爪型贴等,根据需要贴于三角肌、肱二头肌、前臂旋后肌、手臂桡侧虎口区、前锯肌及大、小菱形肌等处。

（七）心理指导

心理指导在患儿疾病的康复中也起着重要的作用。许多患儿家长不能接受长期治疗,对疾病的治愈有急于求成的心理,因此要向家长讲解神经恢复的过程及时间,使家长最大程度地配合治疗。

十、康复护理

（一）感觉丧失肢体的保护

1. 肢体保暖　臂丛神经损伤伴感觉功能障碍的同时,还可伴有交感神经功能障碍,失神经支配的肢体基础体温降低,因此应注意肢体保暖,可用热水袋保暖,切忌烫伤,必要时入暖箱保暖。

2. 保持皮肤正常湿度　感觉丧失的肢体,由于泌汗和皮脂分泌功能丧失可使皮肤干燥。患肢每天用温水浸泡 2 次,每次 5min,后轻轻擦干。患肢皮肤区擦凡士林、霜剂,然后轻柔按摩可起到湿润作用。

3. 预防损伤　加强基础护理,保持床单位平整、清洁,避免尖锐之物刺伤皮肤;穿宽松袖口衣服,避免因袖口过紧,造成局部血管缺血,影响血液和营养的供应而发生溃烂;避免外伤,切忌患肢长时间受到压迫,睡卧时将患肢固定于身前有利于局部血液循环的改善。

（二）肿胀的防治

臂丛损伤的患肢在肌肉失去运动功能的同时也失去对肢体的挤压回流作用,特别是肢体处于下垂或关节极度屈曲时肿胀更明显。

1. 避免加重水肿的姿势或动作,可用三角巾将患肢吊于胸前,抬高患肢,有利于改善局部血液及淋巴回流,缓解症状。

2. 在保护神经不受损的前提下尽早进行手部运动,患肢做徒手轻柔的向心性按摩。

3. 温水热敷,每天 2 次,或用微波等方法改善局部血液循环,促进组织水肿吸收,每天测量患肢周径,与对侧肢体同一部位周径进行比较,观察水肿吸收情况。

4. 患肢慎做肌内注射和静脉输液等医疗操作,避免皮肤损伤。

十一、预防

预防是减少产科臂丛神经损伤发生的重要措施,特别是控制新生儿的出生体重,新生儿的平均出生体重在 3 000g 左右,是生产时适宜的体重。其次还要熟练掌握肩难产的紧急处理方法,以减少正常体重儿臂丛神经损伤的发生率。

十二、预后

分娩性臂丛神经损伤的患儿可能会出现自发性愈合,绝大部分发生在损伤后 4~9 个月,有的甚至到 4 岁。Ⅰ型通常第 1 个月内开始恢复,4~6 个月可完全恢复;Ⅱ型大多数病例从 6 周以后开始恢复,但至 6~8 个月时可遗留肩关节内收内旋畸形,6 岁时有肱骨短缩 2~3cm;Ⅲ型表现为全上肢瘫痪,此型常留有肩关节内收、内旋挛缩畸形及肘关节 30° 的屈曲畸形,手功能在 1 岁以后仍可逐渐恢复正常;Ⅳ型为颈$_{6~8}$神经同时损伤,常因累及桡神经,表现为垂腕,如果损伤为完全性且已超过 2 年,无自主恢复可能,可以考虑采用肌腱转移等手术治疗,术后积极训练改善姿势及功能。

（高　晶　孙　颖　吴建贤）

参 考 文 献

［1］李晓捷.实用儿童康复医学［M］.北京:人民卫生出版社,2016.

［2］靳梅,刘静,岳玲,等.神经电生理检查在评定婴儿臂丛神经损伤预后中的临床应用价值［J］.中华物理医学与康复杂志,2016,38（2）:156-157.

［3］顾玉东.臂丛神经损伤与疾病的诊治［M］.2 版.上海:复旦大学出版社,2001.

［4］徐晓君,周俊明,张沈煜,等.臂丛神经损伤康复治疗研究进展［J］.中国康复医学杂志,2010（11）:1102-1106.

［5］李清,陈亮.神经电生理及影像学检查在分娩性臂丛神经损伤诊断中的应用［J］.国际骨科学杂志,2010,31（06）:364-367.

［6］李靖婕.恩经复穴位注射治疗小儿臂丛神经损伤临床分析［J］.中国实用神经疾病杂志,2013,16（04）:65-66.

［7］杨雪梅,刘静芳.分娩性臂丛神经损伤 31 例的护理［J］.中国误诊学杂志,2011,11（14）:3419.

［8］沈修姝,朱俞岚,姜从玉.婴幼儿臂丛神经损伤及其康复治疗［J］.上海医药,2019,40（09）:11-15.

［9］马建强,李凤岩,吕忠礼.推拿手法治疗分娩性臂丛神经损伤的临床观察［J］.中国中医骨伤科杂志,2018,26（03）:46-49.

［10］林春,任素伟,孟兆祥.肌内效贴治疗对产伤性上干型臂丛神经损伤患儿运动功能发育的影响［J］.中国康复医学杂志,2016,31（12）:1355-1359.

［11］王振芳,张曦,游石琼.腕手矫形器治疗分娩性臂丛神经损伤所致腕手畸形的疗效观察［J］.中华物理医学与康复杂志,2016,38（11）:864-865.

［12］Smith BW,Chang K,Yang JS. Timing of nerve transfer for elbow flexion in neonatal brachial plexus palsy［J］. Neurology Psychiatry & Brain Research,2018,28:3-6.

［13］Bahm J. The Surgical Strategy to Correct the Rotational Imbalance of the Glenohume-ral Joint after Brachial Plexus Birth Injury［J］.J Brachial Plex Peripher Nerve Inj,2016,11（1）:10-17.

[14] Chepla KJ, Bafus BT. Transfer of a Radial Nerve Branch to the BrachialisNerve for Restoration of Elbow Flexion[J]. Techniques in Hand & Upper Extremity Surgery, 2018: 1.

[15] Vanaclocha V, Herrera JM, Rivera-Paz M, et al. Radial to axillary nerve transfer[J]. Neurosurgical Focus, 2018, 44(VideoSuppl1): V1.

[16] Bulstra LF, Rbia N, Kircher MF, et al. Spinal accessory nerve to triceps muscletransfer using long autologous nerve grafts for recovery of elbow extension intraumatic brachial plexus injuries[J]. Journal of Neurosurgery, 2017, 129(4): 1-7.

[17] Willand MP, Holmes M, Bain JR, et al. Electrical muscle stimulation after immediate nerve repair reduces muscle atrophy without affecting reinnervation[J]. Muscle & Nerve, 2013, 48(2): 219.

第十三章　新生儿缺氧缺血性脑病

概　述

新生儿缺氧缺血性脑病（hypoxic ischemic encephalopathy，HIE）是新生儿的常见疾患，也是导致脑性瘫痪（简称脑瘫）和儿童终身残疾的主要原因之一。由于脑瘫是 HIE 最主要的神经系统后遗症，因此，本指南重点在于明确 HIE 发生后，高危儿随访和脑瘫高风险状态的判断、评定和早期康复干预手段。本指南主要参考中华医学会儿科学分会新生儿学组的新生儿缺氧缺血性脑病诊断标准、足月儿缺氧缺血性脑病循证治疗指南、中国脑性瘫痪康复指南（2015），并吸纳了近年来国外脑瘫早期诊断和干预文献中关于脑瘫早期诊断和脑瘫高风险状态临时诊断的内容。旨在规范我国儿童康复医疗工作，促进儿童康复工作者正确认识并提高 HIE 的诊疗、随访和康复治疗水平，最大限度地降低脑性瘫痪等神经系统后遗症的发生率。

一、定义与术语

（一）定义

新生儿缺氧缺血性脑病是指围生期窒息引起的部分或完全缺氧、脑血流减少或暂停而导致胎儿或新生儿脑损伤，有特征性的神经病理和病理生理改变以及临床上脑病症状。

（二）术语表达

已经广泛使用 30 多年的"新生儿缺氧缺血性脑病"，作为标准术语越来越受到质疑，国外大多推荐用"新生儿脑病"代替"新生儿缺氧缺血性脑病"。2014 年，美国妇产科学会和儿科学会分别发布新生儿脑病工作组报告《新生儿脑病和神经系统结果（第 2 版）》，对"新生儿脑病"的定义、诊治相关内容进行更新。目前我国仍沿用新生儿缺氧缺血性脑病术语。在 ICD-11 系统中，对该病称作"缺氧缺血性脑病"和"新生儿缺氧缺血性脑病"。

二、流行病学

新生儿 HIE 发生率报道不一。我国足月儿 HIE 约为活产儿的 3‰~6‰，与发达国家相似（3‰~5‰）。其中 15%~20% 在新生儿期死亡，存活者中 20%~30% 可能遗留不同程度的神经系统后遗症。因此，尽管近年来围生医学已取得巨大进展，但 HIE 仍是导致新生儿急性死亡和慢性神经系统损伤的主要原因之一。

三、病因及病理生理

（一）病因

缺氧是 HIE 发病的核心，其中围生期窒息是最主要的病因。此外，出生后肺部疾患、心脏病变及大量失血或重度贫血等严重影响机体氧合状态的新生儿疾病也可引起 HIE。

（二）病理生理

1. 血流量改变　当缺氧缺血为部分或慢性时，体内血液出现重新分配，以保证心、脑等重要器官血液供应。随着缺氧时间延长，这种代偿机制丧失，并出现第 2 次血流重新分配，即大脑半球血流减少，以保证代谢最旺盛部位，如基底神经节、脑干、丘脑及小脑的血供，而大脑皮质矢状旁区及其下面的白质（大脑前、中、后动脉的边缘带）受损。如窒息为急性完全性，则上述代偿机制不会发生，脑损伤发生在基底神经节等代谢最旺盛的部位，则大脑皮质不受影响。这种由于脑组织内在特性不同而对损害具有特有反应的高危性区域，称作选择性易损区。足月儿的易损区在大脑矢状旁区的脑组织，早产儿的易损区则位于脑室周围的白质区。

2. 脑血管自主调节功能障碍　脑血管具有自主调节功能，以维持相当稳定的脑血流量。当发生缺氧缺血和高碳酸血症时，可导致脑血管自主调节功能障碍，形成"压力被动性脑血流"，即脑血流灌注随全身血压的变化而波动。当血压高时，脑血流过度灌注可致颅内血管破裂出血。当血压下降、脑血流减少时，则引起缺血性脑损伤。

3. 脑组织代谢改变　葡萄糖占人类脑组织能量氧化供能的 99%，但脑组织储存糖原很少。缺氧时，由于脑组织无氧酵解增加，组织中乳酸堆积、能量产生急剧减少，最终引起能量衰竭并导致脑细胞死亡的瀑布样反应：①细胞膜上钠 - 钾泵、钙泵功能不足，使 Na^+、水进入脑细胞内，造成细胞毒性脑水肿；② Ca^{2+} 通道开启异常，大量 Ca^{2+} 进入细胞内，导致脑细胞不可逆的损害，同时还可激活某些受其调节的酶，引起胞质膜磷脂成分分解，从而进一步破坏脑细胞膜的完整性及通透性；③当脑组织缺血时，ATP 降解，腺苷转变为次黄嘌呤。当脑血流再灌注期重新供氧，次黄嘌呤在次黄嘌呤氧化酶的作用下产生氧自由基；④能量持续衰竭时，兴奋性氨基酸，尤其是谷氨酸在细胞外聚积产生毒性作用，进一步诱发上述生化反应，引起细胞内 Na^+、Ca^{2+} 内流，自由基生成增多，以及脑血流调节障碍等相继发生，最终导致脑细胞水肿、凋亡和坏死。

四、缺氧缺血性脑病分型

1. 轻度缺氧缺血性脑病　主要表现激惹兴奋，以 24h 内最明显，持续 2~3 天消失。肢体肌张力正常或略增高，自发动作增多，原始反射正常或稍活跃，无惊厥。通常无需治疗，预后良好。

2. 中度缺氧缺血性脑病　以抑制症状为主，表现嗜睡或迟钝，哭声弱，吸吮无力，肢体肌张力降低，自发动作减少，原始反射减弱，部分有颅内压增高和惊厥。

3. 重度缺氧缺血性脑病　以昏迷为主，不哭，不吸吮，肢体肌张力消失，无自发动作，原始反射消失。多数有颅内压增高和惊厥。惊厥最常见的表现形式为轻微发作型或阵挛型，严重者为强直型，同时有前囟隆起等脑水肿症状和体征。病变在脑干、丘脑者，可出现中枢性呼吸衰竭、瞳孔缩小或扩大、顽固性惊厥等脑干症状，并且常在 24~72h 病情恶化或死亡。

五、临床诊断标准

目前国内新生儿 HIE 诊断标准，仍沿用 2005 年由中华医学会儿科学分会新生儿学组长沙会议制定的诊断标准，具体如下：①有明确的可导致胎儿宫内窘迫的异常产科病史，以及严重的胎儿宫内窘迫表现（胎心 <100 次 /min，持续 5min 以上和 / 或羊水Ⅲ度污染），或者在分娩过程中有明显窒息史；②出生时有重度窒息，指 Apgar 评分 1min ≤3 分，并延续至 5min

时仍≤5分和出生时脐动脉血气 pH≤7.00；③出生后不久出现神经系统症状，并持续至 24h 以上，如意识改变（过度兴奋、嗜睡、昏迷）、肌张力改变（增高或减弱）、原始反射异常（吸吮、拥抱反射减弱或消失），病重时可有惊厥、脑干症状（呼吸节律改变、瞳孔改变、对光反射迟钝或消失）和前囟张力增高；④排除电解质紊乱、颅内出血和产伤等原因引起的抽搐，以及宫内感染、遗传代谢性疾病和其他先天性疾病所引起的脑损伤。同时具备以上 4 条者可确诊，第④条暂时不能确定者可作为拟诊病例。目前尚无早产儿 HIE 诊断标准。

六、共患病

部分重症患儿可能于生后 6 个月内出现癫痫，较常见的癫痫类型是婴儿痉挛症和重症肌阵挛性发作，也可能有复杂性部分性发作或全身强直、阵挛发作。癫痫发作可加重脑部器质性病变，从而使发生脑瘫的可能性增加。由于脑部存在严重或弥漫性器质性病变，此类癫痫多为难治性癫痫。治疗应联合小儿神经内科，采用规范的抗癫痫治疗，争取在最短时间内控制癫痫发作。同时，HIE 还可能伴有视力障碍、听力障碍、喂养困难、吞咽障碍、营养障碍等。

七、临床治疗

（一）新生儿期治疗

1. 支持疗法　包括：①维持良好的通气功能是支持疗法的核心，保持 PaO_2、$PaCO_2$ 和 pH 在正常范围，根据血气结果给予不同方式的氧疗；②维持脑和全身良好的血流灌注是支持疗法的关键措施，避免脑灌注过低、过高或波动。低血压可用血管活性药物使血压维持在正常范围，以保证充足、稳定的脑灌注；③维持血糖在正常范围。

2. 控制惊厥　惊厥是重度 HIE 的常见症状，控制惊厥有助于减轻神经细胞的能量代谢障碍，首选苯巴比妥。顽固性抽搐者加用咪达唑仑，或加用水合氯醛。

3. 治疗脑水肿　避免输液过量是预防和治疗脑水肿的基础。颅内压增高时，首选利尿剂呋塞米；严重者可用 20% 甘露醇。一般不主张使用糖皮质激素。

4. 亚低温治疗　是指用人工诱导方法将体温下降 2~5℃，以降低能量消耗、减少细胞外谷氨酸、氧化反应而达到保护脑细胞的作用，是目前国内外唯一证实治疗新生儿 HIE 安全性和有效性的措施，可降低严重 HIE 的伤残率和死亡率。应用指征为中、重度足月 HIE 新生儿；有头部或全身亚低温 2 种；治疗窗应于生后 6h 内，且越早疗效越好，持续 72h。

（二）新生儿期后治疗

缺氧缺血性脑损伤神经细胞死亡有坏死和凋亡两种形式。即使严重的缺氧缺血性脑损伤，脑细胞的死亡仍以凋亡为主。凋亡是一慢性、可逆的过程，有许多因素可以阻断凋亡，从而为临床上治疗 HIE 创造了时机。要防止产生神经后遗症，应有足够的疗程，这对重度 HIE 尤为重要。把治疗限制在新生儿期是不够的，应该延长至新生儿期以后。

八、康复评定

当 HIE 发生之后，必须对该患儿进行多学科合作的高危儿随访，应在 24 个月矫正年龄之前使其处于严密的医学观察之下。应用国际标准化评定方法，对具有脑瘫高风险的婴儿进行早期评定和预测，采用"脑瘫高风险状态"的暂时性临床诊断，开展早期特异性干预，以期达到及早阻止异常发育、促进正常发育、阻止脑瘫发生发展、避免或减轻残疾的目的。早期诊断、早期干预,对于优化婴儿运动和认知的神经可塑性、预防继发和并发障碍的发生都具有重要意义。

（一）前瞻性临床评定

由于 HIE 是重度围产期窒息的并发症,故评定诊断 HIE,必须首先确证存在重度围生期窒息。

1. 详细的病史　包括有无产前、产程中导致窒息的高危因素;产前和产程中的监护资料;出生后系列的 Apgar 评分、复苏措施和对复苏的反应等。

2. 临床表现　包括意识状态,如早期的兴奋、后期的嗜睡甚至昏迷;惊厥的出现;肌张力异常,初期短暂肌张力增高,重者逐渐转为松弛,最后肌张力完全丧失;原始反射异常,如吸吮反射、握持反射、拥抱反射初期短暂增强,重者逐渐减弱,最后可完全消失;颅内压增高表现和可能存在的多脏器功能异常等。

（二）神经发育评定

神经发育评定是重要的随访评定手段。主要任务就是早期发现脑瘫高风险状态及合并症,同时给予干预和治疗。在 6 个月矫正年龄之前进行脑瘫高风险状态早期评定、早期诊断,并开展早期康复治疗,对改善预后意义重大。

1. 全身运动评定（GMs）　是由奥地利神经发育学家 Prechtl 教授提出的一种安全、可靠、敏感、无创评定新生儿和小婴儿神经运动行为的方法,能够十分有效地评定年幼儿神经系统的功能,对脑瘫等神经发育障碍做出可靠的早期预测,其安全性和有效性已得到公认。痉挛 - 同步性 GMs 表现,对于脑瘫具有很高的预测价值。连贯一致的痉挛 - 同步性和不安运动缺乏可预测痉挛型脑瘫。GMs 预测高危儿脑瘫发育结局的敏感度和特异度均达到 90% 以上。HIE 新生儿应在纠正月龄 4 个月龄内接受 2 次 GMs 评定（第 1 次在纠正 1 月龄内,第 2 次在纠正 3 个月龄左右）,以了解有无后期严重神经发育异常的可能性。

2. Hammersmith 婴幼儿神经系统检查（HINE）　1999 年由英国 Haataja 教授编制,用于 2~24 个月幼儿神经运动的检查,包括神经学检查 26 项、运动功能 8 项、行为状态 3 项。该方法对高危儿的预测效度较高,HINE 评分对 2~24 个月龄脑瘫的预测率为 90%。但对小于 3 个月和大于 19 个月小儿的效度有所下降。6、9、12 个月龄 HINE 评分 <73 分提示脑瘫高风险状态;6、9、12 个月龄 HINE 评分 <40 同时有神经影像学和标准运动功能评定异常,几乎可认为是脑瘫。

3. 新生儿行为神经测定（NBNA）　适用于足月新生儿及矫正胎龄满 40 周的早产儿。在我国临床用于 HIE 病情评定、胆红素脑病、早产儿脑损伤和脑发育不良的预后,以及围产高危因素对新生儿影响的预测。NBNA 评分检查较全面,是 HIE 患儿早期评定的有效方法。

4. 0~1 岁神经运动检查（INMA）　该检查共 20 项,分 6 个部分,包括行为能力、姿势和自然运动活动、被动肌张力、主动肌张力和主动运动、深腱反射及姿势反应。适用于 0~1 岁的婴儿,特别是早产、窒息的高危儿。既可作为脑瘫早期筛查的方法,也可作为 HIE 患儿早期干预效果的评价指标。

5. 婴儿运动能力测评（TIMP）　包括 43 项检测项目。目前应用广泛的 TIMP（第 5 版）包括 42 项评定项目,其中前 13 项为观察项目,后 29 项为引出项目。临床应用于早期识别早产儿运动能力异常,以及疾病所致的运动发育异常。

6. Gesell 发育诊断量表（GDDS）　是评定诊断 0~6 岁儿童发育水平的心理测量工具,也是用于评定智力残疾的标准化方法之一。根据发育的内容分为:适应性行为、大运动、精细动作、语言、个人 - 社交 5 个能区。结果用发育商（developmental quotient，DQ）来表示，进行结果分析时，需针对 5 个能区每个维度的行为模式进行行为分析。该量表可作为 0~6 岁儿童发育迟缓和儿童智力残疾诊断的重要依据。

7. Alberta 婴儿运动量表（AIMS）　由加拿大 Alberta 大学的 M.C. Piper 和 J. Darrah 制定，通过观察来评定 0~18 个月龄或从出生到独立行走这段时期婴儿的运动发育水平，包括 58 个项目，主要对婴儿负重、姿势、抗重力运动 3 方面特征进行评定，分为俯卧位（21 个项目）、仰卧位（9 个项目）、坐位（12 个项目）及站立位（16 个项目）4 个亚单元，对每个项目依据"观察到"或"未观察到"评分，并计算出 AIMS 的原始分，然后通过与常模比较得出受试婴儿在同龄儿中所处的百分位，由此判断受试婴儿运动发育水平。

（三）神经影像学检查

颅脑 MRI 在纠正月龄 <5 个月龄的早期诊断中，已经能够识别大脑运动区的异常解剖结构。在纠正月龄 5~24 个月龄的早期诊断中，MRI 虽然能够识别大脑运动区的异常解剖结构，但细微白质损伤可能难以识别。因此，对于首次头颅 MRI（12~18 个月龄时）正常，但持续存在运动功能或其他神经功能异常的婴幼儿，推荐在 2 岁时复查头颅 MRI，但应注意，HIE 神经影像学检查结果正常时，并不能排除脑瘫的可能性，异常时也不代表就是脑瘫。

（四）脑瘫高风险状态评定

由于 HIE 是导致脑瘫的高危因素之一，因此对 HIE 患儿要早期识别和判定罹患脑瘫的风险。确定"脑瘫高风险状态"暂时性临床诊断的条件：必须具有作为基本标准的运动功能障碍和至少 1 项附加标准。①运动功能障碍包括：运动质量下降（如 GMs 显示不安运动缺乏）、神经系统异常（如早期双手活动不对称或 HINE 评分过低）、运动发育落后或异常（如运动发育评定得分较低，或家长、医生发现儿童发育里程碑延迟）；②附加标准包括：神经影像学异常（MRI 显示脑白质损伤、皮质和深部灰质损伤、脑发育畸形等）、临床病史提示脑瘫风险。一旦脑瘫高风险状态诊断成立，就应该得到相应的早期干预。

综上所述，高质量的证据表明，异常的 GMs 或 HINE 评分轨迹，结合异常 MRI 检查结果，比单独临床评定更为准确。联合应用标准运动功能评定和神经影像学检查并结合高危病史，可以做出是否存在脑瘫高风险状态的临床判断，为 HIE 患儿随访和脑瘫高风险状态早期康复干预提供重要依据。证据还表明，目前对脑瘫和"脑瘫高风险状态"最具预测效度的评定和临床推断工具包括以下 2 部分：①小于 5 个月矫正年龄，MRI（灵敏度 86%~89%）；GMs（灵敏度 98%）；HINE（灵敏度 90%）。②大于 5 个月矫正年龄，MRI（灵敏度 86%~89%）；HINE（灵敏度 90%）；婴幼儿神经发育评定（灵敏度 83%）。

九、康复治疗

（一）康复治疗原则

1. 早期发现异常表现，早期干预　证据表明，伴随运动皮质活动，运动系统在出生后还会继续发育和完善。如果婴儿期不积极使用运动皮质，就有可能失去皮质神经联系和相应的功能。0~1 岁是大脑发育最迅速和代偿能力较强的时期，目前公认对脑损伤的治疗和干预越早越好。早期发现异常表现，早期干预是取得最佳康复效果的关键，是保证患儿潜在能力最大程度发挥的途径。证据表明，婴儿探索周围环境并与之互动的运动行为，可促进婴儿肌肉、韧带、骨骼和神经肌肉系统的持续发育，同时对肌肉骨骼生长发育的损伤降到最低，避免或减轻继发性残损的发生，从而降低最终的功能障碍程度。尽量减少并发症对功能和学习的不良影响。

2. 强调综合性康复　综合性康复是以患儿为中心,组织各科专家、治疗师、护士、教师等共同制订全面系统的康复训练计划,进行相互配合的综合性康复,以促进患儿的身心康复。HIE 的康复治疗情况复杂、见效慢、时间长,需要综合、协调地应用各种治疗方法和技术,才能使患儿运动、语言和智力等功能达到最佳状态。早期综合康复治疗能全面促进患儿神经精神发育,减轻残疾。综合康复治疗的目的是"全人发展",促进粗大运动、精细运动、社会交往、语言等功能的全面发育,最大程度地发掘 HIE 患儿的潜力,避免或减轻残疾的发生。

3. 与日常生活相结合　HIE 患儿的病程长,多伴有不同程度的日常生活活动能力(ADL)障碍,其异常运动和姿势模式体现在 ADL 中,因此康复必须与日常生活活动紧密结合。对家长进行健康教育有利于提高 HIE 患儿的 ADL。应通过行为干预、日常生活能力训练、心理护理、家长培训与参与等综合措施的实施,达到提高日常生活活动能力的目的,帮助患儿在自己的环境中得到提升。

4. 集中式康复与社区、家庭康复相结合　社区、家庭康复可以为 HIE 患儿在自己熟悉的环境中提供有效、快捷的康复治疗。正确的社区、家庭康复训练为 HIE 患儿康复提供了一个经济、易行、有效的方法,能使更多的 HIE 患儿及早得到康复治疗。社区、家庭康复由专业的康复工作者指导,由家长在日常生活中参与干预,让患儿能够 24h 处于康复干预中。治疗师、患儿和家长共同参与康复计划,可以全面提高 HIE 患儿的康复疗效。集中式康复与社区、家庭康复相结合,应是 HIE 康复的最佳途径。

(二)康复治疗方法

1. HIE 的早期康复干预

(1)高压氧治疗:对于足月新生儿缺氧缺血性脑病有效,但对于早产儿的视网膜和肺支气管发育有不良影响,不予推荐。通常于生后 5~7 天,生命体征稳定后开始治疗。7 天为 1 个疗程,间隔 3 天,可持续 2~3 个疗程。

(2)水疗:可运用于高危儿的早期辅助干预,可以改善高危儿粗大运动功能及肌张力。

(3)促进运动功能发育:要根据患儿的粗大运动发育顺序,给予患儿正确的运动干预,其中主要包括头控训练、翻身训练、坐位平衡训练、爬行训练、立位平衡训练、独走训练等。针对特殊情况的患儿予以针对性训练,主要包括纠正异常姿势训练、降低肌张力训练、增强肌力训练;根据患儿的精细运动发育顺序,给予患儿正确的精细运动干预,主要包括主动抓握训练、三指捏训练、二指捏训练、双手配合训练、双手传递训练、手眼协调训练。将趣味的游戏与患儿的精细运动干预结合起来,包括搭积木游戏、串珠游戏、抓握小球游戏、模拟吃饭喝水游戏、插花游戏。及时的精细运动干预能够提高患儿的手功能操作能力,同时促进患儿的认知能力、日常生活自理能力的提高。新的早期干预方案推荐任务导向性运动训练,因为这些训练技术可充分发挥神经可塑性并促进运动功能,促进发育里程碑。对于出现运动障碍的 HIE 患儿可以进行目标 - 活动 - 运动强化疗法(GAME)。

(4)促进感知认知发育:给予 HIE 患儿丰富的视觉刺激,通过每周更换用于视觉刺激的物品,如颜色鲜艳的球、玩具、线条清晰的简笔画、各种颜色的花等,以促进其视觉功能的发育。给予患儿听力刺激,让患儿感受不同的声音,如各种音调的说话声、音乐、玩具声,以柔和悦耳的声音为主,以促进其听觉功能的发育。通过上述视听刺激,以及运用卡片、拼图、书本、玩具等训练患儿对基本颜色、形状、日常常见物品名称、基本的动作、人际交往关系的认识和理解。在放松的环境下给 HIE 患儿提供视觉、听觉、触觉、嗅觉、味觉、前庭觉和本体觉等多种刺激,创设具有针对性的活动来帮助他们融入环境,提高感官专注力,增强感知能力,增强与周围人的沟通能力以及发展其运动功能。

（5）促进语音发育和交流:HIE 患儿容易发生言语发育迟缓,应进行早期干预,为患儿提供丰富的言语环境。早期有意识地与患儿交流,用不同的语气说话,如亲切和蔼、命令、激动的语调,让患儿理解不同语调的意义;反复说患儿熟悉和经常接触的物品名称,把语言的内容和含义联系起来,在特定的情景下进行干预训练。患儿掌握了基本的言语理解功能以后,主动与患儿对话互动,以积极、及时和有意图的方式与患儿沟通,对话比单独的图片文字学习更加重要。

（6）HIE 患儿的家长指导:凡是存在早期干预指征的 HIE 患儿,应在专业人员定期指导下,由家长在日常生活中参与干预,针对性的康复干预融入实际生活有助于高危儿各种技能更好地发育。对高危儿进行合理抚养,有助于改善高危儿的行为、父母的心理及部分高危儿的运动发育。

2. 明确脑瘫诊断之后的康复干预　HIE 的直接后遗症就是脑瘫。一旦符合脑瘫诊断标准被诊断为脑瘫,就应该转入康复科进行系统的康复治疗。具体康复措施如下:

（1）运动疗法:包括神经易化技术、基本康复技术的渐增阻力、关节活动度维持与改善训练、关节松动技术、减重步态训练、平衡功能训练、核心稳定性训练、运动再学习、运动控制理论与任务导向性训练、引导式教育早期干预等。

（2）物理因子治疗:常用的有功能性电刺激、生物反馈疗法、经颅磁刺激技术、水疗等。

（3）作业治疗:包括促进认知功能发育的治疗、提高精细运动功能、提高日常生活活动能力、学习与交流、感觉统合训练等。

（4）语言治疗:主要针对语言发育障碍、构音障碍、流涎以及咀嚼吞咽障碍等进行治疗。

（5）辅助技术:辅助技术不仅包括辅助治疗,也包括辅助器具、矫形器等的选择应用。

（6）其他治疗:包括针灸推拿治疗、药物治疗、手术治疗、娱乐治疗、医教结合治疗等综合康复治疗。

十、康复护理

（一）吞咽功能障碍的康复护理

1. 新生儿期护理　对无力自行吞咽者应采取鼻饲喂养。速度宜慢,每次喂前回抽胃液,观察胃管是否在胃内;建议在 NICU 对高危儿使用安抚奶嘴,可以降低其疼痛反应、缩短住院时间。

2. 新生儿期后护理　喂食时要注意患儿的进食姿势,遵循抑制异常姿势、身体双侧对称的原则。一般取面对面坐位的进食方法,利于父母与患儿间的交流。不采用仰卧位,避免引起窒息或误吸进肺部;患儿如果存在肺炎风险或已经有肺炎病史,应充分评定其吞咽安全性,因为肺炎是患儿的主要死亡原因,并且这种风险是可以通过鼻饲喂养降低的。

（二）体位性干预

1. 新生儿期体位性干预　包括:①利用支撑物使 HIE 患儿能够保持良好的体位,且不限制肢体的自由活动,可以改善姿势、促进屈肌与伸肌的协同发育;②建议对于需要辅助供氧的 HIE 患儿,在持续心电监护的情况下采取俯卧位,用于改善血氧饱和度;③对于有胃食管反流的 HIE 患儿,建议在密切监护下采取俯卧位或左侧卧位;④通常情况下建议采取非俯卧位的睡觉姿势;⑤推荐采用袋鼠式护理方式。

2. 新生儿期后体位性干预

(1)侧卧位:对于 HIE 患儿,特别是具有非对称性紧张性颈反射(ATNR)的患儿,可抑制原始反射。在侧卧位时,患儿两手容易伸向中线位,有利于伸展肘关节,促进上肢运动发育。

(2)俯卧位:适合训练患儿头部控制能力,促进新生儿期后 HIE 患儿的抬头动作。

(3)肌张力增高儿童的卧位姿势:肌张力增高、头部后仰、躯干、四肢姿势不对称,可以使用吊床,减轻四肢过度伸展,保持头部在中线位置。对于严重肌张力增高的患儿,可以使用支撑垫和滚筒,固定头部,弯曲髋部,保持骨盆中位。

3. 正确的抱法 护理人员一手托住患儿的臀部,另一手扶住患儿的肩背部,把患儿头部竖直,与护理人员之间保持良好的视觉交流,或头放在护理人员的肩部并侧抱在怀中;将内收肌痉挛的双腿分开在护理人员的身体两侧,轻度屈曲外展,达到缓解内收肌痉挛的目的。

十一、预防

新生儿期 HIE 存活的高危儿面临着神经发育结局出现异常的风险,包括严重神经发育障碍和轻微的神经功能障碍,严重危害患儿的生活质量。婴幼儿期是儿童生命发展的关键期,在关键期内对高危儿开展全面、深入的管理,监测生长发育,开展早期干预,是提高其生命质量的根本措施,也是提高人口素质、减轻医疗和社会负担的有效途径。

(一)高危儿随访

1. 随访目的 通过对新生儿期 HIE 存活的高危儿早期随访,帮助其实现 NICU 照护到家庭养护的顺利过渡;指导家庭掌握出院后对特殊问题的识别和处理、监测神经发育障碍,达到改善高危儿结局的目的;为父母提供以家庭为中心,在院内外配合,多专业医师、护理人员的协同下的综合性干预,进行必要的神经、心理、行为评定和影像学检查,以达到改善近期和远期神经发育结局的目的。

2. 随访内容

(1)出院后随访时间:生后 6 个月内每月 1 次,6~12 个月每 2 个月 1 次,1 岁以后每 3 个月 1 次。若神经精神检查和发育评定结果可疑或异常,则需增加随访频率。

(2)神经发育评定(详见康复评定)。

3. 神经影像学检查 MRI 能够提供非常清晰的脑部病变的解剖形态图像,临床应用于新生儿期 HIE 患儿的诊断和预后评定。常规 MRI 检查结合早期行功能磁共振(DWI)或磁共振波谱(MRS)检查,有利于提高对 HIE 预后的判断。

4. 神经生理学检查

(1)脑电图(EEG)检查:HIE 预后不良的 EEG 表现为等电位、低电位和爆发性抑制,特别是当患者经过较正规地治疗 2 周后,EEG 仍留有多灶性、爆发性放电等改变,则预后不佳。EEG 异常与新生儿 HIE 预后密切相关,EEG 异常程度越高,其预后越差。

(2)神经诱发电位:有必要进行视力、听力筛查。可应用视觉诱发电位、听觉诱发电位、躯体感觉诱发电位。脑缺血时,神经诱发电位将发生变化,从而为 HIE 预后提供判断价值。

5. 遗传学检查 监测有全面发育落后的高危儿,需行遗传代谢病检查;高危因素不明确,干预不理想的高危儿需行分子遗传学检测,包括基因检测和染色体微阵列检测。

（二）早期干预

1. 干预原则　预防性开展运动发育训练和活动应遵从婴幼儿发育规律,避免过度刺激和干预;以评定为基础给予个体化指导,遵从高危儿的个体化差异;为高危儿父母提供培训和社会心理支持,以家庭为中心、父母深度参与。

2. 干预措施　常规的干预措施包括袋鼠式护理、婴幼儿抚触、主被动操等,当发现有肌张力、姿势等异常时,需在常规干预基础上对其开展肌力、肌张力、异常姿势的矫正和主动运动(如头部控制、躯干控制等)强化;若连续随访神经精神检查均提示明显异常且无改善,诊断性发育评定提示发育延迟,则应及早转诊至康复机构。

十二、预后

（一）轻度 HIE（Ⅰ期）

神经系统预后通常良好,但少数在婴儿期表现良好的患儿可能在儿童期发生学习和记忆困难。

（二）中度 HIE（Ⅱ期）

通常伴有惊厥,约 25% 的中度 HIE 患儿预后不良。

（三）重度 HIE（Ⅲ期）

常导致患儿死亡,存活者 75% 遗留严重后遗症。预后不良的可能性随重度脑病持续时间的延长而增加。持续 EEG 监护发现严重的异常表现与预后密切相关,EEG 呈现爆发抑制或低电压甚至电压缺失均属预后不良的征兆,如爆发抑制或低电压持续 24h 以上,则约有70% 的患儿预后不良。

（唐　亮　杨　红　陈艳妮）

参 考 文 献

［1］王卫平,孙锟,常立文,等.儿科学［M］.9 版.北京:人民卫生出版社,2018.

［2］韩玉昆,杨于嘉,邵肖梅,等.新生儿缺氧缺血性脑病［M］.2 版.北京:人民卫生出版社,2010.

［3］卫生部新生儿疾病重点实验室复旦大学附属儿科医院.足月儿缺氧缺血性脑病循证治疗指南（2011-标准版）［J］.中国循证儿科杂志,2011,5（6）:327-331.

［4］中华医学会儿科学分会新生儿学组.新生儿缺氧缺血性脑病诊断标准［J］.中华儿科杂志,2005,8（34）:584.

［5］李晓捷,庞伟,孙奇峰.中国脑性瘫痪康复指南（2015）:第五部分［J］.中国康复医学杂志,2015,11（30）:1196-1199.

［6］李树春.小儿脑性瘫痪［M］.郑州:河南科学技术出版社,2000.

［7］李晓捷,唐久来.以循证医学为依据的脑性瘫痪早期诊断与早期干预［J］.华西医学,2018,33（10）:1213-1218.

［8］杨红,邵肖梅.全身运动质量评定［J］.中国循证儿科杂志,2007,2（2）:138-143.

［9］张婷,李海峰,肖农.2017 年 JAMA Pediatrics《脑性瘫痪早期精准诊断与早期干预治疗进展》中国专家解读［J］.中国实用儿科杂志,2018,33（10）:12-18.

［10］臧菲菲,杨红,曹佳燕,等.扭动运动全身运动评定在极低出生体重早产儿运动发育随访中的应用研究［J］.中国儿童保健杂志,2015,23（05）:530-533.

［11］汪军,何敏斯,杨红,等.不安运动阶段全身运动评定对足月小样儿运动发育结局的预测价值［J］.中国儿童保健杂志,2018,26(11):1180-1184.

［12］Novak I, Morgan C, Adde L, et al. Early, accurate diagnosis and early intervention in cerebral palsy: advances in diagnosis and treatment［J］. JAMA Pediatr, 2017, 171(9): 897-907.

［13］Guimarães CL, Reinaux CM, Botelho AC, et al. Motor development evaluated by Test of Infant Motor Performance: comparison between preterm and full term infants［J］. Rev Bras Fisioter, 2011, 15(5): 357-362.

［14］Brenner DJ, Hall EJ. Computed tomography——an increasing source of radiation exposure［J］. N Engl J Med, 2007, 357(22): 2277-2284.

［15］Douglas-Escobar M, Weiss MD. Hypoxic-ischemic encephalopathy: a review for the clinician［J］. JAMA Pediatr, 2015, 169(4): 397-403.

［16］Silveira RC, Procianoy RS. Hypothermia therapy for newborns with hypoxic is chemic encephalopathy［J］. J Pediatr(Rio J), 2015, 91(6 Suppl 1): 78-83.

［17］Lee YK, Penn A, Patel M, et al. Hypothermia treated neonates with hypoxicis chemic encephalopathy: optimal timing of quantitative ADC measurement to predict disease severity［J］. Neuroradiol J, 2017, 30(1): 28-35.

［18］Prechtl HF. General movement assessment as a method of developmental neurology: new paradigms and their consequences［J］. Development Medicine &Child Neurology, 2001, 43(12): 836-842.

［19］Tomantschger I, Herrero D, Einspieler C, et al. The general movement assessment in nonEuropean low and middle income countries［J］. Rev Saude Publica, 2018, 52: 6.

第十四章

先天性肌性斜颈

概　述

先天性肌性斜颈（congenital muscular torticollis，CMT）是儿童期常见的肌肉骨骼疾病，可导致儿童头、面、颈部发育畸形。早期规范的康复治疗能有效预防畸形发生，非手术治疗适用于 1 岁尤其是 6 个月以内的患儿，超过 1 岁后治疗效果降低。本指南参考国内外大量临床康复实践成果，旨在规范我国儿童康复医疗工作，促进广大儿童康复工作者正确认识并提高先天性肌性斜颈的康复治疗水平。

一、定义与术语

（一）定义

先天性肌性斜颈是一侧胸锁乳突肌（sternocleidomastoid muscle，SCM）挛缩和纤维性变性导致头部向患侧偏斜的肌肉骨骼疾病。

（二）术语表达

斜颈是指各种原因引起的颈部偏斜总称。根据病因不同，可以将斜颈分为：①先天性肌性斜颈；②骨性斜颈；③神经性斜颈，又称痉挛性斜颈；④继发性斜颈等。其中，先天性肌性斜颈是最常见的类型。

二、流行病学

先天性肌性斜颈的患病率在 3.9%~16%，是新生儿第一位高发的先天性肌肉骨骼疾病，好发于男性，男女平均比例为 3∶2。

三、病因及病理生理

先天性肌性斜颈的病因尚未明确，主要存在以下几种学说：子宫拥挤学说、胸锁乳突肌胚胎发育异常学说、遗传学说等，但尚无一种学说可以完整概括先天性肌性斜颈的发病机制。目前认为，先天性肌性斜颈是由先天易感因素与后天环境因素等多因素作用所致，发病的确切原因及何种因素占主导地位，还需要进一步研究。

（一）子宫拥挤学说

子宫拥挤导致胎儿头颅长期处于过度侧屈受压的位置，胸锁乳突肌静脉压迫受阻，回流障碍，肌纤维水肿坏死而纤维增生，引起肌肉痉挛。

（二）胸锁乳突肌胚胎发育异常学说

对先天性肌性斜颈的胸锁乳突肌肿块进行病理检查，其大体标本为纤维瘤样，光镜下增生的纤维组织中混杂有不同程度的肌组织。电镜检查发现肿块中存在多种细胞成分，包括间充质细胞、肌母细胞、肌成纤维细胞、成纤维细胞核肌细胞。肌母细胞处于不同的分化成熟中，提示胸锁乳突肌胚胎发育异常。

（三）遗传学说

在先天性肌性斜颈患儿中，11.2% 存在阳性家族史，且多伴有其他部位的畸形，提示该疾病与遗传相关，同时受其他因素的影响。

四、先天性肌性斜颈分型

本指南主要依据头颈倾斜程度、严重程度、胸锁乳突肌病变程度、超声检查中病变胸锁乳突肌的回声情况对先天性肌性斜颈进行分型。

（一）根据头颈倾斜程度分型（传统分型）

传统分型是根据头颈倾斜程度将其分为轻型、中型和重型：①轻型，头颈向一侧歪斜 <20°，包块 <1cm，可伴有轻微受限；②中型，头颈向一侧歪斜 20°~30°，包块 1~2cm，质地较硬，伴面部稍不对称，颈部活动受限；③重型，头颈向一侧歪斜 >30°，包块 >2cm，质地硬，伴面部变形，颈部活动显著受限。

（二）根据严重程度分型

根据患儿的发病年龄、姿势偏斜、两侧颈部被动旋转角度差异以及颈部肿块情况，将先天性肌性斜颈划分为 8 级（表 14-1）。

表 14-1　先天性肌性斜颈严重程度分级

分级	分期程度	年龄	颈部活动	颈部肿块
1 级	早期轻度	0~6 个月	姿势偏斜或肌肉紧张，两侧颈部被动旋转角度差异 <15°	无
2 级	早期中度	0~6 个月	肌肉紧张，两侧颈部被动旋转角度差异 15°~30°	无
3 级	早期重度	0~6 个月	肌肉紧张，两侧颈部被动旋转角度差异 >30°	有
4 级	晚期轻度	7~9 个月	姿势偏斜或肌肉紧张，两侧颈部被动旋转角度差异 <15°	无
5 级	晚期中度	10~12 个月	姿势偏斜或肌肉紧张，两侧颈部被动旋转角度差异 <15°	无
6 级	晚期重度	7~9 个月	肌肉紧张，两侧颈部被动旋转角度差异 >15°	无
		10~12 个月	两侧颈部被动旋转角度差异 >15°~30°	无
7 级	晚期极重度	7~12 个月	肌肉紧张，两侧颈部被动旋转角度差异 >30°	有
8 级	极晚期	12 个月以上	姿势偏斜或肌肉紧张，颈部被动旋转受限	有

（三）根据胸锁乳突肌病变程度分型

根据胸锁乳突肌病变程度可以分为 3 种类型：①姿势性斜颈，仅有姿势改变，头偏向一侧，没有胸锁乳突肌增厚紧缩或颈部被动活动受限；②肌性斜颈，胸锁乳突肌紧张，但未触及肿块，伴颈部被动活动受限；③肿块型斜颈，可触及胸锁乳突肌肿块，肌肉呈纤维性增厚，伴颈部被动活动受限。

（四）根据超声检查中病变胸锁乳突肌的回声情况分型

根据超声检查中病变胸锁乳突肌的回声情况，可分为 4 型：Ⅰ 型，在挛缩的胸锁乳突肌中可见明确不均匀回声团块；Ⅱ 型，在低回声背景中可见更多不均匀回声点及线条，是最常见的超声类型；Ⅲ型,整块胸锁乳突肌可见混乱的高回声反射波,患儿存在头部旋转受限；Ⅳ型,整块胸锁乳突肌可见纵向高回声带,患儿均存在头部旋转受限。

五、临床诊断标准

依据患儿出生史、临床症状、体征和辅助检查结果,可对先天性肌性斜颈进行明确判断。

（一）出生史

患儿出生时可存在横位或臀位等胎位不正史,或分娩时难产,胸锁乳突肌受产道或产钳挤压而损伤。

（二）临床症状、体征

头偏向一侧,下颌转向对侧,两侧颜面部发育不对称,下颌向患侧旋转的主动或被动活动均有不同程度受限。在出生或生后 2 周内,胸锁乳突肌内可触及肿块,表面凸起,质地硬,可随胸锁乳突肌上下移动,皮肤不红,无压痛,生后 1 个月或 2 个月内达到最大,后逐渐消失,出现胸锁乳突肌增粗、增厚,形成纤维性挛缩条索。部分患儿婴儿期未出现肿块,以后直接发生胸锁乳突肌挛缩。

（三）辅助检查

超声是诊断先天性肌性斜颈最常用的影像学检查,患侧胸锁乳突肌中下段常出现边界清晰的异常回声。X 线、CT 或 MRI 用于排除其他疾病导致的斜颈。

六、共患病及并发症

先天性肌性斜颈常伴有发育性髋关节发育不良,运动发育迟缓。此外,因胸锁乳突肌单侧短缩或纤维化导致头颈部姿势不对称,主被动屈曲旋转活动受限、颈部两侧肌肉力量不均衡,还可引起头面部继发性骨骼改变,如头颅畸形（斜头畸形）、面部畸形（左右不对称）等。

（一）发育性髋关节发育不良

先天性肌性斜颈与发育性髋关节发育不良有较高的共存比例,约为 2.5%~17%,随着患儿颈部活动受限程度的增加,共存率也逐渐增加。共存部位多发生在同侧,男性患病率高于女性,并发的发育性髋关节发育不良的症状较轻,超声检查已被广泛应用于两者的诊断。

（二）运动发育迟缓

先天性肌性斜颈患儿发生运动发育迟缓的风险高于正常婴幼儿,在姿势性斜颈中更为多见。多数患儿可以在 1 岁左右恢复正常,因斜颈导致的运动发育迟缓与认知功能无关。

（三）斜头畸形

斜头畸形在先天性肌性斜颈患儿中主要表现为枕骨和顶骨的颅骨不对称性,一侧较为明显,患儿颈部活动范围受限,进而导致面部左右不对称,患侧脸短而扁,健侧脸长而圆。

七、临床治疗

先天性肌性斜颈的临床治疗方式主要包括非手术治疗和手术治疗。

（一）非手术治疗

适用于 1 岁尤其是 6 个月以内的患儿,但临床上对 1 岁以上的轻症患儿同样适用,患儿年龄越小,治疗效果越好。主要通过手法牵伸患侧肌群,夜间可适当采用定型枕使枕部保持在矫正位置对患儿进行治疗,并注意利用光线、玩具、卧位姿势使其头颈向患侧旋转。

（二）手术治疗

最佳手术年龄是 1~2 岁。手术指征：①非手术治疗 6 个月后症状没有改善；②儿童在 1 岁后开始干预，伴有明显的颈部活动受限或胸锁乳突肌肿块；③出生后即开始物理治疗，且超过 6 个月无明显好转。传统手术包括胸锁乳突肌切断术（又分胸锁乳突肌单极切断术和胸锁乳突肌双极切断术）。术后建议使用矫正托 3~6 个月，配合头部控制和姿势纠正等康复治疗措施。

八、康复评定

先天性肌性斜颈可出现头面部畸形、颈部活动受限、胸锁乳突肌挛缩、发育性髋关节发育不良、运动发育迟缓等表现。因此，在进行康复评定时，需全面了解患儿的临床情况，综合进行评定。

（一）临床评定

对疑似或明确诊断为先天性肌性斜颈的患儿，记录以下 7 种评定结果：①患儿的姿势，针对不同年龄，检查支撑或无支撑下仰卧位、俯卧位、坐位和站立位的适应性及身体对称性；②颈椎双侧旋转和侧屈的被动活动度（passive range of motion，PROM），3 岁以下儿童正常颈部被动侧屈角度为 65°~75°，正常颈部被动旋转角度为 100°~110°，而大年龄儿童正常颈部被动侧屈角度为 45°，正常颈部被动旋转角度为 90°；③颈椎双侧旋转和侧屈的主动活动度（active range of motion，AROM）；④躯干、四肢的 PROM 和 AROM，筛查可能的发育性髋关节发育不良；⑤静止状态、被动和主动运动时的疼痛或不适；⑥皮肤完整性、颈部和臀部皮肤皱褶的对称性，胸锁乳突肌肿块是否存在及其位置，以及胸锁乳突肌和周围肌群的大小、形状和弹性；⑦颅面不对称性。

（二）运动发育评定

在进行运动发育评定时，需了解患儿的初次就诊年龄、症状发作时的年龄，以及其母亲的妊娠史、分娩史、分娩时是否用产钳等助产、头部姿势、是否存在先天性肌性斜颈家族史。

针对不同月龄的患儿，可选择不同的评定方式。矫正月龄在 4 个月以内，多采用婴儿运动能力测试（test of infant motor performance，TIMP）；矫正月龄在 1~18 个月，多采用 Alberta 婴儿运动量表（Alberta infant motor scale，AMIS）进行评定；1~72 个月的患儿，可采用 Peabody 运动发育量表（the Peabody developmental motor scales，2nd edition，PDMS-2）对患儿粗大运动功能、精细运动功能进行评定。

（三）颈部影像学评定

颈部超声检查是重要的辅助评定手段。正常的胸锁乳突肌超声图像表现为纵切面显示呈带状，中间略突出，内部由许多肌肉条纹组成，条纹排列有序，横切面呈椭圆形或圆形，中间见网状、线状分隔及点状高回声，双侧胸锁乳突肌最厚处厚度差在 5mm 内，可探及散在点状彩色血流信号。先天性肌性斜颈患儿超声图像表现为患侧胸锁乳突肌较正常缩短，中下段局部增厚，内部可探及肿块回声，肌肉条纹增粗、变短、扭曲，当有团块回声时，肌纤维排列紊乱、中断，可探及点状或短棒状血流信号。

（四）髋关节发育情况评定

由于先天性肌性斜颈患儿伴有发育性髋关节发育不良风险高，因此需要评定髋关节的发育情况。对于小于 6 个月的患儿，首选髋关节超声检查，发现异常者（Graf 分型在 Ib 级以上）在其 5 个半月左右进行复查，若仍存在异常，及时至小儿骨科就诊，制订下一步诊疗方案。超过 6 个月龄者需行骨盆正位 X 线检查确诊。

九、康复治疗

（一）治疗原则

先天性肌性斜颈应遵循早期诊断、早期治疗的原则。早期治疗可安全有效地改善颈部活动受限、头颈歪斜和面部不对称的症状。密切观察婴幼儿的情况，建立完善的诊断与评定，积极联合家庭和医院进行全面综合治疗，治疗无效者应及早介入手术。

（二）康复治疗方法

1. 牵伸训练　手法牵伸是最常见的干预形式，但目前对于牵伸技术，重复次数，牵伸间隔时间，以及个体需要牵伸次数等方面没有达成共识。如在牵伸时患儿抵抗或家长感受到患儿呼吸和心率发生变化时，则不应再进行，推荐低强度、持续、无痛的牵伸，以避免肌肉组织发生损伤。对于较小的患儿可采用单人牵伸，牵伸时，需一手固定患侧肩关节，另一手逐渐将头拉向健侧，再向下颌转向患侧。较大的患儿需双人配合牵伸，即一人用手稳定患儿的肩膀，另一人对胸锁乳突肌进行牵伸。

2. 主动活动度训练　在患儿 3 个月左右可以抬头时，应联合其他措施训练主动活动度，如在患侧喂养、将玩具放置患侧诱使其转头。当患儿开始出现立直反射时，利用其在滚动、侧卧或坐姿的主动矫正来加强肌肉力量，如将患侧放置在下使肌肉收缩拉紧，或将患儿置于俯卧位双侧颈部屈伸，同时注意进行视觉和听觉追踪训练以加强颈椎旋转度。

3. 对称运动训练　对患儿的生长发育进行训练，促进对称运动的发展，防止形成俯卧位、坐、爬和行走时的异常模式。

4. 环境改造　交替更换患儿在婴儿床的位置可使头部朝不同方向转动，最大限度地减少患儿在汽车座椅和婴儿背带里的时间。

5. 家庭康复治疗　鼓励家长通过摆位和喂养的方式对患儿姿势纠正。①在患儿小于 3 个月时，早期摆位应头部扶正、向患侧旋转颈部，吸引其积极向患侧运动，交替进行躯干和四肢的运动，防止运动发育不对称；②注意喂养姿势，采用左右交替的体位进行喂养，以减少偏好体位；③保证天俯卧位玩耍的时间，让患儿适应俯卧位姿势并引导转头运动，加强对称性姿势的训练；④家庭牵伸运动，培训家长掌握牵伸手法，固定患儿肩膀，将头部歪向健侧，下颌转向患侧，以达到牵伸患侧胸锁乳突肌的目的。

6. 矫形器佩戴　先天性肌性斜颈患儿术后多使用斜颈矫正托，固定颈部位置，矫正托需根据不同年龄和体型定制，舒适性有待进一步加强。

7. 其他治疗　对于并发髋关节发育不良的患儿，应多学科联合对髋关节发育不良进行诊治，在先天性肌性斜颈进行康复治疗的同时，指导患儿髋关节外展体位摆放，建议小儿骨科或矫形外科就诊随访。

十、康复护理

对先天性肌性斜颈患儿进行治疗时，还需要注重其康复护理。在日常生活中尽量置患儿头部于矫正位置，横抱患儿时，患侧向上，通过抬头训练颈部的肌肉，发声和发光的玩具以及电视机等声音也应来自患侧，夜间入睡时调整卧位姿势，可用枕头垫在患侧。

十一、预防

对先天性肌性斜颈的预防需要多方面协作,进行综合预防。

（一）一级预防

又称初级预防或病因预防,消除可能引起先天性肌性斜颈发生的病因,预防疾病发生。孕期营养摄入均衡;定期产检,如发现胎位不正,及时治疗;患儿出生时和出生后注重头颈保护,防止产时对颈部造成损伤;辅助患儿左右变换睡姿。

（二）二级预防

若出现颈部肿块,头部向一侧歪斜或颈部旋转受限等症状,应及时就医,明确诊断,并采取相应措施,早期介入康复治疗。

（三）三级预防

主要为预防并发症的发生,应对患儿积极进行康复治疗,重视姿势矫正,防止病情进展导致颅面畸形。

十二、预后

先天性肌性斜颈的预后与患病类型、合并症、严重程度分级、确诊及介入治疗的年龄、治疗的持续时间、干预强度、改善速度和是否坚持家庭计划等因素相关。胸锁乳突肌纤维化程度越严重,肿块体积越大,质地越硬,颈部旋转受限越明显,疾病的最终预后就越差。针对非手术治疗,3 个月以内的患儿的疗效最为显著,6 个月以后保守治疗的效果降低,1 岁以内治疗效果优于 1 岁以后。针对手术治疗,发育期的儿童预后较好,可显著改善头部倾斜度和颈部活动度,减少颅面部畸形的发生,超过 12 岁手术常不理想,易产生复视。

对于纤维变性改变局限于胸锁乳突肌下 1/3 的患儿,可不行手术治疗而康复,在整个胸锁乳突肌受累的患儿中,35% 的患儿需进行手术治疗。早发现、早诊断、早治疗,预后良好。针对不同患儿,医生应根据发病年龄、病情严重程度制订个体化的治疗方案,促进早日康复。

（曹建国　杜　青　付桂兵）

参 考 文 献

［1］李晓捷,唐久来,杜青 . 儿童康复学［M］. 北京:人民卫生出版社,2018.

［2］王帅印,唐盛平 . 先天性肌性斜颈病因与病理变化的研究进展［J］. 临床小儿外科杂志,2011,10（5）: 383-386.

［3］黄程军,唐盛平,付桂兵,等 . 120 例先天性肌性斜颈术后的长期随访［J］. 临床小儿外科杂志,2013,12 （6）:454-457.

［4］杜青,赵黎,王惠芳,等 . 先天性肌性斜颈伴发育性髋关节异常儿童的康复治疗［J］. 中华全科医师杂志,2010,09（10）:701-703.

［5］周璇,杜青,赵黎,等 . 先天性肌性斜颈患儿胸锁乳突肌表面肌电信号特征研究［J］. 中华全科医师杂志,2015,14（2）:117-120.

［6］Kaplan SL, Coulter C, Fetters L. Physical Therapy Management of Congenital Muscular Torticollis: An Evidence-Based Clinical Practice Guideline from the Section on Pediatrics of the American Physical Therapy Association［J］. Pediatr Phys Ther, 2013, 25（4）: 348-394.

［7］ Kim HJ, Ahn HS, Yim SY. Effectiveness of Surgical Treatment for Neglected Congenital Muscular Torticollis: A Systematic Review and Meta Analysis［J］. Plastic Reconstr Surg, 2015, 136（1）: 67e-77e.

［8］ Miller RI, Clarren SK. Long-Term Developmental Outcomes in Patients With Deformational Plagiocephaly［J］. Pediatrics, 2000, 105（2）: e26.

［9］ Cabrera-Martos I, Valenza MC, Valenza-Demet G, et al. Impact of Torticollis Associated With Plagiocephaly on Infants' Motor Development［J］. J Craniofac Surg, 2015, 26（1）: 151-156.

［10］ Min KJ, Ahn AR, Park EJ, et al. Effectiveness of Surgical Release in Patients With Neglected Congenital Muscular Torticollis According to Age at the Time of Surgery［J］. Ann Rehabil Med, 2016, 40（1）: 34-42.

［11］ Öhman, Anna, Beckung E. Children Who Had Congenital Torticollis as Infants Are Not at Higher Risk for a Delay in Motor Development at Preschool Age［J］. PM&R, 2013, 5（10）: 850-855.

［12］ Oh AK, Hoy EA, Rogers GF. Predictors of Severity in Deformational Plagiocephaly［J］. Journal of Craniofacial Surgery, 2009, 20（Suppl 1）: 685-689.

［13］ Schertz M, Zuk L, Green D. Long Term Neurodevelopmental Follow Up of Children With Congenital Muscular Torticollis［J］. J child neurol, 2012, 28（10）: 1215-1221.

［14］ Hestbaek L, JøRgensen A, Hartvigsen J. A Description of Children and Adolescents in Danish Chiropractic Practice: Results from a Nationwide Survey［J］. J Manipulative Physiol Ther, 2009, 32（8）: 607-615.

［15］ Stellwagen L, Hubbard E, Chambers C, et al. Torticollis, facial asymmetry and plagiocephaly in normal newborns［J］. Arch Dis Child, 2008, 93（10）: 827-831.

［16］ Kuo AA, Tritasavit S, Graham JM. Congenital Muscular Torticollis and Positional Plagiocephaly［J］. Pediatr Rev, 2014, 35（2）: 79-87.

［17］ Tatli B, Aydinli N, Caliskan M, et al. Congenital muscular torticollis: evaluation and classification［J］. Pediatric Neurology, 2006, 34（1）: 41.

概　　述

脊髓损伤（spinal cord injury，SCI）与脊髓炎（myelitis）是神经外科、神经内科、骨科及康复科常见的疾病。脊髓是中枢神经系统和外周神经系统之间信息沟通的主要载体，其受到损伤或发生自身免疫介导的非特异性炎症后，会导致脊髓病损节段平面以下运动、感觉和自主神经部分或完全性功能障碍或丧失，虽然不会直接显著影响患者的寿命，但会使其丧失部分或全部活动能力、生活自理能力和工作能力，产生严重的生理和心理创伤，给患者家庭和社会带来沉重的负担，是一类可能导致终身严重残疾的灾难性疾病，故规范脊髓损伤和脊髓炎的诊疗与康复，尽可能保留患者残存功能，减轻残障程度，减少并发症，提高康复疗效，减轻社会及家庭负担。

一、定义与术语

（一）定义

SCI 指由各种原因导致椎管内神经结构（包括脊髓和神经根）及其功能损害，出现损伤平面以下脊髓功能（运动、感觉、反射等）障碍。SCI 常造成不同程度的四肢瘫或截瘫。

本指南中的脊髓炎特指急性脊髓炎（acute myelitis），即急性横贯性脊髓炎（acute transverse myelitis，ATM），是指脊髓的一种自身免疫介导的非特异性炎性病变，多发生在感染之后，炎症常累及几个脊髓节段的灰白质及其周围的脊膜，并以胸髓最易受侵而产生横贯性脊髓损害症状。部分患者起病后，瘫痪和感觉障碍的平面不断上升，甚至波及上颈髓而引起四肢瘫和呼吸肌麻痹，并可伴高热，危及患者生命安全。

（二）术语表达

目前对于"脊髓损伤"的术语表达比较统一，未见其他表述。对于脊髓炎而言，术语表述较多，如"脊髓炎""急性脊髓炎""急性横贯性脊髓炎"等。ICD-11 中，将脊髓炎相关诊断分为："感染性脊髓炎，不可归类在他处者""细菌性脊髓炎""病毒性脊髓炎""真菌性脊髓炎""寄生虫性脊髓炎""横贯性脊髓炎""亚急性坏死性脊髓炎""脊髓炎"等。本指南中的脊髓炎特指急性脊髓炎，也称为急性横贯性脊髓炎。

此外，与脊髓损伤和脊髓炎相关的术语有"四肢瘫""截瘫""感觉平面""运动平面"等。

二、流行病学

我国 SCI 年患病率为 13~60 人次 /100 万，全亚洲 SCI 平均年患病率为 12.1~61.6 人次 /100 万，欧洲地区为 10.4~29.7 人次 /100 万，北美地区为 27.1~83.0 人次 /100 万。儿童 SCI 占 2%~5%，近年来随着我国儿童体育娱乐活动的丰富和私家车数量的增加，儿童 SCI 发病有增多的趋势。4.0~7.0 岁年龄组 SCI 患者最多。我国儿童 SCI 多以交通事故损伤、非外伤性损伤、体育运动损伤为主,幼儿颈椎高位损伤相对成人常见,2岁以下婴幼儿颈椎损伤约80%表现为高位损伤,与小儿脊柱的解剖和生物力学特点和成人有很大区别有关,8岁以上小儿SCI类型与成人损伤比较相似。美国脊柱损伤委员会(American Spinal Injury Association, ASIA)将SCI严重程度分为A~E级,以A级为主(32.97%),E级比例最低。SCI康复住院患者最常见的并发症是神经源性膀胱(65.96%)、神经源性肠道功能障碍(47.73%)及泌尿系感染(30.01%)。

ATM的发病率为3/10万,可发生于任何年龄,但10~19岁和30~39岁有两个发病高峰,<10岁发病较少见,多数儿童病例>5岁。据估计,大约1/3的患者康复后很少或没有后遗症,1/3的患者有中等程度的残疾,1/3的患者有严重残疾。男女比例为0.5:1~0.9:1,没有明显的家族性或种族倾向及地理差异。炎症常累及几个脊髓节段的灰白质及其周围的脊膜,并以胸髓(T_3~T_5)最易受侵,其次为颈髓、腰髓,骶髓最少见。

三、病因及病理生理

SCI病因大多源于交通伤、运动伤、坠落伤、砸伤、跌伤、暴力伤等,我国SCI的主要病因为交通伤、跌伤、坠落伤、砸伤。SCI分为原发性损伤和继发性损伤。原发性SCI是指即刻产生的机械性损伤,这种损伤是不可逆的。继发性SCI是指在原发性损伤之后产生的损伤,继发性损伤是可以应用药物预防,阻止其进一步损伤的。按时间发生顺序,SCI分为三个时期:①急性期,为伤后的初始几天,以细胞坏死为主,随后出现脊髓灰质血肿,压迫周围组织,引起水肿、微循环障碍,进一步加重脊髓损伤;②继发反应期,伤后数分钟至数周,主要是继发细胞缺血坏死、诱导损伤区及周围神经细胞凋亡与坏死;③慢性期,可延续数天甚至数年,凋亡范围继续扩大,瘢痕形成,囊变区域扩大,神经冲动传导通路改变。

ATM病因及发病机制尚不十分清楚,大多数儿童神经学者认为ATM是免疫介导性疾病,多数病例发病前有前驱感染或全身性疾病史,通过分子相似性以及超抗原等机制导致ATM的病理破坏。分子相似性是指多种病原含有与脊髓相似的抗原决定簇,从而导致机体产生针对脊髓的交叉免疫反应。此外,微生物的超抗原可激活大量淋巴细胞从而导致免疫介导的组织破坏。体液免疫紊乱也被认为是ATM的发病机制之一。ATM以脊髓损害为主,常累及几个脊髓节段的灰白质及其周围的脊膜。肉眼可见受累的脊髓节段肿胀、变软,软脊膜充血或有炎性渗出物,切面见脊髓灰白质界限不清,有点状出血。镜下脊髓内和软脊膜的血管扩张、充血,病变区可见炎性细胞浸润,以淋巴细胞和浆细胞为主,灰质内神经细胞肿胀、碎裂。严重者脊髓软化、坏死,后期可有脊髓萎缩和疤痕形成。

四、脊髓损伤及脊髓炎的分类

(一)脊髓损伤的分类

临床上SCI的分类方法有多种,有按病理学分类的,如下述:按损伤是否完全分类,分为完全性SCI和不完全性SCI;按损伤的解剖学部位分类,分为脊髓损伤、胸髓损伤、腰骶髓损伤、圆锥损伤和马尾神经损伤;按损伤类型分类,分为四肢瘫、截瘫、脊髓半切综合征、中央脊髓综合征、前脊髓综合征、脊髓后方损伤综合征、单侧神经根损伤综合征、脊髓圆锥综合征、马尾综合征、上升性脊髓缺血损伤和无放射影像骨折脱位型脊髓损伤等各种特殊类型SCI。本指南按临床上最常用的分类方法介绍如下:

1. 脊髓震荡　脊髓震荡是最轻微的SCI。脊髓遭受强烈震荡后立即发生迟缓性瘫痪,损伤平面以下感觉、运动、反射及括约肌功能全部丧失。在肉眼和显微镜下看不到明显的病理改变，只是暂时性功能抑制，在数分钟或数小时内即可完全恢复。

2. 脊髓挫伤与出血　脊髓挫伤与出血是脊髓的实质性损伤，外观虽完整，但脊髓内部可有出血、水肿、软化、坏死、神经细胞破坏和神经传导束的中断，脊髓损伤部位和其严重程度的不同，其临床表现和预后不同。

3. 脊髓休克　脊髓损伤后，在损伤平面以下即刻出现肢体的弛缓性瘫痪，肌张力消失，各种感觉和反射消失及大小便功能障碍。在脊髓休克期间，很难判断脊髓功能障碍是暂时性的还是永久性的，一般认为，脊髓休克时间越长，表示脊髓损伤越严重。

4. 脊髓断裂　脊髓的连续性中断，可分为完全性或不完全性，不完全性常伴有挫伤，又称挫裂伤。脊髓断裂后恢复无望，预后极差。

5. 马尾神经损伤　SCI 后致腰椎管绝对或相对狭窄，压迫马尾神经可产生马尾神经损伤，表现为受伤平面以下的弛缓性瘫痪，多为不完全性损伤。马尾的性质实际上是外周神经，因此有可能出现神经再生，神经功能逐步恢复。马尾损伤后神经功能的恢复有可能需要2年左右的时间。

6. 脊髓中央出血坏死　在原发性 SCI 的基础上释放出某些神经介质，引起局部微血管障碍，造成短期内脊髓中心部分发生大面积的出血性坏死。对此种病变采取预防和治疗措施，可以减轻脊髓进一步的损伤。

此外，无骨折脱位型脊髓损伤（spinal cord injury without radiographic abnormalities，SCIWORA）是一种特殊类型的 SCI，临床上也较为常见，最早由 Pang 于 1982 年提出此概念，指脊髓受到外力损伤，而放射学检查没有可见的脊柱骨折、脱位等异常表现，因此，临床上也将其称为无放射影像骨折脱位型脊髓损伤。儿童 SCIWORA 多发生于 8 岁以下，以颈、胸髓损伤为主，舞蹈、玩闹为常见病因，儿童 SCIWORA 易误诊为急性脊髓炎而延误治疗，预后较差。

（二）脊髓炎的分类

临床上脊髓炎泛指急性脊髓炎（急性横贯性脊髓炎，ATM）、化脓性脊髓炎、急性播散性脑脊髓炎、亚急性坏死性脊髓炎、急性坏死出血性脑脊髓炎、结核性脊髓炎等。如上所述，本指南中的脊髓炎特指急性横贯性脊髓炎（ATM），以双侧肢体无力（通常为双下肢）伴感觉及括约肌功能障碍为特点，ATM 分为完全性 ATM（complete ATM，CATM）和部分性 ATM（partial ATM，PATM）两种，CATM 表现为受累脊髓平面以下完全或近乎完全功能障碍，PATM 则表现为轻微的、不完全的或显著不对称的脊髓功能障碍。

五、临床诊断标准

（一）临床表现

SCI 的临床表现取决于脊髓损伤水平和脊髓组织的保存状况。SCI 可以导致损伤节段以下运动 - 感觉功能的部分或完全丧失，甚至导致呼吸功能受累，包括高碳酸血症、低氧血症和分泌物清除效率低下等。SCI 还可能影响交感神经系统，因为节前交感神经元起源于脊髓，介于第 1 胸椎和第 2 腰椎之间，SCI 可能引起脊髓的交感神经传出信号减弱，导致损伤平面以下血管张力降低。高平面胸髓或颈髓损伤还可引起神经源性休克，产生严重的低血压和心动过缓。脾脏等次级淋巴器官神经支配的丧失可诱发继发性免疫缺陷，即免疫麻痹，从而增加对感染的易感性，如肺炎和尿路感染。中枢神经系统损伤导致的全身系统性并发症是 SCI 患者早期死亡的主要原因。

ATM 可出现后背及下肢痛、截瘫及感觉障碍、括约肌功能障碍等,此外还可出现颈强直、呼吸功能障碍等。ATM 前驱感染与神经系统症状出现的时间间隔通常为 5~10 天,80% 患者于起病后 3~5 天病情达到高峰,少数亚急性 ATM 需数周才达高峰。一般在出现脊髓功能的急性丧失之前常先有如恶心、肌痛和发热等非特异性症状。偶尔在发病前有脊髓轻微钝挫伤病史。ATM 患者神经系统查体与 SCI 患者类似,会出现病变节段以下运动 - 感觉功能的部分或完全丧失,运动系统查体常提示下肢瘫,有时可累及上肢,瘫痪可由软瘫体征逐渐演变为上运动单元瘫痪的特点,浅反射消失,可查出感觉平面,平面以下痛温觉障碍。有对 ATM 患者的临床研究显示,感觉平面位于上胸段为 37%,下胸段 37%,颈段 14%,腰段 10%。

(二)辅助检查

1. 神经电生理检查　脊髓损伤常有体感诱发电位的异常,完全性脊髓损伤患者体感诱发电位传导阻滞,不完全性损伤患者体感诱发电位传导延迟或正常。肌电图呈失神经改变。

2. 脑脊液检查　SCI 后如无脑脊液漏、出血或感染,脑脊液常规化验一般无异常。半数以上 ATM 患者脑脊液异常,可有淋巴细胞轻度增多,蛋白增高;可有髓鞘碱性蛋白升高,鞘内 IgG 合成率升高。

3. 影像学检查　SCI 患者的脊柱 X 线片及 CT 检查主要显示骨折、关节脱位,MRI 检查可见损伤部位的水肿、坏死、出血等改变,并排除其他脊髓病变,如脊髓占位性病变。ATM 常见脊髓 MRI 表现为脊髓肿胀、增粗,病变脊髓内有信号异常,常表现为纵行梭形 T_2 高信号,可有结节状、弥散性或周边强化,80% 病例的病灶为孤立性,常延伸数个脊髓节段。但 CT/MRI 正常并不能完全排除 SCI 与 ATM 的可能。

(三)诊断标准

1. 脊髓损伤诊断标准　具备以下 3 个条件,即可诊断脊髓损伤:
(1)存在脊柱外伤病史,伤后出现神经症状。
(2)影像检查显示脊柱损伤和 / 或脊髓异常改变(MRI 检查)。
(3)脊柱损伤水平与脊髓损伤水平定位相符合。

2. 横贯性脊髓炎临床诊断标准　2002 年,美国横贯性脊髓炎协作组(Transverse Myelitis Consortium Working Group, TMCWG)提出了 ATM 的诊断标准(表 15-1),ATM 应满足所有纳入标准且不具备任何排除标准。

六、共患病及并发症

SCI 与 ATM 最主要的致死性共患病及并发症包括压疮并发败血症、尿路感染并发肾功能不全、呼吸系统及心脏并发症。深静脉血栓形成、痉挛、关节挛缩、异位骨化也不少见。

1. 压疮　也叫褥疮,是 SCI 与 ATM 后最容易出现的并发症。压疮的形成是因为长期卧床或久坐轮椅,致使身体局部过度受压引起血液循环障碍,造成皮肤和皮下组织坏死。损伤平面较高或因疼痛等原因活动少或不动的患者最易发生。压疮分为 4 度。Ⅰ度:有红斑出现,仅限于表皮;Ⅱ度:皮肤破溃,累及真皮;Ⅲ度:累及皮下组织,但在筋膜之上;Ⅳ度:深达肌肉和骨骼。

表 15-1 ATM 的诊断标准

纳入标准	排除标准
1. 由于脊髓原因引起的感觉、运动及植物神经功能障碍	1. 在过去 10 年内有脊髓放射史
2. 症状和/或体征具有双侧性（不必完全对称），有明确的感觉平面	2. 符合脊髓前动脉血栓的明确血管分布区的功能障碍
3. 通过影像学排除脊髓受压（MRI 或脊髓造影）	3. 符合脊髓动静脉畸形的脊髓表面异常血管流空
4. CSF 细胞增多/鞘内 IgG 合成率增高/MRI 显示增强信号均提示脊髓内炎症，如起病时不符合上述炎症特点，应在起病 2~7 天内重复 MRI 检查或腰穿	4. 结缔组织病的血清学及临床证据（如类肉瘤病、白塞病、干燥综合征、系统性红斑狼疮、混合结缔组织病等）
5. 出现症状后 4 小时~21 天进展至高峰（假如患者因症状从睡眠中觉醒，症状应在醒后加重）	5. 中枢神经系统梅毒、莱姆病、HIV、HTLV–1、支原体及其他病毒感染（HSV–1、HSV–2、EBV、HHV–6、肠道病毒等）的临床表现
	6. 脑 MRI 病变提示多发性硬化
	7. 视神经炎病史

2. 深静脉血栓　SCI 与 ATM 患者通常需要长期卧床进行休养，再加上患者静脉内血流停滞、血管壁受损，很容易导致下肢深静脉血栓等并发症。研究表明，大多数 SCI 与 ATM 卧床患者在瘫痪后 3 个月内会形成下肢深静脉血栓，发生率为 40%~100%。但这种病症在形成过程中，较少出现明显的症状，出现下肢肿胀、肢体局部温度升高及体温升高等临床表现的只占 15%，不容易引起医护人员的注意。但是如果发生血栓脱落现象，很有可能进一步引发肺栓塞，情况严重的可能导致患者突发死亡。

3. 神经源性膀胱及神经源性肠道　脊髓不同节段的病损可对膀胱和尿道括约肌功能产生相应的影响，SCI 与 ATM 患者可发生神经源性膀胱及神经源性肠道，出现尿失禁、尿潴留、大便失禁或大便排空困难等问题，进而影响尿液和粪便的储存及排空。神经源性膀胱及神经源性肠道多发生在 SCI 与 ATM 的急性期，如果不采取合适的泌尿系和肠道处理，将会发生尿失禁、尿潴留、尿路感染、大便失禁或排空困难，严重时可影响上尿路系统和整个消化系统，导致肾功能障碍和营养不良等。

4. 呼吸系统感染　呼吸系统并发症是 SCI 与 ATM 患者早期死亡的主要原因，小儿呼吸系统从解剖生理上较成人窄短，免疫功能较差。SCI 与 ATM 后病变平面以下神经传导中断，脊髓与高级中枢联系重建耗时长，导致呼吸肌运动障碍，咳嗽反射减弱或消失，潮气量减少，同时长期卧床，活动量减少，更易引起肺部等呼吸系统感染。

5. 异位骨化　异位骨化是指在软组织中形成骨组织。在 SCI 与 ATM 患者中的发生率为 16%~58% 不等，发病机制不明。运动治疗与此合并症的发生无明显相关性，卧床不动也不能减少异位骨化的发生。此症好发于髋关节，其次为膝、肩、肘关节及脊柱。一般异位骨化发生于 SCI 与 ATM 瘫痪后 1~4 个月，通常在病变水平以下，局部多有炎症反应，伴有全身低热。

七、临床治疗

SCI 与 ATM 早期采取正确的救治及治疗措施，可以防止因损伤部位的移位和炎症范围的扩散而产生脊髓再损伤及减少并发症的发生，而避免对患者的生命安全和脊髓功能的恢复产生进一步影响。通过有序的救助、转运、治疗,可以减少神经组织进一步损伤,促进功能障碍的恢复。

(一)一般治疗

1. 搬运及救助　对 SCI 疑有脊柱骨折的患者,切不可让其坐起或站立,如不合作,宜给予镇静剂。不能由一个人抱起,也不能二人对抬,因易使脊椎屈曲移位,加重脊髓损伤。正确搬移患者的方法是:患者仰卧,身体保持直线位置,搬动者在患者一侧,双手将患者水平抬起并托住受伤部位,严防脊柱屈曲,平放在硬板担架上。搬动颈椎骨折患者时,使其头颈部屈曲是错误的;应由一人轻牵头部保持中间位置,头部两侧用沙袋或衣卷固定,嘱患者不要抬头或转颈。

2. 体位摆放　SCI 与 ATM 患者卧床时应注意肢体保持良好的功能位置,防止关节挛缩和肌肉萎缩,同时给患者输入最佳的触压觉信息和本体感觉。

3. 体位变换　对卧床的 SCI 与 ATM 患者应定时变换体位,一般每 2 小时翻身 1 次,以防止压疮形成。在此过程中,对处于疾病早期的患者,应注意防止出现继发性损伤;对关节已稳定的患者,应尽量发挥其残存肌力。

4. 大小便的处理　对 SCI 与 ATM 后 1~2 周的患者多采用留置导尿的方法。脊髓休克期内不进行导尿管夹闭训练,休克期结束后根据患者病情即开始训练,逐渐增加夹管时间,同时保证每天进水量达到该年龄的进水量标准,记录出入水量,之后配合个体化饮水计划进行排尿训练。便秘患者首先要改变饮食结构,改变大便性状,其次可采用润滑剂、缓泻剂与灌肠等方法处理。

(二)药物治疗

1. 甲泼尼龙(Methylprednisolone, MP)　SCI 与 ATM 早期药物治疗中均需应用 MP。SCI 应用 MP 的目的是阻断水肿 - 缺血循环,减轻脊髓水肿进而减轻脊髓的进一步损伤。目前 ATM 尚无统一明确的用药方法,经验性应用大剂量 MP 治疗 ATM 作用机制尚不清楚。有研究认为大剂量 MP 对于人体免疫系统产生强烈抑制作用,减轻脊髓炎症反应及水肿,改善局部血液循环,降低脊髓中的脂质过氧化物含量,进而减轻其对脊髓损害。1997 年第三次美国急性脊髓损伤多中心研究(National Acute Spinal Cord Injury Study, NASCIS)的研究结果公布,MP 推荐的给药方案为:如果 SCI 患者 3h 内给予了 MP,则在 24h 继续给予 MP 5.4mg/(kg·h),在伤后 3~8h 内给药者,则在 48h 内给予 MP 5.4mg/(kg·h)。ATM 首选 MP 冲击治疗,剂量每天 $1g/1.73m^2$,连续 3~5 天。之后改为口服泼尼松,1.0~1.5mg/(kg·d),2 周后每周减量 1 次,每次减 0.25mg/kg,减完为止,总疗程 1~2 个月。同时予钙剂预防骨质疏松。MP 治疗能缩短病程,改善预后,用药安全且方法简便。

2. 丙种球蛋白与免疫抑制剂　ATM 经验性大剂量静脉注射丙种球蛋白作用机制尚不清楚,有学者认为大剂量静脉注射丙种球蛋白具有中和补体、细菌毒素和病毒抗原,干扰免疫复合物的生成沉积及免疫复合物与巨噬细胞所产生的溶解破坏作用,阻止补体复合物与巨噬细胞结合,抑制巨噬细胞对自身组织的侵袭。与 MP 一起在不同环节上迅速消除各种免疫异常及病理改变,有效减轻对脊髓的损害,促进脊髓功能的恢复。按 0.4g/(kg·d)计算,每天 1 次,连用 3~5 天。对于复发性 ATM 患者,可考虑应用环磷酰胺、硫唑嘌呤和氨甲蝶呤等免疫抑制剂治疗。

3. 脱水剂　早期应用脱水剂可以减轻脊髓水肿,常用的药物有甘露醇、呋塞米。

4. 其他　神经生长因子、B 族维生素、ATP、辅酶 A、胞二磷胆碱、辅酶 Q10 等神经营养药物,可促进神经修复。

（三）手术治疗

手术治疗 SCI 目的是解除对脊髓的压迫和恢复脊柱的稳定性,使患者早期活动和康复。手术方式取决于骨折的类型和脊髓受压部位。

手术指征:①脊柱骨折脱位有关节突交锁者;②脊柱骨折复位不满意,或仍有脊柱不稳定因素存在者;③影像学显示有碎骨片凸出至椎管内压迫脊髓者;④截瘫平面不断上升,提示椎管内有活动性出血者。

手术禁忌证:脊柱骨折脱位超过 1/2 以上,临床表现为完全性 SCI;合并严重颅脑损伤,胸腹脏器伤合并休克者。

八、康复评定

ASIA 于 1982 年首次提出 SCI 神经功能分类标准,并被美国脊柱损伤委员会和国际脊髓学会(International Spinal Cord Society, ISCOS)共同推荐为国际标准。该标准在 2006 年修订的第 6 版中增加了规范记录和完善查体结果的检查表,2011 年修订第 7 版时加入了单个神经平面填写框,2013 年 ASIA 再次对检查表进行了修改,为神经专业相关医务工作者进行 SCI 查体和评定所采用。

（一）脊髓损伤平面的评定

SCI 平面是指保留身体双侧正常运动和感觉功能的最低脊髓节段平面。运动平面是通过身体两侧各 10 个关键肌的检查进行确定。根据身体两侧具有 3 级及以上肌力的最低关键肌进行确定(仰卧位徒手肌力检查, MMT),其上所有节段的关键肌功能须正常(MMT 为 5 级)。感觉平面是通过身体两侧各 28 个关键点的检查进行确定。根据身体两侧具有正常针刺觉(锐 / 钝区分)和轻触觉的最低脊髓节段进行确定。身体左右侧可以不同。

确定脊髓损伤平面时需要注意以下几点:

1. 脊髓损伤水平主要以运动损伤平面为依据,但 T_2~L_1 节段,运动损伤平面难以确定,故主要以感觉损伤平面来确定。

2. 运动损伤平面是通过检查关键肌肉的徒手肌力来确定的,而感觉损伤平面则是通过关键感觉点的针刺痛觉和轻触觉确定的。确定感觉平面时,需要注意患者损伤平面相邻节段的空间感和距离感。

3. 记录损伤平面时,需考虑身体两侧的损伤平面可能不一致,评定时要同时检查身体两侧的运动和感觉损伤平面,并分别加以记录。

4. 确定运动损伤平面时,该平面关键肌的肌力必须≥3 级,该平面以上关键肌的肌力必须≥4 级。3 级肌力即意味着患者的关键肌能够完成抗重力收缩运动。

（二）脊髓损伤程度的评定

根据 ASIA 的损伤分级,是否为完全性损伤的评定是以最低骶节(S_4~S_5)有无功能为准。检查是否有残留感觉功能,刺激肛门皮肤与黏膜交界处(鞍区)是否有反应或指压肛门深部时有无反应;检查是否残留运动功能,肛门指检肛门括约肌有无自主收缩。完全性脊髓损伤: S_4~S_5 既无感觉也无运动功能,可有部分保留带,但不超过 3 个节段。不完全性脊髓损伤: S_4~S_5 有感觉或运动功能,部分保留带超过 3 个节段。

（三）运动功能的评定

1. 运动评分　SCI 与 ATM 的运动功能肌力评定不同于单块肌肉,需要综合评定,按照

ASIA 脊髓损伤神经功能分类标准,选取 10 块肌肉,评定时分左右两侧进行。评分标准:采用 MMT 法测定肌力,每一块肌肉所得分即测得的肌力级别,分为 0~5 分不等,如测得肌力为 0 级则评 0 分,肌力为 5 级则评 5 分。每个肢体总分为 25 分,上肢总分为 50 分,下肢总分为 50 分,共 100 分。评分越高肌肉功能越好,据此可评定运动功能总得分。

2. 痉挛评定 目前临床上多采用改良的 Ashworth 量表(MAS)。评定时检查者徒手牵伸痉挛肌进行全关节活动范围内的被动运动,通过检查者感受到的阻力及阻力变化情况把痉挛分为 0~4 级,0 级为无痉挛,4 级为强直,最为严重。此外还可用改良的 Tardieu 量表(modified Tardieu scale, MTS)。

(四)感觉功能的评定

采用 ASIA 的感觉指数评分(sensory index score, SIS)来评定感觉功能,选择 C_2~T_{4-5} 节段共 28 个关键感觉点,分别检查身体双侧各点的轻触觉和针刺觉(锐/钝区分),感觉正常得 2 分,异常(减退或过敏)得 1 分,消失为 0 分。每种感觉一侧总分为 56 分,左右两侧为 112 分。两种感觉得分之和最高可达 224 分。分数越高表示感觉越接近正常。

(五)日常生活活动能力评定

颈部脊髓损伤患者用四肢瘫功能指数(quadriplegic index of function, QIF)来评定,截瘫患者可用改良的 Barthel 指数评定。

(六)残损分级评定

SCI 与 ATM 后,脊髓的残损分级参考《脊髓损伤神经学分类国际标准》(2011 年修订版),据 ASIA 残损分级分为 A、B、C、D、E 五个等级。

1. A 级即完全性损伤,在骶段 S_4~S_5 无任何感觉或运动功能保留。

2. B 级即不完全感觉损伤,在神经平面以下包括骶段 S_4~S_5 存在感觉功能但无运动功能保留。

3. C 级即不完全运动损伤,在神经平面以下有运动功能保留,且平面以下一半以上的关键肌肌力小于 3 级(0~2 级)。

4. D 级即不完全运动损伤,在神经平面以下存在运动功能保留,且平面以下至少一半的关键肌肌力大于或等于 3 级。

5. E 级即正常感觉和运动功能正常。患者既往有神经功能障碍,则分级为 E。既往无 SCI 者不能评为 E 级。

当患者评为 C 级或 D 级时,必须是不完全性损伤,即在骶段 S_4~S_5 有感觉或运动功能存留,且具备如下两者之一:①肛门括约肌自主收缩;②鞍区感觉保留,同时身体一侧运动平面以下有 3 个节段以上的运动功能保留。

九、康复治疗

根据病程,SCI 与 ATM 的康复治疗包括急性期、恢复期和后遗症期的康复治疗,采用物理治疗、作业治疗及心理治疗等康复措施,并注意及时处理合并症。

(一)急性期康复治疗

急性期康复治疗一般在 SCI 与 ATM 患者生命指征和病情基本平稳、脊柱稳定,即可开始康复训练。急性期主要采取床边训练方法,主要目的是防止并发症及防止废用综合征,如压疮、深静脉血栓、肌肉萎缩、骨质疏松、关节挛缩等,为以后的康复治疗创造条件。训练内容包括以下几方面:

1. 关节被动运动 对瘫痪的肢体进行关节被动运动训练,每天 1~2 次,每次各个关节在各轴向活动 20 次即可,以防止关节挛缩和畸形的发生。在被动运动过程中,速度应缓慢,力量应由小到大,防止关节被动运动引起肌肉拉伤、肌腱拉伤、关节脱位和半脱位、骨折等并发症。

2. 早期坐起训练 对 SCI 与 ATM 患者脊柱稳定性良好的应尽早(病情稳定或术后 1 周左右)开始坐位训练,根据其病情及耐受程度不同每次 30min~2h,逐渐增加坐起时间,每天 2 次。具体训练方法如下:开始时将床头抬高或摇起 30°,如无头晕、眼花、无力、心慌、恶心等不良反应,则每天升高 15°,一直到正常坐位 90°,并维持训练;如有不良反应,则应将患者床头调低,恢复原体位。一般情况下,从平卧位到直立位需 1 周左右的适应时间,期间避免引起体位性低血压等不良反应,适应直立位后即可考虑进行站立训练,适应时间长短与病损平面相关。

3. 站立训练 站立训练时应保持脊柱的稳定性,佩戴腰围训练起立和站立活动。具体训练方法:患者站在起立床(斜床),从倾斜 20° 开始,角度渐增,8 周后达到 90°,训练时同坐起训练一样,应注意观察患者反应,防止直立性低血压反应的发生,如有不良反应发生,应及时降低起立床高度。

4. 呼吸及排痰训练 对颈髓损伤与 ATM 合并呼吸肌麻痹的患者,应注意训练其腹式呼吸功能,训练患者吸气时闭嘴用鼻深吸气并用力鼓起腹部,满气后稍作停顿,缓慢张口呼气,呼气时腹部尽量回收,必要时康复师可双手在患者上腹向上、向后方用力,协助腹部回缩、膈肌上抬,节律缓慢而深,以不感觉憋气为标准,每次 15~20min,每天 3~4 次。

5. 二便功能障碍的处理 神经源性膀胱,休克期结束后根据患者病情即开始进行导尿管夹闭训练,并逐渐增加夹管时间,同时保证每天进水量达到同龄儿进水量标准,还需要记录出入水量。针对神经源性肠道,按摩腹部,促进直结肠反射的建立,定时排便,便秘时可采用润滑剂、缓泻剂与灌肠等方法处理。

(二)恢复期康复治疗

SCI 与 ATM 患者恢复期因病情不同,进行康复训练的时间并不固定。一般患者的神经损害或压迫症状稳定、骨折部位得到固定、呼吸平稳后即可进入恢复期的康复治疗。

1. 肌力训练 肌力 3 级及以上的肌肉,可以进行主动运动训练;肌力 2 级的肌肉进行主动运动加上助力运动训练;肌力 1 级或 0 级的肌肉,只能采用功能性电刺激治疗及被动活动训练。肌力训练的目标是使病损肌肉肌力达到 3 级以上。高位完全性脊髓损伤患者肌力训练的重点是肩和肩胛带的肌肉,特别是背阔肌和上肢肌肉,还有腹肌;不完全性脊髓损伤,应对残留肌力的肌肉一并训练。SCI 与 ATM 患者为了能使用拐、轮椅或助行器,在卧床、坐位时均要重视训练肩和肩胛带肌肉的肌力,包括上肢支撑力训练、肱三头肌和肱二头肌训练和握力训练。应用低背轮椅的患者,还需要训练腰背部肌肉的肌力。卧位时可采用举重和支撑训练,坐位时可利用支撑架拉伸训练。

2. 垫上训练

(1)翻身训练:适用于早期未完全掌握翻身动作技巧的 SCI 与 ATM 患者。利用损伤平面以上肢体带动损伤平面以下的肢体完成翻身运动。建立翻身能力后,逐渐减少损伤平面以上肢体肌群的主动运动量,增加损伤平面以下肌群的主动运动量。翻身训练中,脊柱配合运动必然要产生一定的关节活动度,所以翻身训练的前提是必须保证 SCI 患者脊柱的稳定性,否则会引起继发性脊髓损伤。应定期请骨科医师会诊或病例讨论,根据脊柱的稳定性,制订合适的康复目标和治疗计划。

（2）牵伸训练：牵伸训练主要是帮助降低肌肉张力，对痉挛有一定作用。主要训练下肢的内收肌、腘绳肌和小腿三头肌及跟腱。牵伸内收肌是为了避免患者因内收肌痉挛而造成会阴部清洁困难及剪刀步态；牵伸腘绳肌是为了实现独坐，要训练患者使其直腿抬高角度大于 90°；牵伸小腿三头肌及跟腱是为了防止跟腱挛缩、尖足及足内翻，以利于后续的步行训练。

（3）垫上移动训练：垫上训练是训练 SCI 与 ATM 患者利用残存的肌力完成仰卧位翻身、俯卧位翻身、滚动、爬行和坐位抗重力移动。从助力运动训练开始，让患者逐渐建立起主动运动的模式，在此基础上，才可训练患者独立移动的能力。

（4）手膝位负重及移动训练：主要作用是训练 SCI 与 ATM 患者利用残存肌力完成室内的移动，为了使其尽早适应周围环境的变化，在此过程中应尽量选取日常生活活动的环境。

3. 坐位训练　坐位训练前，患者需要有一定的躯干控制能力和肌力，双侧髋、膝关节需要一定的活动范围，特别是髋关节活动范围须接近正常。坐位可分为膝关节伸直的长坐位和膝关节屈曲 90° 的端坐位，坐位训练可分别在长坐位和端坐位两种姿势下进行。实现长坐位才能进行穿裤、袜和鞋的训练。此外，坐位训练还包括坐位静态平衡训练，躯干向前、后、左、右以及旋转活动时的动态平衡训练。在坐位平衡训练中，还需逐步从睁眼状态下的平衡训练过渡到闭眼状态下的平衡训练。在此过程中，除了患者抗重力能力训练和姿势稳定性训练外，为了提高患者的躯干控制能力和运动控制能力，还须增加患者本体感觉输入训练。

4. 转移训练　转移是 SCI 与 ATM 患者提高生活自理能力必须掌握的技能，完成转移需要相关的关键肌肌力达到 2~3 级。转移分为帮助转移、辅助转移和独立转移。帮助转移是指 1~3 人帮助患者转移；辅助转移是指在转移时借助如滑板和滑轮等一些辅助器具辅助患者转移；独立转移则由患者独立完成转移动作。转移训练内容包括床与轮椅之间的转移、轮椅与地面之间的转移、轮椅与坐便器之间的转移和轮椅和交通工具之间的转移等。转移训练中应在安全范围内减少帮助，尽可能使用辅助器具训练转移，让患者通过各种方式获得主动移动的能力，尽早独立完成转移，使残存的功能发挥出最大作用，促进患者早日参与社会活动。

5. 步行训练

（1）治疗性步行：一般适合于 T_6~T_{12} 平面损伤的 SCI 与 ATM 患者，佩戴骨盆托矫形器或膝踝足矫形器，借助双腋杖进行短暂的步行训练。

（2）家庭功能性步行：一般适合于 L_1~L_3 平面损伤的 SCI 与 ATM 患者，可在室内行走，但步行距离不能达到 900m。

（3）社区功能性行走：L_4 以下平面损伤的 SCI 与 ATM 患者穿戴踝足矫形器，能独立进行日常生活活动，能上下楼，能连续行走 900m。

步行训练分为平行杠内步行训练和拐杖步行训练。先在平行杠内练习站立和行走，包括摆至步、摆过步和四点步，逐渐过渡到平衡训练和持双拐行走训练。完全性脊髓损伤患者步行的基本条件是上肢有足够的支撑力和控制力。不完全性脊髓损伤者，则要根据残留肌力的情况确定步行能力。行走训练时要求患者上体立直、步伐稳定、步速均匀。待耐力增加之后，继而可以练习上下台阶、跨越障碍及摔倒后起立等训练。目前，减重步行训练装置的应用使 SCI 与 ATM 患者步行训练变得更加容易方便。

6. 轮椅训练 坐位训练完成以后,可以独立坐 15min 以上时,即开始进行轮椅训练。良好轮椅操纵的前提是上肢肌肉具有一定的力量和耐力。轮椅训练包括:向前、向后驱动,左右转训练,旋转训练,上下斜坡训练,前轮翘起行走训练,跨越障碍训练,上、下楼梯训练,越过马路不平处的训练,过狭窄处的训练及安全跌倒和重新坐直的训练。注意每次坐30min,必须侧倾躯干或用上肢撑起躯干,离开椅面减轻臀部压力,避免坐骨结节发生压疮。

7. 辅助器具与矫形器

(1)辅助器具:对于 SCI 与 ATM 患者应根据其损伤平面及残存功能,尽早使用辅助器具,训练患者使用轮椅、电动轮椅、腋杖、手杖等辅助器具完成维持姿势、移动、进食、清洁等各种日常生活活动能力。对于尚无法站立的 SCI 与 ATM 患者,可给予站立架辅助进行站立训练。对于能站立尚无法行走或者行走姿势异常的患者可给予助动功能步行器,更好的纠正生物力线,不限制患者活动范围,使 SCI 与 ATM 患者步行功能得到更大改善。

随着科技日新月异的发展,融合了工程学、计算机科学、生命科学、心理学、康复医学等多个学科的康复机器人,其临床实用性越来越强。康复机器人是能自动执行任务的人造机器装置,用以取代或协助人体的某些功能,促进临床康复治疗效果,为患者的日常活动提供方便,进而在康复医疗过程中发挥作用。现阶段的康复机器人从不同角度分类较多,按照针对的躯体部位,可分为上肢机器人、下肢机器人和手部机器人;按照功能目的可粗略的分为:辅助/替代型和训练/治疗型等;按照其移动方式,可分为固定式和移动式;按照人机结合的方式,可分为外骨骼式和嵌合式。

(2)矫形器:SCI 与 ATM 患者存在肌张力的异常,可导致肌肉萎缩和关节变形。应用矫形器可以抑制异常肌张力,防止肌肉萎缩和关节变形。配用适当的下肢矫形器为很多截瘫患者站立步行所必需。根据 SCI 与 ATM 患者脊髓损伤水平和残存功能不同,可在综合评定的基础上给患者使用各种类型的矫形器,以支撑患者完成抗重力姿势维持及抗重力运动。通常颈髓和上胸髓水平病损,患者无法独坐,为保证正确坐姿及抑制异常姿势可给予坐姿矫正椅;下胸髓水平病损,腰腹肌受损时须用带骨盆托的髋膝踝矫形器(hip-knee-ankle-foot orthoses, HKAFO);腰髓平面病损有膝踝关节不稳的,但腰腹肌功能存在,尚能控制骨盆者可用膝踝足矫形器(knee-ankle-foot orthoses, KAFO);仅存在踝关节不稳者可用踝足矫形器(ankle-foot orthoses, AFO)。矫形器的各个节段应牢固固定于各节段肢体,使应力分散,防止压疮的形成和皮肤磨损。

8. 物理因子治疗 中低频经皮神经电刺激、神经肌肉电刺激、仿生物电刺激等功能性电刺激可降低肢体无法活动的危害,使肢体产生活动。如 SCI 与 ATM 后下肢无法活动易发生深静脉血栓,电刺激下肢肌肉,使其被动收缩,促进血液回流,进而可减少深静脉血栓发生率。功能性电刺激还可以产生下肢功能性活动,如站立和行走,除了使肌肉收缩,防止肌肉萎缩,还可以增加骨承受的应力,增加关节稳定性,促进骨生长,避免产生骨质疏松和关节脱位或半脱位。生物反馈疗法通过仪器的帮助放大人体的生物电信号,以视听等形式显示,了解自身变化,进而逐渐随意控制及纠正异常活动。超短波、紫外线等物理因子治疗可减轻局部的炎症反应,改善神经功能等。

水疗和低温治疗亦为近年所推崇。水疗康复是一种独具特色的物理治疗项目,兼具物理因子治疗和运动治疗的特点,对于 SCI 与 ATM 患者有诸多益处,可以让患者进行许多陆上无法完成的运动训练,加强治疗效果。同时水的温度刺激、机械刺激和化学刺激可为患者带来积极影响。低温治疗可降低脊髓代谢,减少氧耗量,有助于脊髓功能恢复。

9. 中医康复治疗　SCI 与 ATM 均属于中医"痿病"范畴,多因瘀血阻滞,经络不通,正气不足,湿热毒邪侵袭,津液亏损,筋脉失于濡养所致。SCI 与 ATM 病位于脊髓,以病损平面以下功能障碍为主,故选取相应神经节段的夹脊穴进行针刺。同时,针灸有利于脊神经细胞轴突的延伸,预防肌肉萎缩。推拿疗法将机械力的刺激作用转换成不同的能量和生物电信息,使机体通过反馈与负反馈作用产生各种生物学效应,进而调节机体的生理、生化、病理状况,起到防治疾病的作用。中医康复治疗与现代康复治疗相结合,可明显提高康复效果。

（三）后遗症期康复治疗

SCI 与 ATM 患者在康复医疗机构经过恢复期的康复训练,最终需要回归家庭和社会,其后遗症期的康复治疗以医疗机构、家庭和社区训练相结合为主。

1. 日常生活活动能力的训练　SCI 与 ATM 患者,特别是四肢瘫患者,训练日常生活活动能力尤其重要。自理活动,如上肢穿衣、梳洗、吃饭,可以在床上进行时,就应逐渐过渡到轮椅上。洗澡可在床上或洗澡椅子上给予帮助完成。尽可能借助周围与自助器完成自理活动动作。日常生活活动能力训练应与手功能作业训练结合进行,包括手功能重建后技巧性功能活动在日常生活中的泛化以及对环境改变的适应。环境控制系统和护理机器人也可以极大地帮助四肢瘫患者生活自理。

2. 心理治疗　SCI 与 ATM 除了造成患者躯体伤害,还给他们在精神心理上带来了巨大的痛苦,但经过一段时间的心理治疗,大部分患者会勇敢地面对和接受现实。康复工作绝不仅仅限于身体功能训练,还要帮助患者在社会心理方面适应,在其无助时提供必要的社会医疗支持和帮助其重塑自信,形成新的生活方式和对社会的重新认识,重新设计未来,帮助SCI 与 ATM 患者在社会中找到自己应有的位置。康复的目的是帮助患者尽可能回归到正常的社会生活中去。同时患者的心理变化也将明显影响到整体康复的过程和结果,积极的心理状态将更有利于躯体的康复。

3. 环境改造　应针对 SCI 与 ATM 患者残存的功能和其需参加的社会学习活动进行环境改造,对不同年龄阶段的患者进行个体化改造,为患者参加各种社会活动创造便利条件。在康复医学工作者的指导下,通过对患者自身的功能康复评定和对家庭环境的环境评定,找出需要进行环境改造之处,如床、起居室、洗浴、移动和地面等,在能力范围内,根据具体情况进行改造,使患者生活的家庭环境达到尽可能的无障碍化。

4. 教育课程与文体训练　SCI 与 ATM 患者根据条件和恢复情况,可进行适合自己的文体训练及适龄课程教育。

5. 职业康复训练　职业康复训练的目的是帮助患者找到未来适合自己的工作岗位。职业康复过程包括职业评定、职业计划、就业准备和就业安置。职业评定是帮助 SCI 与 ATM 患者了解其现有和潜在的职业兴趣和能力,帮助其选择合适的职业方向,为制订职业康复计划提供依据。职业计划是根据职业评定结果,将其未来可具备的职业能力与工作要求进行匹配,确定职业目标,制订出职业康复计划书。根据职业计划开展职业康复训练,包括身心功能准备、工作适应训练、职业技能训练、求职面试辅导等。就业安置,协调 SCI 与 ATM 成人患者、用人单位和工作环境之间的关系,通过工作调适消除 SCI 与 ATM 患者自身及其工作环境障碍,实现稳定就业并追踪随访。

6. 患者家属的宣教及家庭康复指导　应向 SCI 与 ATM 患者及家属传授基本的康复训练、康复护理知识和生活照顾的技能和方法,如建议患者及家属建立无障碍设施的家庭环境,以配合患者更好地适应回归家庭和社会后的日常生活。

(四)并发症的康复处理

SCI 与 ATM 虽不会直接影响患者生命,但由于脊髓病损的特殊性,产生的一系列病理生理变化及并发症,会有间接的致死性。因此对并发症采取有针对性的康复处理很重要。

1. 呼吸系统感染 为预防呼吸系统感染,定时翻身叩背,变换体位,进行呼吸与排痰训练,必要时可给予血气分析、肺部体征检测及痰培养等,甚至气管切开。同时注意训练患者的咳嗽、咳痰能力以及进行体位性排痰训练,以促进呼吸功能和预防及治疗呼吸系统并发症。

2. 神经源性膀胱和神经源性肠道 是脊髓损伤的常见并发症之一。神经源性膀胱休克期结束后即进行导尿管夹闭训练,记录每天出入水量,之后采用间歇清洁导尿术,配合不同年龄阶段患者个体化饮水计划进行排尿训练。定时按摩腹部耻骨上区,改变呼吸方式,屏息增加腹压,反复挤捏阴茎、牵拉阴毛等扳机点,神经肌肉电刺激及磁刺激等膀胱训练法,促进尿液尽早正常排出。同时康复护理应尽早介入,对患者及家长进行正确的健康教育,尽早建立起排尿节律。神经源性肠道,应定时排便,尽可能采用蹲位等肛门直肠角增大的体位排便,按摩腹部,手指直肠刺激促进直结肠反射的建立,饮食管理上避免刺激性食物,增加糙米、蔬菜等膳食纤维量高的食物,适量摄入亲水性食物。

3. 压疮 是 SCI 与 ATM 最容易出现的并发症。处理压疮的关键是预防压疮的发生。如果压疮已经发生,则应预防其他部位出现新的压疮,以及预防已愈合的压疮复发。

4. 深静脉血栓 医护人员首先要对下肢深静脉血栓的形成、危害有一个全面的了解,提高认识,并结合患者的实际情况,给予适量的低分子肝素等药物进行溶栓干预治疗,也可以采取其他方法,比如按摩等,防止患者出现下肢深静脉血栓等病症。

5. 异位骨化 任何 SCI 与 ATM 患者病情稳定后如有不明原因的低热需考虑到异位骨化。治疗措施有冷敷、应用消炎止痛药、双膦酸盐类药物、其他小分子抑制剂、放射治疗及手术。若骨化限制活动则需手术治疗。

十、康复护理

(一)营养支持康复护理

患 SCI 与 ATM 后可出现各种营养代谢异常——营养不良和营养过剩。使用儿童主观整体营养评定(pediatric subjective global nutritional assessment, SGNA)进行儿童营养不良的评定。营养过剩的评定常用儿童青少年体质指数、腹围。患 SCI 与 ATM 后,患者总热量摄入可能增加,糖、脂肪、蛋白质代谢紊乱,代谢综合征发生率、冠心病风险增加,骨代谢异常。医务人员应参与患者营养管理,提供个性化膳食方案,使患者营养均衡。

(二)心理康复护理

SCI 与 ATM 患者出现的肢体功能障碍,严重影响患者的生活自理能力,给患者产生巨大的心理变化,而失去治疗信心及对未来生活失去希望。儿童心理承受能力本就不成熟,根据病程的逐渐延长,心理活动会先后经历否定沮丧期、冷静再认期和形象重塑期,在这个相对漫长的过程中,医护人员要给患者以心理安慰,及时让患者从一个健康角色转换为一个患病的角色。医护人员需密切观察患者的心理变化,及时给予指导。多与患者沟通,尊重患者,增加患者对医护人员的信任,做好患者的思想工作,培养其自信心。安慰和鼓励患者,使其树立战胜疾病的信心和勇气,对患者及家属进行相关康复知识教育,并帮助患者制订近期及远期康复目标,指导患者及家属正确认识自己的病情,从而达到以最佳心理状态康复治疗,使患者认识到经过康复治疗,其病情能够改善,提高其生活质量。同时我们要如同对待自己的孩子一样,语言要亲切,要有高度的责任心,所做的每项护理动作要轻柔、熟练,多安慰和鼓励患者,让其树立战胜疾病的信心。

（三）预防并发症康复护理

1. 预防呼吸系统感染　保持呼吸道通畅,注意保暖,避免感冒,防止肺部感染。

2. 预防泌尿系统感染　保持外阴部清洁,多饮水,保留导尿管通畅,做好膀胱冲洗,定时夹管和开放,训练膀胱括约肌功能,训练自行排尿。康复护理应尽早介入,对患者及家长进行正确的健康教育,尽早建立起排尿节律。定时按摩腹部,增加腹压,改变呼吸方式,促进尿液排出。

3. 预防压疮　保持患者皮肤清洁,床单、衣服平整,每 2h 翻身一次,骨突处垫软枕,教会患者自主翻身。

4. 便秘与肛门失禁的护理　鼓励患者多食水果和蔬菜,便秘时可口服缓泻剂、灌肠、手掏法,对病程较长的患者训练排便反射,让其坐立,增加腹压,定时给予适当刺激,如按下腹部及肛门。对于排便失禁的患者,需要给予更多的精神安慰和理解,同时给予一些特别的护理措施,以此减少对皮肤的刺激。

5. 预防关节挛缩　配合康复治疗师对患者进行肢体按摩,各关节被动活动,保持功能位。主动运动,锻炼上肢及胸部肌力,为身体支撑、转移和扶拐行走打下基础。练习坐位、坐起、坐撑,为离床作准备。

十一、预防

（一）一级预防

即病因预防,对 SCI 的预防需进行安全健康教育,躲避危险因素,减少事故发生率;对于 ATM 应积极预防呼吸道和消化道等各种部位的感染性疾病,尤其病毒感染性疾病。做好预防接种工作。

（二）二级预防

即早期发现、早期诊断、早期治疗。对患者及时采取正确的抢救措施及治疗,减轻脊髓的进一步损伤,并根据患者情况尽早开展康复训练,必要时教会患者使用辅助器具和矫形器,最大限度地恢复患者的功能和减缓病情的发展。

（三）三级预防

即对症康复,让患者适应家庭、学校和社会环境,防止残损导致残障或加重残障,达到残而不废。

十二、预后

神经细胞属于不可再生细胞,SCI 与 ATM 后患者只能利用残存的神经细胞完成日常生活活动。预后与脊髓损害程度、损伤部位直接相关,也与并发症情况及患者是否接受康复治疗、如何康复治疗及康复治疗的时机相关。

1. SCI 的预后　SCI 重且累及范围广的,如完全性截瘫者 6 个月后肌电图仍为失神经改变、MRI 显示髓内广泛信号改变、病变范围累及脊髓节段多且弥漫者,预后不良。高颈段脊髓损伤者,预后差,短期内可能死于呼吸循环衰竭。患者及早接受正确的康复训练,可改善预后。如无严重并发症，损伤轻者多于 3~6 个月内基本恢复。合并泌尿系感染、压疮、肺部感染者常影响功能恢复，影响康复治疗，可遗留有后遗症。轻度损伤对患者的运动功能产生较小的影响，不会影响患者的日常活动。中度损伤使患者丧失某些功能，产生一定的异常姿势和异常运动模式，但大部分日常生活活动可通过康复训练及使用辅助器具、改造环境获得。重度损伤的患者丧失大部分功能，即使经过康复治疗也无法独立完成日常生活活动。

2. ATM 的预后　多数 ATM 患者为单向性病程，不再复发。少数患者可复发，复发者中多数为疾病相关性 ATM，仅有少数为特发性。ATM 预后在不同患者间差异性也较大，完全无后遗症或仅有轻度感觉异常或锥体束征，预后较好的约占 44%；可独立行走但存在痉挛性步态、感觉障碍或括约肌功能异常者约占 33%，预后不良存在严重后遗症不能独立行走患者占 23%。ATM 病程中经达峰及平台期后，神经系统症状多在病后 1 个月内开始恢复，恢复过程可持续半年。与预后不良相关的因素包括年龄小、症状 24h 内达高峰、背痛作为首发症状、完全性截瘫、锥体束征持续阴性、感觉平面达颈段皮节。预后良好相关的因素包括：平台期小于 8 天、锥体束征阳性、病程 1 个月内可独走。

随着基因蛋白学和神经生物学研究的飞速发展，SCI 与 ATM 相关的基础研究也得到了很大的进步。虽然干细胞移植前些年临床应用并未成功，但基因治疗"脊髓再生"研究实验室阶段已取得较大的成功。同时细胞因子和髓鞘细胞在脊髓再生中的作用得以更深入的认识，期待在不久的将来"脊髓再生"和"神经细胞再生"在临床上取得成功。

（朱登纳　包新华　刘福云）

参 考 文 献

［1］黄晓琳,燕铁斌.康复医学［M］.5 版.北京:人民卫生出版社,2013.

［2］吴希如,林庆.小儿神经系统疾病基础与临床［M］.2 版.北京:人民卫生出版社,2009.

［3］李晓捷.儿童康复学［M］.北京:人民卫生出版社,2018.

［4］李晓捷.实用儿童康复医学［M］.2 版.北京:人民卫生出版社,2016.

［5］李建军,杨明亮,杨德刚,等."创伤性脊柱脊髓损伤评估、治疗与康复"专家共识［J］.中国康复理论与实践,2017,23（3）:274-287.

［6］李建军,王方永.脊髓损伤神经学分类国际标准（2011 版修订）［J］.中国康复理论与实践,2011,17（10）:963-972.

［7］李建军,王方永.脊髓损伤神经学分类国际标准（ASIA 2011 版）最新修订及标准解读［J］.中国康复理论与实践,2012,18（8）:797-800.

［8］廖利民,吴娟,鞠彦合,等.脊髓损伤患者泌尿系管理与临床康复指南［J］.中国康复理论与实践,2013,（4）:301-317.

［9］徐青,高飞,王磊,等.脊髓损伤后肠道功能障碍:美国临床实践指南解读［J］.中国康复理论与实践,2010,（6）:83-86.

［10］中华医学会物理医学与物理康复治疗学组,中国医师学会康复医师分会水疗康复专业委员会.脊髓损伤水疗康复中国专家共识［J］.中国康复理论与实践,2018,12（24）:1-10.

［11］Evaniew N, Belley-Côté EP, Fallah N, et al. Methylprednisolone for the treatment of patients with acute apinal aord injuries: A systematic review and meta analysis［J］. Journal of neurotrauma, 2016, 33（5）:468-481.

［12］Bowers CA，Kundu B，Rosenbluth J，et al. Patients with Spinal Cord Injuries Favor Administration of Methylprednisolone［J］. PLoS One，2016，11（1）：0145991.

［13］Ahuja CS，Martin AR，Fehlings M. Recent advances in managing a spinalcord injury secondary to trauma［J］. F1000Research，2016，5：1-12.

［14］Li C，Khoo S，Adnan A. Effects of aquatic exercise on physical function and fitness among people with spinal cord injury：A systematic review［J］. Medicine，2017，96（11）：e6328.

［15］Ellapen TJ，Hammill HV，Swanepoel M，et al. The benefits of hydrotherapy to patients with spinal cord injuries［J］. Afr J Disabil，2018，7（1）：450-458.

［16］International Spinal Cord Society（ISCoS）. International Spinal Cord Society e Learning center［DB/OL］. （2018-12-01）. https：//www.iscos.org.uk/elearning.

［17］Somers MF. Spinal Cord Injury：Functional Rehabilitation［M］. Philadelphia：Pearson，2009.

［18］Cameron M. Physical Agents in Rehabilitation from Research to Practice［M］. 4th ed. Philadelphia：Saunders，2012.

［19］Hicks AL，Martin Ginis KA，Pelletier CA，et al. The effects of exercise training on physical capacity，strength，body composition and functional performance among adults with spinal cord injury：a systematic review［J］. Spinal Cord，2011，49（11）：1103-1127.

第十六章

面神经麻痹

概　　述

　　面神经麻痹（facial nerve paralysis），又称面瘫，是一种常见病、多发病，任何年龄均可发病。该病确切病因未明，可能与病毒感染或炎性反应等相关。临床特点为急性起病，3天左右达到高峰，多表现为单侧表情肌运动功能障碍。该病具有自限性，但早期合理的治疗可加快恢复进程，减少并发症。本指南旨在规范我国儿童面神经麻痹康复医疗工作，促进广大儿童康复工作者正确认识并提高面神经麻痹的治疗和康复水平。

一、定义与术语

（一）定义

　　面神经麻痹是以面部表情肌肌群运动功能障碍为主要特征的一种疾病。一般症状多表现为口眼歪斜，皱眉、闭眼、鼓腮等动作难以完成。

（二）术语表达

　　目前我国面神经麻痹术语多采用：①面神经瘫痪；②面神经麻痹。

二、流行病学

　　面神经麻痹最常见于15~45岁年龄组的人群，男女发病率无差异，孕妇发病率较高（45/10万）。在英国，面神经麻痹年发病率约为20/10万，美国每年约有40 000人患面神经麻痹。我国成人面神经麻痹的发病率为31.1/10万，尚未发现儿童发病率的报告。

三、病因及病理生理

　　引起面神经麻痹的病因较多，临床上根据损害发生部位将面神经麻痹分为：中枢性面神经麻痹和周围性面神经麻痹。中枢性面神经麻痹病变位于面神经核以上至大脑皮质之间的皮质延髓束，通常由脑血管病、颅内肿瘤、脑外伤、炎症等引起；周围性面神经麻痹病变发生于面神经核和面神经。本章主要介绍周围性面神经麻痹，其常见病因为：感染性病变、耳源性疾病、中毒及代谢障碍等。早期病理改变主要为神经水肿和脱髓鞘，严重者可出现轴索变性，以茎乳孔和面神经管内尤为显著。

四、临床诊断标准

　　该病的诊断主要依据病史、临床特点及相关辅助检查。

（一）病史

　　应详细询问发病、患病时间及其进展情况，确定所有与该病相关症状以及并存的其他疾病。注意寻找是否存在神经系统其他部位病变的表现；是否存在耳科疾病的表现；是否存在头痛、发热、呕吐。注意询问既往史以及有无特殊感染病史或接触史。

（二）临床特点

多表现为患侧面部表情肌瘫痪，额纹消失，眼裂扩大，鼻唇沟平坦，口角下垂，在微笑或露齿动作时口角下坠及面部歪斜更为明显，患侧常在鼓腮或吹口哨时因闭合不全而流涎。部分患者耳后乳突区域压痛，外耳道出现疱疹，患侧角膜反射减退，患侧听觉气导增强或减弱；舌前 2/3 味觉减退。

（三）体格检查

1. 闭目试验　闭眼时应注意患侧的口角有无提口角运动，患侧口角能否闭严及闭合的程度。

2. 皱鼻试验　观察压鼻肌是否有皱纹，两侧上唇运动幅度是否相同。

3. 示齿试验　注意观察两侧口角运动幅度，口裂是否变形，上下牙齿暴露的数目及高度。

4. 鼓腮试验　主要检查口轮匝肌的运动功能。

5. 镫骨反射试验　主要用来评定第七颅神经是否受损。如果镫骨肌没有反应，可能表明控制镫骨肌的面神经受到了影响。

（四）辅助检查

1. 电生理检查　常用检查方法包括双侧面神经传导速度和口轮匝肌肌电图检查。

2. 磁共振成像检查　三维磁共振成像序列提供的毫米级、亚毫米级图像结合三维重建技术，不仅能清晰显示面神经，还能显示面神经与邻近组织结构的空间关系，如周围是否存在血管、占位等压迫面神经。

3. 实验室检查

（1）血液常规检查：血白细胞计数及分类多正常，但部分已经用过糖皮质激素的患者，白细胞总数会升高。病毒感染者淋巴细胞可升高，中性粒细胞减低。

（2）生化检查：空腹血糖升高者，确诊是否患有糖尿病。

（3）免疫学检查：细胞免疫和体液免疫检查。对于明确有疱疹出现或患侧颈枕部疼痛明显而无疱疹出现、发作 2 次或 2 次以上面神经麻痹的患者，常做免疫球蛋白、补体、T 细胞亚群检测。

（4）脑脊液检查：对疑似脑神经型吉兰 - 巴雷综合征，表现双侧面神经周围性麻痹者，应做脑脊液检查，出现蛋白、细胞分离可资鉴别。

（五）并发症

面神经麻痹的常见并发症有：联带运动、面肌挛缩、面肌痉挛及鳄鱼泪综合征等。

五、临床治疗

临床治疗原则为改善局部血液循环，减轻面神经水肿，缓解神经受压，促进神经功能恢复。

（一）药物治疗

1. 皮质类固醇　部分面神经麻痹可自行恢复，药物治疗的目的是尽量减少不完全消退的可能性，降低后遗症的风险，多在症状出现后 3 天内使用口服皮质类固醇。

2. 抗病毒治疗　对于急性期（发病 1 周内）患者，可根据情况尽早联合使用抗病毒药物和糖皮质激素。抗病毒药物可以选择阿昔洛韦或伐昔洛韦，对于 2 岁以上的儿童，应尽快使用与抗病毒药物相关的静脉滴注类固醇治疗。

3. 神经营养剂　通常给予 B 族维生素,如维生素 B_{12} 和维生素 B_1 等。

4. 肉毒素　肉毒素可治疗面神经麻痹产生的面肌痉挛和联带运动,但肉毒素治疗效果短暂,需要重复注射。此外,交叉面神经移植后使用肉毒素治疗效果更好。

（二）外科手术减压

对于儿童面神经麻痹,不建议进行手术减压,主要原因是缺乏系统的临床研究证明其真正的有效性,其次是存在听力丧失的风险。经保守治疗无明显改善的儿童可以考虑动态面部恢复的手术技术,以暂时恢复静态和动态的面部对称性。

（三）针灸治疗

对于儿童面神经麻痹,急性期取患侧阳白、四白、地仓、颊车、翳风五穴;中后期(发病 1 周后),在急性期治疗的基础上加用患侧的迎香、风池、颧髎、下关、水沟、承浆,两侧合谷、足三里;后遗症期取阳白、四白、地仓、颊车、翳风、迎香、下关、合谷、足三里、血海、三阴交、太冲。

六、康复评定

面神经功能评定及分级

可采用 House-Brackmann 面神经功能分级标准对面神经功能进行分级(表 16-1)。

表 16-1　House-Brackmann 面神经功能分级标准

分级	程度	大体观	静止状态	运动状态		
				额	眼	口
I	正常	各区面肌运动正常	正常	正常	正常	正常
II	轻度	仔细检查时有轻度的面肌无力,可有非常轻的联带运动	面部对称,肌张力正常	皱额正常	稍用力闭眼完全	口角轻度不对称
III	中度	明显的面肌无力,无面部变形,可有联带运动,面肌挛缩或痉挛	面部对称,肌张力正常	皱额减弱	用力后闭眼完全	口角用最大力后轻度不对称
IV	中重度	明显的面肌无力和/或面部变形	面部对称,肌张力正常	皱额不能	闭眼不完全	口角用最大力后不对称
V	重度	仅有几乎不能察觉的面部运动	面部不对称	皱额不能	闭眼不完全	口角轻微运动
VI	完全麻痹	无运动	无运动	无运动	无运动	无运动

七、康复治疗

（一）治疗原则

面神经麻痹治疗不及时或不恰当容易耽误病情甚至遗留不同程度的面部运动障碍。面神经麻痹的康复治疗原则包括:①早期诊断、早期干预、早期康复;②综合康复。

（二）治疗方法

1. 物理因子治疗

（1）超短波治疗：急性期应使用无热量的连续超短波镇痛、消肿、促使炎症局部吸收，每天 1 次，每次 10~15min，10 天为 1 个疗程。

（2）激光治疗：急性期应使用低强度激光照射四白、地仓、颊车、上关、完骨五穴，治疗剂量为 5~8Ma，光斑直径 0.5cm，距离 25~35cm，每天 1 次，每穴 10min，10 天为 1 个疗程。

（3）磁疗法：急性期应采用电磁波以茎乳孔为中心沿面神经分布区直接照射，照射距离 30cm，每天 1 次，每次 20~30min，7 天为 1 疗程。

（4）电疗法：中后期选择阳白联合四白、地仓联合颊车分 2 组放置电极片，进行低频脉冲电疗，每天 2 次，每组每次 20 min，14 天为 1 疗程。

2. 运动疗法　运动疗法有助于最大限度地提高面部神经肌肉功能，指导患者面对镜子进行患侧额肌、皱眉肌、眼轮匝肌、颧肌、口轮匝肌、颊肌等运动训练，主要包括抬眉、皱眉、闭眼、微笑、吹口哨、鼓腮等，从上到下逐步进行，每个动作反复数遍，尽量让患者左右两侧面部肌肉协调运动，每天 3 次。

（1）主动助力训练：通过外力帮助患者肌肉主动收缩，面神经损害严重者面肌肌力较差，适于肌力 1~3 级者。此时面肌肌力较弱不能自主完成运动，应开始助力训练，以逐步增加肌力，随着肌力的恢复不断改变辅助力量。患者面对镜子抬眉、皱眉、闭眼、耸鼻、示齿、吹口哨、鼓腮等困难时可借助外力（治疗师的手）完成面肌运动及肌肉全范围运动。

（2）主动训练：患者主动肌肉收缩完成运动的训练方法，运动时无需助力及阻力，主要适用于面肌肌力在 3 级以上者。患者平躺，面肌在没有重力的作用下行主动不抗重力训练；患者站立时，面对镜子行主动抗重力运动。完成面肌主动活动时面肌收缩维持 5~10s，然后缓慢下降，整个过程中注意患侧与健侧的对称协调。

（3）抗阻力训练：面肌运动训练时需克服外来阻力的主动运动，主要适用于面肌肌力 3 级以上者。给患者施加阻力，阻力大小、部位与时间根据肌力大小、运动部位而定，注意每次抗阻力维持 5~10s。如额肌收缩时眉毛向上抬，治疗师可给额肌一向下的力量，使其最大限度收缩；眼轮匝肌收缩时产生闭眼动作，同时给予一个向上的力量，使其最大限度地做闭眼动作。

（4）手法治疗：周围性面神经麻痹可采用 PNF 技术，利用健侧肌肉运动带动患侧肌肉的对角线模式进行训练。

1）额肌：指令"眉毛向上抬，像很吃惊的样子，皱眉头"，在前额施加阻力，向下和内侧方向推，与睁眼动作同时进行，颈部伸展加强该运动。

2）皱眉肌：指令"皱紧眉头，拉眉头向下"，外上方向上在眉弓上对角线给予阻力，与闭眼动作同时进行。

3）眼轮匝肌：指令"闭上眼睛"，对上下眼睑分开进行训练，眼睑轻柔地施加对角线阻力。

4）口轮匝肌：指令"啜嘴，吹口哨"，说"吐司"，对上唇外上方施加阻力，下唇施加外下方向的阻力。

八、康复护理

1. 心理护理　医护人员实施心理护理时，应依据儿童的心理特点、利用专业心理评定工具,在父母的配合下,评定患者的心理情绪状态及患病下的行为特点,给予针对性的心理干预。积极创造条件以减少恶性刺激,安排一定的娱乐活动,减少疾病对患者造成的心理障碍,促进患者身心的健康发育。

2. 一般护理　早期注意休息,减少外出,外出时须戴口罩,避免再受风寒。应给予营养丰富、易消化的软食,禁食刺激性食物,进食时食物残渣易停留于患侧颊齿间,进食后应漱口,保持口腔清洁。

3. 对症护理　使用温湿毛巾热敷面部,每天 2~3 次;早晚按摩患侧以促进血液循环;鼓励患者进行患侧面肌运动,促进其自行对镜子做皱额、闭眼、吹口哨、示齿等动作,每个动作做 2 个八拍或 4 个八拍,每天 2~3 次。

4. 局部护理　患者由于眼睑闭合不全或不能闭合,瞬目动作及角膜反射消失,角膜长期外露,易导致眼内感染,损害角膜,因此眼睛的保护非常重要。宜减少用眼,外出时戴墨镜,同时使用具有润滑、消炎、营养作用的眼药水,睡眠时应戴眼罩或盖纱块保护等护眼。

九、预防

预防面神经麻痹,平时注意体育活动,增强体质,避免受凉感冒。注意精神调养,避免不良精神刺激。注意饮食调养,避免过食辛辣、肥甘厚味,同时适当增加营养。

1. 适当锻炼　可在早晨、傍晚温度适宜时,或在儿童充分睡眠和休息后,选择合适的场合通过文娱体育项目或游戏进行锻炼。

2. 注意休息　面神经麻痹的预防和治疗期间均应该保证患儿的休息和睡眠充足,避免各种精神刺激和过度疲劳的活动,以利疾病康复。

3. 膳食合理　要符合儿童生长发育的营养需求,保证营养均衡,减少油腻滞胃、不易消化食物的摄入,多食蔬菜和水果以维持足够的维生素摄入;注意粗粮类食物的摄入,以保持机体足够的能量供给。

4. 远离风寒　要注意在生活中避免空调、风扇等直吹患儿头面部。

十、预后

约 80% 患者可在数周或 1~2 个月内恢复,1 周内味觉恢复提示预后良好。另外,可做神经传导速度和肌电图检查判断损伤程度,以判断预后。

（李恩耀　关丽君）

<h1 style="text-align: center">参 考 文 献</h1>

[1] 中华医学会神经病学分会,中华医学会神经病学分会神经肌肉病学组,中华医学会神经病学分会肌电图与临床神经电生理学组.中国特发性面神经麻痹诊治指南[J].中华神经科杂志,2016,(2):84-86.

[2] 李萍,贾四友.面神经麻痹的康复治疗进展[J].内蒙古中医药,2012,31(18):180.

[3] Ciorba A, Corazzi V, Conz V, et al. Facial nerve paralysis in children[J]. World journal of clinical cases, 2015, 3(12):973.

[4] Zandian A, Osiro S, Hudson R, et al. The neurologist's dilemma: a comprehensive clinical review of Bell's palsy, with emphasis on current management trends[J]. Med Sci Monit, 2014, 20:83-90.

[5] Özkale Y, Erol I, Sayg S, et al. Overview of pediatric peripheral facialnerve paralysis: analysis of 40 patients

［J］. Journal of child neurology, 2015, 30（2）: 193-199.

［6］Barr J S, Katz K A, Hazen A. Surgical management of facial nerve parlaysis in the pediatric population［J］. Journal of pediatric surgery, 2011, 46（11）: 2168-2176.

［7］Stew B, Williams H. Modern management of facial palsy: a review of current literature［J］. Br J Gen Pract, 2013, 63（607）: 109-110.

［8］Shargorodsky J, Lin H W, Gopen Q. Facial nerve palsy in the pediatric population［J］. Clinical pediatrics, 2010, 49（5）: 411-417.

［9］Al Tawil K, Saleem N, Kadri H, et al. Traumatic facial nerve palsy in newborns: is it always iatrogenic［J］. American journal of perinatology, 2010, 27（09）: 711-714.

［10］Pavlou E, Gkampeta A, Arampatzi M. Facial nerve palsy in childhood［J］. Brain and Development, 2011, 33（8）: 644-650.

［11］House JW, Brackmann DE. "Facial nerve grading system"［J］. Otolaryngol Head Neck Surg, 1985, 93: 146-147.

［12］Danner C J. Facial nerve paralysis［J］. Otolaryngologic Clinics of North America, 2008, 41（3）: 619-632.

第十七章

吉兰 - 巴雷综合征

概　　述

吉兰 - 巴雷综合征（Guillain-Barré syndrome，GBS）是继小儿麻痹症消灭后导致儿童急性迟缓性瘫痪的主要疾病之一，主要表现为急性、对称性、弛缓性瘫痪，病变主要侵犯运动神经，严重者可累及呼吸肌致呼吸肌麻痹。本指南旨在增加康复医生、治疗师对 GBS 的认识及提高该类患儿的康复水平。

一、定义与术语

（一）定义

GBS 是一种细胞免疫和体液免疫共同介导的以周围神经损伤为主的急性自身免疫性疾病。主要病理病变为周围神经广泛的炎症性节段性脱髓鞘改变，多表现为四肢对称性无力伴腱反射减低 / 丧失，部分病例病情发展迅速，严重者出现延髓和呼吸肌麻痹，危及生命，是目前导致儿童急性弛缓性麻痹的主要疾病之一。

（二）术语表达

GBS 以往被称为格林 - 巴利综合征，被分为多种亚型：急性炎症性脱髓鞘性多发性神经根神经病（acute inflammatory demyelinating polyneuropathy，AIDP）、急性运动轴索性神经病（acute motor axonal neuropathy，AMAN）、急性运动感觉轴索性神经病（acute motor sensory axonal neuropathy，AMSAN）、Miller Fisher 综合征（Miller Fisher syndrome，MFS）、急性感觉神经病（acute sensory neuropathy，ASN）和急性泛自主神经病（acute lmnauMnomic neuropathy）等，AIDP、AMAN 和 MFS 在儿科中较常见。2014 年 8 月，GBS 分类专家组（the GBS Classification Group）对 GBS 和 MFS 进行了重新分类和诊断标准修订，将 GBS、MFS 和 Bickstaffer 脑干脑炎（BBE）作为一个疾病谱，并按照临床受累部位进行分类。

二、流行病学

GBS 在全球年发病率为 0.6/10 万 ~4.0/10 万，国内大陆地区 15 岁以下儿童年发病率为 0.41/10 万，男性发病率略高于女性。GBS 多发于青壮年及儿童，4~6 岁较常见，我国北方地区以夏秋季多发，农村发病率远远超过城市居民；南方则以脱髓鞘为主要亚型，轴突亚型的比例明显低于中国北方。

三、病因及病理生理

GBS 的病因及发病机制尚未完全明确，近年来，以下几个方面原因被广泛接受。

（一）病因

1. 感染　75% 的病例在发病前 7~10 天有轻度的上呼吸道或消化道感染史。临床及流行病学证据显示，空肠弯曲菌是 GBS 最常见的前驱感染病原体。此外，肺炎支原体、人类免疫缺陷病毒、风疹病毒、带状疱疹病毒以及幽门螺杆菌等均可引起 GBS。

2. 疫苗接种　H1N1 疫苗、狂犬疫苗、流感疫苗、脊髓灰质炎疫苗以及麻疹疫苗等可能为某些病例的诱发因素。

3. 中毒　重金属和化学品中毒均有可能继发 GBS,如铅、汞、砷、呋喃类药物、磺胺类药物、异烟肼、有机磷农药及有机氯杀虫剂等。

4. 营养障碍　糖尿病、维生素 B_1 缺乏、糙皮病及慢性酒精中毒等可并发周围神经炎。

5. 某些结缔组织疾病　GBS 是细胞免疫和体液免疫共同介导的免疫性疾病,系统性红斑狼疮、桥本甲状腺炎和类风湿关节炎等自身免疫疾病可合并 GBS;变态反应亦可引发神经炎。

6. 其他　如外科手术、器官移植、移植后免疫抑制剂使用、原因不明的多发性神经病、复发性多发性神经病、慢性进行性多发性神经病、遗传因素等可能成为诱发因素。

（二）病理生理

GBS 最主要的病理改变是周围神经的单核细胞浸润和节段性脱髓鞘。淋巴细胞及巨噬细胞等细胞浸润在神经内膜及神经外膜的血管周围,形成血管鞘。在不同情况下,可以表现为前根神经损害为主、后根神经损害为主或交感神经损害为主,这造成了 GBS 不同的临床表现。

四、分型

（一）分型标准

GBS 亚型种类繁多,临床表现各异,但不同亚型间又存在一定重叠。GBS 疾病谱有两个核心特征,即肢体和颅神经支配肌肉的对称性无力以及单时相病程（4 周内达到高峰期）。腱反射减低/丧失不是其必有的核心特征,典型 GBS 患者约 10% 可以有腱反射正常或亢进,但在各种 GBS 部位局限性类型均要求至少在受累肢体有腱反射减低/丧失。MFS 和BBE 的诊断无需肢体无力,但需要具有眼外肌麻痹和共济失调,两者的区别点是 MFS 有腱反射减低/丧失而无嗜睡,而 BBE 有嗜睡而无腱反射减低/丧失。

（二）分型

2014 年 8 月,GBS 分类专家组（the GBS classification group）对 GBS 和 MFS 进行了重新分类和诊断标准的修订,将 GBS、MFS 和 BBE 作为一个疾病谱,并按照临床受累部位进行分类。GBS-MFS 标准中各型的临床特征关键点见表 17-1。

表 17-1　2014 年 GBS-MFS 标准中 GBS 疾病谱不完全类型的临床特征

疾病类别	临床特点		
	无力模式	共济失调	嗜睡
GBS			
典型 GBS	四肢	无或轻微	无
咽颈臂无力	球部、颈部和上肢	无	无
急性咽喉麻痹	球部	无	无
截瘫型 GBS	下肢	无	无
双侧面神经麻痹伴感觉异常	面部	无	无

续表

疾病类别	临床特点		
	无力模式	共济失调	嗜睡
MFS			
典型 MFS	眼外肌	有	无
急性眼外肌麻痹	眼外肌	无	无
急性共济失调性神经病	无	有	无
急性眼睑下垂	眼睑下垂	无	无
急性瞳孔散大	麻痹性瞳孔散大	无	无
BBE	眼外肌	有	有
急性共济失调嗜睡综合征	无	有	有

五、临床诊断标准

（一）临床表现

1. 运动障碍（四肢对称性下运动神经元瘫痪） 以进行性对称性肌肉无力为主，可表现为轻度、中度或完全瘫痪，通常从下肢开始并上行性进展，少数从上肢开始，进行性加重，且远端重于近端。常伴腱反射减低/丧失，典型 GBS 约 10% 的病例可表现为腱反射正常或亢进。偶见从一侧到对侧瘫痪，双侧瘫痪肢体肌力相差在 1 级以内。通常首先感觉他们的腿无力，持续数小时至数天后，手臂和面部肌肉受累。严重病例会累及呼吸肌。

2. 感觉障碍 为次要症状，持续时间较短，可为一过性，常在疾病初期出现，也可为首发症状。主要表现为本体感觉（位置觉）丧失及主观感觉异常，如神经根痛或皮肤感觉过敏、麻、痒等，如蚁走感，之后感觉减退甚至消失，典型者远端出现呈手套、袜套型感觉障碍。疼痛是 GBS 的一种常见症状，表现为肌肉无力时的深度疼痛，通常为自限性。

3. 颅神经损害 一般以面神经、舌咽神经、迷走神经、副神经及舌下神经病变多见，其中面神经麻痹最为常见，其次为舌咽神经和迷走神经麻痹，动眼、外展、三叉神经的损害较为少见。对应出现核下性面瘫、语音低沉、吞咽困难、饮水呛咳等症状。

颅神经受累可作为预测疾病严重程度的指标，面神经、舌咽神经、迷走神经受累常是 GBS 患者使用机械通气的预测指标。

4. 自主神经障碍 常在疾病初期或恢复期出现。症状较轻病例可见出汗过多或过少、肢体发凉、阵发性脸红、霍纳综合征（Horner syndrome）、血压轻度升高或心律失常等，病情好转时症状减轻。还可出现膀胱、胃肠道功能障碍，表现为一过性尿潴留或失禁（不超过 12~24h）、便秘或腹泻等。重症病例自主神经障碍发生率高于轻症病例。

5. 呼吸肌麻痹 当病变累及颈肌、肋间肌、膈肌时，可表现为胸闷、气短、语音低沉、咳嗽无力、胸式或腹式呼吸减弱，是神经科常见的危重症之一。严重者可因窒息或呼吸道并发症导致昏迷、死亡。

（二）辅助检查

1. 实验室检查

（1）外周血检查：白细胞数可轻度升高，或表现为营养障碍性贫血，糖尿病患儿则血、尿糖增高。

（2）脑脊液检查：急性期脑脊液中蛋白升高，白细胞计数正常或接近正常，称为蛋白-细胞分离现象，此现象常于疾病第 2 周出现，第 3 周达高峰，之后逐步下降，为本病特征之一。10%~20% 病例脑脊液蛋白含量始终正常。

2. 神经电生理检查　是诊断 GBS 最具特异性和敏感性的方法，并有助于疾病病理分型及预后的判断，首次检查正常者应予以复查。发病早期可能仅有 F 波或 H 反射延迟或消失，典型表现为神经传导速度减慢和远端潜伏期延长。轴突型 GBS 可出现远端运动和 / 或感觉电位波幅降低，也可出现一过性神经传导阻滞。

3. 心电图检查　重症病例多数可见心电图异常，表现为窦性心动过速和 T 波改变，轻症病例心电图异常较为少见。

4. 磁共振检查　对于需要鉴别的疾病：如脑干病变、急性脊髓炎、中枢神经脱髓鞘病变、脊髓肿瘤或出血等，需要行相应部位的磁共振检查。增强磁共振可见马尾神经和脊神经的增粗和强化，对不典型 GBS 的诊断有一定的帮助。

（三）经典诊断标准

GBS 的诊断需要依靠临床症状及实验室检查，排除其他神经系统疾病后才能诊断。

1. 常有前驱感染史。

2. 急性或亚急性起病，进行性加重，多在 2 周左右达高峰。

3. 四肢对称性软瘫，腱反射减低或丧失。

4. 多有肢体末端轻度对称性感觉减退，有些病例以疼痛为主或无感觉障碍。

5. 可有双侧性（少数单侧）运动性颅神经受累，可出现周围性面瘫，真性球麻痹和眼肌麻痹。

6. 严重病例有呼吸肌瘫痪（累及延髓的呼吸中枢）而出现呼吸麻痹，也可有心动过速、直立性低血压或血压增高。

7. 脑脊液检查可有蛋白-细胞分离现象，肌电图检查提示大部分病例有周围神经传导功能异常。

（四）2014 年新分类的诊断标准

1. 新的分类系统　2014 年 GBS-MFS 标准将急性口咽麻痹、急性颈臂麻痹、急性眼外肌麻痹、急性共济失调性神经病、急性眼睑下垂、急性瞳孔散大和急性共济失调嗜睡综合征等作为 GBS、MFS 和 BBE 的不完全类型，各亚型间表现各异又互相联系。

2. 各型具体的诊断分类标准　见表 17-2。

（五）鉴别诊断

应与其他弛缓性瘫痪疾病相鉴别，如重症肌无力、脊髓肿瘤、脊髓灰质炎、急性脊髓炎、中枢神经系统脱髓鞘疾病、低血钾性周期性麻痹等。

六、共患病

GBS 共患病发生率尚无确切统计数据，由于共有的免疫基础，其可共患某些结缔组织疾病如白塞病、系统性红斑狼疮、桥本甲状腺炎和类风湿关节炎等。

七、临床治疗

GBS 在急性期可能出现呼吸肌无力等功能障碍，因此急性期应积极治疗，使患儿度过危险期。此外，对于 GBS 患儿应密切监护及预防并发症的出现。

表 17-2　2014 年 GBS-MFS 诊断分类及诊断标准

疾病分类	核心临床特征	核心临床特征注解	支持特征
GBS 疾病谱所有疾病	大多数为肢体和/或颅神经支配的肌肉的对称性无力 *△# 单时相病程,自发病到无力高峰期的间隔为 12h~28d,其后为临床平台期	排除其他疾病	病前感染症状▲ 无力或之前有远端感觉异常 脑脊液蛋白细胞分离▽
典型 GBS	四肢无力 *和腱反射减低/丧失	无力通常从下肢开始并上行性发展,但可以从上肢起病 无力可轻微、中度或完全瘫痪 颅神经支配的肌肉或呼吸肌可受累 约 10% 病例腱反射正常或亢进	周围神经病的电生理证据
咽颈臂无力	口咽、颈部和上肢无力 *△,以及上肢腱反射减低/丧失 不伴下肢无力	缺乏一些体征提示不完全性咽颈臂无力:不伴上肢和颈部无力的为"急性口咽麻痹",不伴咽喉麻痹的为"急性颈臂无力" 一些病例可见下肢无力,但口咽、颈部和上肢无力更严重 出现其他体征提示与 GBS 重叠:有共济失调和眼外肌麻痹提示与 MFS 重叠,有共济失调但不伴眼外肌麻痹提示与急性共济失调性神经病重叠,有共济失调、眼外肌麻痹和意识障碍提示与 BBE 重叠	周围神经病的电生理证据 检测到抗 GT1a 或 GQ1b 的 IgG 类抗体
截瘫型 GBS	下肢无力 *和下肢腱反射减低/丧失 不伴上肢无力	通常膀胱功能正常且无明确的感觉平面	周围神经病的电生理证据
双侧面神经麻痹伴远端感觉异常	面神经麻痹 *和肢体腱反射减低/丧失 不伴眼外肌麻痹、共济失调和肢体无力	一些病例可无肢体感觉异常,腱反射可正常	周围神经病的电生理证据
MFS	眼外肌麻痹、共济失调 *△ 和腱反射减低/丧失 不伴肢体无力▼和嗜睡	缺乏某些体征提示不完全的 MFS:不伴共济失调的为"急性眼外肌麻痹",不伴眼外肌麻痹的为"急性共济失调性神经病" 出现单一体征提示不完全性 MFS:眼睑下垂提示"急性眼睑下垂",瞳孔散大提示"急性瞳孔散大"	检测到抗 GQ1b 的 IgG 类抗体
BBE	嗜睡、眼外肌麻痹和共济失调△ 不伴肢体无力▼	不伴眼外肌麻痹的病例为 BBE 的不完全型,称作"急性共济失调嗜睡综合征"	检测到抗 GQ1b 的 IgG 类抗体

*:无力可不对称或单侧;△:每个成分的临床严重程度从部分性到完全性;#:除外急性共济失调性神经病和急性共济失调嗜睡综合征;▲:神经症状发病前 3d~6 周出现上呼吸道感染症状或腹泻;▽:脑脊液白细胞总数 $<50 \times 10^6$/L,且蛋白水平高于正常上限;▼:出现肢体无力提示与 GBS 重叠。

（一）丙种球蛋白

急性期给予静脉注射大剂量丙种球蛋白（intravenous immunoglobulin，IVIG）可抑制自身抗体，减轻补体介导的损伤，控制病情发展，缩短病程。用法为 400mg/（kg·d），连续用 5 天。

（二）血浆置换

血浆置换能够清除血浆中致病炎性因子和抗原抗体免疫复合物等，在早期接受血浆置换的患者可有效缩短病程，但并不能降低病死率。可配合 IVIG 治疗。但血浆置换对于血流动力学不稳定的病例具有较高的风险。

（三）神经营养药

大剂量的 B 族维生素（B_1、B_6、B_{12}）、神经生长因子、神经节苷脂等可一定程度上起到促进神经修复、改善组织代谢的作用。

（四）糖皮质激素

与单纯的支持治疗相比，皮质类固醇没有任何益处，甲泼尼龙联合 IVIG 并不优于单独使用 IVIG，不推荐使用。

（五）对症支持治疗

疼痛明显可使用非甾体抗炎药、口服阿片类药物、卡马西平或加巴喷丁等；明显的焦虑、抑郁可酌情选用相应的精神类药物；改善末梢循环可用烟酸、地巴唑、川芎嗪注射液、低分子右旋糖酐等；重症病例可使用腺嘌呤核苷三磷酸（ATP）、辅酶 A 等能量合剂。

八、康复评定

GBS 患儿会出现运动、吞咽、心肺、感觉等一系列功能障碍。因此，相关的功能评定对治疗具有重要指导作用，另外，还需要根据患儿的适应性功能受限程度进行分级。

（一）功能评定

1. 肌力评定　常用的评定有徒手肌力检查（MMT）和 MRC 肌力评定，MRC 量表是神经科医生常用的徒手肌力检查分级量表。在 Duchenne 型肌营养不良的研究中采用同一种改良的 MRC 法，共分为 0~10 分的 11 个评分等级，即对 3、4、5 级再分级：5、5-、4+、4、4-、3+、3、3-、2、1、0。对 MRC 的调整包括添加 5-（微弱的可测力弱），3+（短暂抗阻，肢体很快掉落）和 3-（抗重力，不全范围关节运动）。

2. 肢体运动功能评定

（1）Hughes 评定量表：临床上常用 Hughes 评定量表对肢体运动功能进行评定，了解神经肌肉损伤程度。Hughes 评定对各种观察指标进行定义与量化，包括 0~6 七个等级评分。0 级为肢体运动正常；1 级轻微的症状和体征，可以跑动；2 级能独行 5m；3 级借助手杖或助行器撑持能行走 5m；4 级只能在床上或座椅上活动；5 级需要辅助通气治疗；6 级死亡。根据病情高峰时的 Hughes 评分可判断病情程度，Hughes 评分 ≤ 3 分属于病情较轻，Hughes 评分 ≥ 4 分属于病情较重。

（2）神经肌肉疾病运动功能评定量表（Motor Function Measure，MFM）：MFM 由 MFM 研究组制定及标准化，适用于神经肌肉病变患者的评定，其中 MFM20 项适用于年龄小于 7 岁的儿童，MFM32 项适用年龄为 6~60 岁。

MFM 量表包括 3 个分区，D1 区：站立和转移；D2 区：躯干与近端运动功能；D3 区：远端运动功能。每项包括 0、1、2、3 四级评分，其中 0 分表示不能启动任务或不能维持初始姿势；1 分为能启动任务；2 分为部分完成任务或全部完成任务但完成质量不高（代偿动作，姿势保持时间不足，缓慢，运动控制不良）；3 分为完全且以正确的方式完成任务（动作是可控的、熟练的、定向的，且以恒定的速度完成）。评定结果包括 3 个分区分值和总分，以百分比的形式分别表示相应分区和整体运动能力，由该区实际得分除以该区总分再乘以 100。分值越高，表示患者的运动能力就越高。

3. 吞咽功能评定

（1）洼田饮水试验：是经典的临床评定方案，应用较广泛。该方法分级明确清楚，操作简单，能较准确地发现吞咽的异常，利于选择有治疗适应证的病例，也能对吞咽功能进行初步筛查。

（2）吞咽造影检查（video fluoroscopic swallowing examination，VFSE）：是目前临床上最可信的吞咽功能评定方法。调制不同黏度的造影剂，让患儿于不同体位下吞服，在荧光屏幕下摄录整个吞咽过程，可以分析舌、咽、软腭、喉等部位的活动状况，也可以对吞咽障碍进行明确的定位，指导临床吞咽障碍的康复治疗。

（3）简易吞咽激发试验（simple swallowing provocation test，S-SPT）：该评定无需患儿任何主动配合和主观努力，尤其适用于配合度差和长期卧床的患儿。将 0.4ml 蒸馏水用注射针筒注射到患儿咽部上部，观察患儿的吞咽反射和从注射到发生反射的时间差。注射后 3s 内能够诱发吞咽反射，则判定吞咽正常；超过 3s 为异常。

4. 心肺功能评定

（1）心功能

1）心电运动负荷试验：在一定运动量的负荷下，使心脏储备力全部动员进入最大或失代偿状态，诱发一定的生理或病理反应，从而判断心功能情况。可以采用活动平板试验、踏车运动试验、手摇车运动试验、等长收缩运动试验和 6min 步行试验。

2）心脏超声：2018 年中国心力衰竭诊断和治疗指南根据左心室射血分数（LVEF），将心衰分为射血分数降低的心衰（HFrEF）、射血分数保留的心衰（HFpEF）和射血分数临界性心衰（HFmrEF）。HFrEF 定义为 EF<40%，HFpEF 定义为 EF>50%，HFmrEF 定义为 EF40%~49%。

（2）肺功能

1）呼吸困难分级：此方法已在临床应用数十年，具有重要的应用价值。包括从 1 级到 5⁺ 级 13 个等级评定，可以分为肺功能正常、轻度下降、中度下降、重度下降和极重度下降。可用于日常生活活动和康复治疗的指导。

2）肺容积与肺通气功能测定：可以通过定量的方式评定肺功能情况和通气功能障碍的类型，指导康复治疗。肺容积评定：包括潮气量、深吸气量、补呼气量、肺活量、功能残气量及残气量的测定。通气功能评定：包括每分钟通气量、最大通气量、用力肺活量、肺泡通气量。

3）运动气体代谢测定：可以通过无创、可反复、动态观察来评定肺功能，包括摄氧量、最大摄氧量、代谢当量、无氧阈、氧脉搏、氧通气当量、呼吸储备、呼吸商。

（二）疼痛评定

疼痛严重程度评定主要包括自我报告和行为观察量表评定。自我报告需要患儿有一定的认知能力，能够理解其疼痛严重程度，可通过连续的指标测量。对于年龄较小的患儿，通常使用基于年龄的疼痛评分表来评定疼痛。

1. 自我报告

（1）WongBaker 面部表情量表（WongBaker face pain rating scale）：年龄较小的患儿（3~8岁），可基于一系列呈现痛苦或疼痛增加的面部表情使用疼痛指数进行量化，疼痛指数为10，分为 0~5 等级，2 分 1 个等级。0 级表示不痛，微笑表情；5 级表示剧烈疼痛，不能忍受，哭泣表情，见图 17-1。

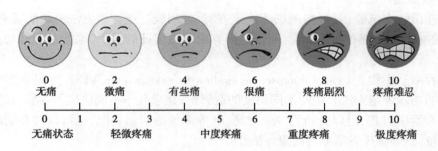

图 17-1　WongBaker 面部表情量表

（2）视觉模拟量表（visual analogue scale, VAS）：是一种简单有效的评定疼痛强度的方法，是目前最常用的疼痛强度评定方法。VAS 一般适用于 8 岁以上患儿，能正确表达自己的感受和身体状态。采用 10cm 长的直线，两端分别表示"无痛（0）"和"极痛（10）"。患儿根据自己感受疼痛的程度，在直线的某一点标记，然后使用直尺测量从"无痛"起点到患儿确定点的直线距离，用测到的数值表达疼痛的强度。一般重复 2 次，取平均值。

2. 行为观察

（1）以图形为基础的疼痛定位工具：用以可靠地定位年龄较大患儿（平均年龄为10 岁）的疼痛部位，包括青少年和小儿疼痛评定工具（adolescent and pediatric pain tool）以及小儿疼痛问卷（pediatric pain questionnaire），通常采用身体的图形轮廓，让患儿将自己感受到疼痛的区域涂上颜色。

（2）疼痛行为量表（pain behavior scale）：可对疼痛引起的行为变化做定量测定。疼痛行为主要包括十种：言语性的发音性主诉；非言语性的发音主诉；因为疼痛，每天躺着的时间；面部扭曲；站立姿势；运动；身体语言（抓、擦疼痛部分）；支撑物体；静止运动；治疗。量表将 10 种疼痛行为按严重程度和出现的频率做三级评分（0 分，0.5 分，1 分），各项行为指标的总分即为其疼痛行为的得分。

（三）社会功能能力评定

1. 日常生活活动能力评定　反映人们在家庭、工作场所及社区中的最基本能力。可使用改良 Barthel 指数评分法进行评定，主要包括基础性日常生活活动和工具性日常生活活动能力评定。全量表共 10 项内容，具体包括进食、穿衣、转移、步行、大便控制、小便控制、用厕、上楼梯、修饰、洗澡。评定方法简单，可信度高、灵敏度高，在临床应用广泛。总分100 分，分数越低，表示残疾程度越重。

2. 婴儿 - 初中学生社会生活能力量表（S-M 量表）　适用于 6 个月 ~15 岁患儿社会生活能力的评定。

（四）精神状态评定（焦虑抑郁评定）

1. 医院焦虑抑郁量表（the hospital anxiety and depression scale, HADS）　近年来广泛

用于综合医院躯体疾病伴发焦虑抑郁情绪的筛查,具有较高的信度和效度。该量表分为14 个项目,其中 7 个项目评定抑郁,7 个项目评定焦虑,采取 4 级评分方法(0~3 分)。焦虑和抑郁亚量表的分值区分为:0~7 分属无症状,8~10 分属可疑存在,11~21 分属肯定存在。HADS 量表在采用 8 分作为界限值时,量表的敏感度和特异度达到最佳的平衡状态。

2. 汉密尔顿焦虑量表(Hamilton anxiety scale, HAMA)　是精神科常用的量表之一,诊断项目全面,评定方法简单易行,使用历史长,对于学龄后患儿及由监护人陪同的患儿依然适用。依据我国精神科量表协作组提供的数据,依据总分,大于 29 分严重焦虑;大于 21 分有明显焦虑;大于 14 分肯定有焦虑;大于 7 分可能有焦虑;不超过 7 分则无焦虑。

3. 汉密尔顿抑郁量表(Hamilton depression scale, HAMD)　是临床上普遍应用的抑郁评定量表,信度和效度良好,主要适用于成年患者,也可用于儿童抑郁障碍的评定。HAMD多数项目采用 5 级(0~4 分)评分法,少数项目采用 3 级(0~2 分)评分法。抑郁症常见的症状都包含在这 24 个项目中,总分反映了病情的严重程度,大于 35 分为严重抑郁;大于 20 分为中度抑郁;大于 8 分为轻度抑郁;低于 8 分无抑郁。

(五)功能预后评定

1. 运动功能预后评定　可以通过治疗前后评定等级来了解康复的情况。GBS 预后运动功能恢复评定表是专门用于康复治疗后患者运动功能恢复情况的评定。主要分为 0~5级,0 级为肌肉无收缩;1 级为近端肌肉可见收缩;2 级为近、远端肌肉可见收缩;3 级为所有重要肌肉功能抗阻力收缩;4 级能进行所有运动,包括独立性的或协同的运动;5 级为完全正常。等级越高,恢复效果越好,能起到指导康复训练的作用。

2. 感觉功能恢复评定　可以更加精准地了解康复的情况和目前所处的状态。GBS 预后感觉功能恢复评定表是专门用于康复治疗后患者感觉功能恢复情况的评定。该量表分为0~5 级,0 级为感觉无恢复;1 级为支配区皮肤深感觉恢复;2 级为支配区浅感觉和触觉部分恢复;3 级为皮肤痛觉和触觉恢复、且感觉过敏消失;4 级为到 S3 水平外,两点分辨觉部分恢复;5 级为完全恢复。等级愈高恢复效果越好,能起到指导康复训练的作用。

3. GBS 残疾评定　Hughes 评定量表也是评定 GBS 患者残疾程度最常用的量表。具体内容详见 Hughes 评定量表。

4. 呼吸衰竭的风险评定　呼吸衰竭的风险与疾病的进展速度、四肢无力的严重程度、腓总神经传导阻滞以及低肺活量等因素有关。可使用 Erasmus 吉兰 - 巴雷综合征呼吸衰竭评分量表(the Erasmus GBS respiratory insufficiency score, EGIRS)对呼吸衰竭的风险进行评定。EGIRS 可在发病后 1 周内根据临床资料预测呼吸衰竭风险,有助于明确患者需要辅助呼吸的概率。EGRIS 包括从发病到入院的时间间隔、入院时面部和 / 或球部无力、入院时的MRC 总分,其中采用的 MRC 评分包括 6 个肌群(上臂的外展、前臂的屈曲、腕关节的伸、下肢的屈曲、膝关节的伸、踝关节的背屈)的分数之和。结果提示:0~2 分为低危,3~4 分为中危,5~7 分为高危。

(六)疾病预后的评定

Erasmus 吉兰 - 巴雷综合征预后评分(the Erasmus GBS outcome score, EGOS):与 GBS不良预后一致相关的患者特征包括:高龄(≥40 岁)、前驱性腹泻(或在过去 4 周内有空肠弯曲菌感染)以及病情高峰时的高度无力。该量表是基于这三个临床特点开发而成,可在患者入院 2 周后,用以预测其发病 6 个月时的行走能力,即患者起病 6 个月后无法独立行走的可能性 $=1/(1+\exp[8.2-1.4\times EGOS])$。改良 Erasmus GBS 预后量表(mEGOS)是在 EGOS

基础上的改良版,适用范围更广,采用医学研究理事会(MRC)肌力评分,并可用以在患者入院 1 周时就进行预后预测,公式仍然适用,而此时的治疗干预可能更为有效。

九、康复治疗

GBS 是一种急性起病、迅速进展而大多可恢复的运动性神经病,康复训练对患儿肢体功能的恢复有明显地促进作用。规律、积极的康复治疗是目前临床上改善功能状态的主要手段,早期介入康复与并发症的预防可以明显降低伤残后遗症。患儿生命体征稳定时即可介入康复治疗,通过康复治疗方法和手段,可以减慢或减轻患儿肌肉萎缩和肌力降低、维持关节活动度、预防感染、降低功能残疾率、恢复受损的功能。总的原则为改善患儿的预后,提高患儿生活质量,使其更好的回归家庭、学校和社会。

(一)肌力康复

肌力训练的目标是使受累肌肉肌力达到 3 级以上。

1. 肌力 3 级及以上的肌肉　可以进行主动运动训练,可仰卧位做上肢的上举及各个角度的控制性训练;下肢可做抬腿、屈伸训练;也可以完成一些抗阻训练,包括借助外界物品和在治疗师的帮助下完成某项抗阻活动。

2. 肌力 2 级的肌肉　进行主动运动加上助力运动训练,包括上下肢平移、关节的屈伸训练等,可通过治疗师给予帮助完成。

3. 肌力 1 级或 0 级的肌肉　只能采用功能性电刺激治疗及被动活动训练。

(二)关节活动度康复

对受累的肢体关节进行全关节活动范围各轴向被动活动,以维持关节的活动度,维持肌肉长度及肌张力,每天 1~2 次,每次各个关节在各轴向活动 20 次即可,以防止关节挛缩和畸形的发生。在被动运动过程中,速度应缓慢,力量应由小到大,防止关节被动运动引起肌肉拉伤、肌腱拉伤、关节脱位和半脱位、骨折等并发症。

(三)呼吸功能康复

对于呼吸功能受限,咳嗽排痰无力的患儿,应增强呼吸肌肌力训练、维持胸廓顺应性训练和排痰训练等,包括胸部叩击、呼吸练习、抗阻呼吸训练、咳嗽训练;还可以做一些慢频率的有氧运动,包括体操、自行车等;辅助一些物理因子或电刺激(如超短波、超声雾化等)都能有效阻止 GBS 患儿因肌力减退所致的肺功能损害。其中呼吸训练包括在不同体位下进行针对性腹式呼吸训练、缩唇呼吸训练、咳嗽呼吸训练或综合呼吸训练等,其内容包括:

1. 腹式呼吸训练　嘱患儿一手放置在上腹部(剑突下),另一只手放在胸部,经鼻腔做深呼吸,呼气时腹肌和手同时下压腹腔,增加腹内压,迫使膈肌上抬,每天 2 次,每次10~25min。

2. 缩唇呼吸训练　患儿闭唇经鼻吸入气体后,缩唇吹口哨样缓慢呼气,吸气时间与呼气时间为 1:2 至 1:5,呼吸频率 <25 次 /min。

3. 咳嗽呼吸训练　患儿在床上取坐位或半卧位,稍向前弯腰,手放在剑突下,深吸一口气,短暂闭气 1s,再用爆发力咳嗽,把痰液排出。

4. 其他呼吸训练　可通过吹气球、大声朗诵和唱儿歌等游戏类活动来进行,也可以通过膈肌起搏器训练患儿膈肌,提高呼吸肌功能。在感染或围手术期时可采用咳痰机辅助排痰。

（四）二便康复

1. 对于小便不能自排的患儿　应留置导尿管,每天给予膀胱容量压力测定及膀胱功能训练,以评定及促进膀胱功能的恢复,当膀胱内压达 15cmH$_2$O（1cmH$_2$O=0.098kPa）时,可考虑拔除导尿管;也可以进行导尿管夹闭训练,逐渐增加夹管时间,同时保证每天进水量达到同龄儿进水量标准。

2. 对于大便失禁的患儿　应给予腹部按摩,促进直肠反射;也可以进行肛周皮肤按摩,促进肛门括约肌肌力恢复;同时进行缩肛、提肛训练来促进排便功能的恢复。大便不能排出的患儿应给予药物辅助通便。

（五）吞咽障碍康复

对于存在吞咽障碍的 GBS 患儿需要行吞咽训练,常用的训练方法有:

1. 唇功能训练　让患儿对镜独立紧闭口唇练习,或用压舌板放于双唇间练习,要求双唇夹住压舌板,训练改善口腔闭合功能,减少食物或水从口中漏出。同时做缩唇展唇训练,加强唇力量。

2. 颊肌、咀嚼肌功能训练　可用吹气球、吹口哨和口腔按摩来训练颊肌、咀嚼肌。

3. 舌肌运动训练　让患儿伸舌及侧顶颊部,或以舌尖舔吮口唇周围。

4. 咽收肌运动训练　可做吹吸动作或假声训练,可明显促进上咽缩肌的收缩。

5. 喉上提肌群运动训练　可以使患儿头前伸,使颏下肌伸展 2~3s,然后在颏下施加阻力,嘱患儿低头,可抬高舌背,可增加食管上括约肌开放的被动牵张力。改变饮食的性质、吞咽时的体位和姿势、调整吞咽动作、心理支持、护理干预等也能提高吞咽功能。

（六）疼痛康复

可采用物理因子治疗缓解疼痛,治疗师采用解释、鼓励和安慰等手段也能一定程度缓解患儿的疼痛。对于有心脏起搏器植入、金属内固定、局部皮肤破溃的患者应禁忌电疗。严重感觉障碍的患者应慎用热疗及冷疗。

1. 电疗　经皮神经电刺激（transcutaneous electric nerve stimulation, TENS）有助于减轻局部炎症,改善血液循环,缓解慢性疼痛。间动电疗（diadynamic therapy）、干扰电疗（interference electrotherapy）等都能应用低频脉冲电流作用于体表,刺激感觉神经达到镇痛的治疗效果。

2. 热疗　可以提高痛阈,也可使肌梭兴奋性下降,导致肌肉放松,而减少肌肉痉挛;皮肤温度感受器受到刺激,可以抑制疼痛反射。

3. 冷疗　可以降低肌张力,减慢肌肉内神经传导速度,能减轻疼痛。

4. 针灸、推拿　均可一定程度减轻或缓解疼痛。

（七）步行康复

对于存在步行功能障碍的患儿需要针对性进行步行功能康复训练。传统步行功能训练最常见,主要包括迈步训练、减重步行训练、障碍步行训练、室外室内模拟障碍步行训练、速度步行训练、家庭与学校的步行训练模拟。步行功能训练均每天 1 次,每次 30min,每周6 次。所有运动训练强度和时间可以逐渐增加,以患儿稍感疲乏为准。也可以通过减重支持训练、新型康复机器人训练、悬吊运动训练、物理因子治疗等来促进步行功能的改善。

（八）日常生活活动能力康复

日常生活活动能力的康复包括患儿日常生活所需进行活动的康复。

1. 移动障碍康复　包括床上翻身和坐起、轮椅转移。上肢肌力正常,下肢肌力低下的患儿床边需添加床栏,辅助患儿翻身、坐起和轮椅转移;对于上下肢肌力均低下患儿体位转移时应给予帮助。

2. 进食障碍康复　保证头、颈、身体等部位的位置;改变食物性质;注意进食速度;手功能障碍患儿应给予叉、刀代替筷子,将餐具绑在手指间帮助患儿进食;使用防滑垫、吸盆等固定管餐盘不滑走。

3. 修饰障碍康复　包括洗手和脸、拧毛巾、刷牙、梳头和修剪指甲等。梳洗台高低根据患儿轮椅高度制定,使用电动装置代替手动装置。

4. 穿衣、鞋、袜障碍的康复　穿着宽松、简便的服装;选用大的扣子或按扣代替拉链式衣服;避免有系鞋带的鞋子。

5. 洗澡、如厕康复　浴室地板使用防滑垫子;长把手式水龙头;长柄海绵刷;坐便器高度与轮椅高低匹配。

(九)心理康复

在康复治疗时要体现关爱,同时对患儿进行心理疏导,增强战胜疾病的信心,避免因疾病导致焦虑、抑郁等心理行为问题而影响今后生活质量。除药物治疗外,康复治疗也应跟上。GBS 患儿还可能出现应激反应,应激反应可以加重患儿症状,早期支持性的治疗、放松及认知行为训练可以降低患儿应激反应。

GBS 患儿需要家庭和照料者长期的躯体、心理和经济支持,因此陪护者的身体及心理状态对 GBS 患儿精神状态有重要影响,对陪护者进行健康教育,改善他们的躯体及心理状态,对 GBS 患儿的恢复有利。

(十)关节挛缩畸形的康复

对于存在关节畸形的患儿,可应用辅助器具等支具,维持关节功能位与稳定性,保持关节活动度。步行障碍的患儿应配备步行辅助器具。手功能障碍的患儿应配备手功能辅助器具。如存在关节畸形的患儿需要通过踝足矫形器、手部腕伸矫形器等来帮助患儿矫正畸形,具体辅助器具类型则根据患儿关节畸形的类型来制定,采用被动牵伸、主动-助力牵伸以及带支撑的站立架等辅具维持正常姿势和四肢关节活动度。

(十一)传统中医康复

对于肌无力、肌萎缩,可以电针疗法,选取手、足阳明经结合五脏背俞穴(肺俞、心俞、肝俞、脾俞、肾俞)通行经络气血、疏通局部阻滞、恢复神经肌肉功能。可配合针对肱二头肌、肱三头肌、腓肠肌、腘绳肌等关键肌进行推拿治疗,操作手法宜轻柔,保持肌肉长度及肌张力、改善局部血液循环。

十、康复护理

临床治疗和康复治疗是患儿预后最重要的部分,而良好的康复护理可显著提高 GBS 患儿的治疗效果、降低并发症的发生、缩短住院时间,值得临床推广使用。

(一)呼吸道护理

及时清除呼吸道分泌物,保持患儿呼吸道通畅,包括正确摆放患儿的体位,保持肢体功能位。在能配合的情况下鼓励患儿深呼吸及咳嗽,或者加强翻身拍背动作,促进痰液的排出。如痰液较多且不易咳出时,需要吸引器辅助吸痰。注意可适度调高病床床头,使患儿保持坐卧位,利于呼吸及预防坠积性肺炎。对于行气管切开机械通气的患儿,需要每天更换气管切口处纱布,保持气管切口部位的干净清洁。

（二）营养护理

部分 GBS 患儿会出现吞咽功能障碍，容易导致营养摄入不足，出现负氮平衡状态。鼻饲或静脉营养，以保证患儿能获得足够的液体、能量与各种营养物质的补充，有助于病情的进一步恢复。

（三）感觉障碍护理

伴有感觉障碍的患儿，可以每天用适宜的温水擦洗有感觉障碍的部位，可起到刺激感觉恢复及促进血液循环的作用，水温维持在 40~50℃，避免温度过高导致烫伤，也可以给予患儿局部或全身按摩，起到刺激感觉恢复作用，还可有效预防身体出现局部水肿现象。

（四）二便护理

患儿留置导尿管时应注意无菌操作，定期消毒，避免尿路感染发生。对于大便失禁的患儿应给予肛周皮肤按摩，促进肛门括约肌肌力恢复，同时进行缩肛、提肛训练来促进排便功能的恢复。大便不能排出的患儿应给予通便药辅助通便。

十一、预防

需要针对病因积极预防、尽早发现、尽早干预。降低疾病的发生率，降低残疾率，降低病死率。

（一）一级预防

目的在于消除引起吉兰巴雷综合征的病因，预防疾病的发生，主要包括：①避免感染（特别注意空肠弯曲菌、支原体、人类免疫缺陷病毒、风疹病毒、带状疱疹病毒以及幽门螺杆菌的感染）；②避免重金属及有毒化学物质的接触；③安全正规接种（病毒、细菌、原虫）疫苗；④卫生教育和营养指导；⑤产前和围生期保健（高危妊娠管理、新生儿重症监护、劝阻孕妇饮酒吸烟、避免或停用对胎儿发育有不利影响的药物）；⑥加强锻炼、增强免疫力。

（二）二级预防

目的在于早期发现、早期诊断、早期干预，使其不发生缺陷，主要包括：①对空肠弯曲菌感染的患儿积极治疗并进行随访，早期发现，早期干预；②对急性迟缓性瘫痪的患儿进行全面检查，尽早明确诊断并进行干预治疗。

（三）三级预防

GBS 诊断后，应采取综合治疗措施，正确诊治疾病，防止并发症的发生，降低残疾率，提高患儿日常生活活动能力和生活质量。治疗疾病，减轻残疾，包括对患儿的家庭、社会功能方面的训练，最大程度地提高患儿生活自理的能力，这需要社会、学校、家庭各方面协作进行综合预防。

十二、预后

GBS 既往病死率高达 30%，近年来由于临床治疗方案不断完善、呼吸机及相应药物的合理应用，病死率已降至 5% 以下。70%~75% 的患者完全恢复，约 25% 遗留轻微神经功能缺损，约 5% 死亡，通常死于呼吸衰竭。GBS 的预后与早期诊断时间、病情严重程度、有效的治疗和康复治疗介入时间、康复方法等因素密切相关。

（李海峰　余永林　丁　利）

参 考 文 献

[1] 中华医学会神经病学分会神经肌肉病学组,中华医学会神经病学分会肌电图及临床神经电生理学组,中华医学会神经病学分会神经免疫学组.中国吉兰-巴雷综合征诊治指南[J].中华神经科杂志,2010,43(8):583-586.

[2] 中华医学会心血管病学分会心力衰竭学组,中国医师协会心力衰竭专业委员会,中华心血管病杂志编辑委员会等.中国心力衰竭诊断和治疗指南2018[J].中华心血管病杂志,2018,46(10):760-789.

[3] 高修明,项洁.格林-巴利综合征的康复治疗进展[J].中华物理医学与康复杂志,2016,38(7):555-558.

[4] 谢春格,王丽敏,何雪桃,等.重症吉兰-巴雷综合征的预测因素分析[J].中国神经精神疾病杂志,2016,42(8):484-487.

[5] 柳胤,楼敏,邵蓓.中国南方吉兰-巴雷综合征的临床特点及Brighton分层诊断:基于四年期间1358例住院患者的回顾性分析[J].中华神经科杂志,2018,51(2):85-90.

[6] 周彦慧.吉兰-巴雷综合征发病机制及治疗研究进展[J].中国实用神经疾病杂志,2017,20(7):89-91,131.

[7] 杨宏,樊春祥,温宁,等.中国2014年<15岁儿童吉兰-巴雷综合征流行特征及其残留麻痹影响因素分析[J].中国疫苗和免疫,2017,23(3):246-251.

[8] J. B. Winer. An Update in Guillain-Barré Syndrome[J]. Autoimmune Diseases, 2014, 2014(3): 793024.

[9] Pithadia AB, Kakadia N. Guillain-Barre syndrome(GBS)[J]. Pharmacological Reports, 2010, 62(2): 220-232.

[10] Wu X, Li C, Zhang B, et al. Predictors for mechanical ventilation and short term prognosis in patients with Guillain-Barré syndrome[J]. Critical Care, 2015, 19: 310.

[11] Doets AY, Jacobs C, van Doorn PA. Advances in management of Guillain-Barré syndrome[J]. Current Opinion in Neurology, 2018, 31(5): 541-550.

[12] Goodfellow JA, Willison HJ. Guillain-Barré syndrome: a century of progress[J]. Nature Reviews Neurology, 2016, 12(12): 723-731.

[13] Merlini L. Measuring muscle strength in clinical trials[J]. Lancet Neurol, 2010, 9(12): 1146.

[14] Brooks-Kayal A. Molecular mechanisms of cognitive and behavioral comorbidities of epilepsy in children[J]. Epilepsi, 2011, 52(Suppl 1): 13-20.

[15] Witsch J, Galldiks N, Bender A, et al. Long-term outcome in patients withGuillain-Barré syndrome requiring mechanical ventilation[J]. J Neurol, 2013, 260(5): 1367-1374.

[16] Hughes RA, Newsom-Davis JM, Perkin GD, et al. Controlled trial prednisolone in acute polyneuropathy[J]. Lancet, 1978, 2(8093): 750-753.

[17] Wakerley BR, Uncini A, Yuki N, et al. Guillain-Barré and Miller Fisher syndromes—new diagnostic classification[J]. Nature Reviews Neurology, 2014, 10(9): 537-544.

第十八章 癫痫

概　述

癫痫（epilepsy）是一种由多种病因引起的慢性脑部疾病，以脑神经元异常过度同步放电导致反复性、发作性和短暂性的中枢神经系统功能失常为特征。常见的临床表现是意识改变或意识丧失、局灶或全身肌肉的强直性或阵挛性抽搐及感觉异常；可共患有行为异常、情感和知觉异常、记忆改变、自主神经功能障碍等。

一、定义与术语

（一）定义

1. **癫痫发作（epileptic seizure）**　是指脑神经元异常过度、同步化放电活动所造成的一过性临床表现。

2. **癫痫（epilepsy）**　是一种以具有持久性的致病倾向为特征的脑部疾病，不是单一的疾病实体，而是一种有着不同病因基础、临床表现各异但以反复癫痫发作为共同特征的慢性脑部疾病状态。

3. **癫痫综合征（epileptic syndrome）**　指由一组特定的临床表现和脑电图改变组成的癫痫疾患（即脑电临床综合征）。

4. **癫痫性脑病（epileptic encephalopathy）**　指由频繁癫痫发作和/或癫痫样放电造成的进行性神经、精神功能障碍或退化，如认知、语言、感觉、运动及行为等方面。它是一组癫痫疾患的总称。损伤可为全面性或具有选择性，且可表现出不同严重程度。

5. **癫痫持续状态（status epilepticus，SE）**　国际抗癫痫联盟（International League Against Epilepsy，ILAE）在 2001 年将 SE 定义为：一次癫痫发作（包括各种类型癫痫发作）持续时间大大超过了该型癫痫发作大多数患者发作的时间，或反复发作，在发作间期患者的意识状态不能恢复到基线状态。全面性惊厥性发作持续超过 5min，或者非惊厥性发作或局灶性发作持续超过 15min，或者 5~30min 内两次发作间歇期意识未完全恢复者，即可以考虑为早期 SE，需紧急治疗以阻止其演变成完全的癫痫持续状态。"癫痫持续状态"一词的含义实际为"癫痫发作的持续状态"，既可见于癫痫患者的癫痫发作，也可见于其他病因（如脑炎、脑外伤等）导致的癫痫发作。

6. **难治性癫痫（intractable epilepsy）**　通常指无中枢神经系统进行性疾病或占位性病变，但临床迁延不愈，经 2 年以上正规抗癫痫治疗，联合或单独应用抗癫痫药，达到患者能耐受最大剂量，血药浓度达到有效范围，仍不能控制发作，且影响日常生活，方可确定为难治性癫痫。目前普遍采用 ILAE 的 2010 年定义：应用正确选择且能耐受的两种抗癫痫药物（单药或联合用药），仍未能达到持续无发作。难治性癫痫可见于各种类型癫痫，儿童以 Lennox-Gastaut 综合征和婴儿痉挛等最常见。

（二）术语表达

癫痫发作的定义在 2005 年被 ILAE 确定，2017 年 ILAE 提出将癫痫分为局灶性、全面性、全面性合并局灶性以及不明分类的四个大类癫痫。

2014 年 ILAE 提出了癫痫的临床实用定义，即只有一次癫痫发作也可诊断为癫痫，但对于这次发作要满足以下任何一种条件方可诊断：①至少 2 次相隔时间 >24h 的非诱发或非反射的癫痫发作；②一次非诱发或非反射的癫痫发作，并且在未来 10 年再发风险与 2 次非诱发性发作后的再发风险相当，至少大于 60%；③诊断某种癫痫综合征，至少选择大于 60%，是因为这是 2 次非诱发性癫痫发作再发风险可信区间的下限。

增加癫痫发作概率的证据包括：①脑电图提示癫痫样异常；②头颅影像学提示结构性损害；③先前的脑损伤；④夜间发作。

2017 年，ILAE 提出的局灶性癫痫发作可分为"意识清楚"或"意识受损"性癫痫发作。这些术语分别映射为以前的术语"单纯的"和"复杂的"。意识受损和意识的丧失不是同义词。如果意识在局灶性癫痫发作期间任何时候受损了，均应包括"意识受损"。如果意识是未知的，那么在对癫痫发作类型进行分类时，应该忽略这种级别的分类。当对全面性癫痫发作进行分类时，"意识清楚"与"意识受损"可省略，因为在大多数全面性癫痫发作中，意识均会出现受损。此外，在发病时，局灶性癫痫发作与运动和非运动症状、体征有关。如果在癫痫发作时出现运动和非运动的症状，除非非运动（如感觉）症状和体征显著，否则运动信号通常会占主导地位。在不引起歧义的情况下可以省略一些词，如局灶性强直，而不是局灶性运动性强直。

"部分继发全面性癫痫发作"现在称为"局灶性进展为双侧强直 - 阵挛癫痫发作"，局灶性进展为双侧强直 - 阵挛反映的是发作的扩散，而不是一种单独的发作类型。

二、流行病学

目前据世界卫生组织（World Health Organization, WHO）估计，全球大约有 5 000 万癫痫患者，国内流行病学资料显示，我国癫痫的患病率在 4‰ ~7‰，活动性癫痫患病率为 4.6‰，年发病率在 30/10 万左右。

三、病因及病理生理

（一）病因

ILAE 分类工作组建议将癫痫病因分为 6 大类：遗传性、结构性、代谢性、免疫性、感染性及病因不明。

病因与年龄的关系较为密切，不同的年龄组往往有不同的癫痫病因。新生儿及婴儿期常见的病因为先天以及围生期因素（缺氧、窒息、头颅产伤）、遗传代谢性疾病、皮质发育畸形等；儿童以及青春期常见的病因有特发性（与遗传因素有关）、先天以及围生期因素（缺氧、窒息、头颅产伤）、中枢神经系统感染、脑发育异常等。

癫痫的遗传学病因主要有 4 种表现形式：单基因遗传性癫痫、多基因遗传性癫痫、遗传性多系统疾病中的癫痫、细胞（染色体）遗传异常所致的癫痫。

（二）病理生理

近年来关于癫痫发病机制的研究表明，兴奋与抑制的不平衡主要与离子通道、突触传递及神经胶质细胞的改变有关，另外一些免疫及内分泌因素也参与其中，各种机制引起神经元内在性质、突触传递以及神经元生存环境的改变，导致兴奋与抑制的不平衡，从而产生神经元异常放电,进而导致癫痫的发生。

四、分类

(一)癫痫发作的分类

2017 年 ILAE 对癫痫的病因和发作类型进行了新的分类与表述,见表 18-1。

表 18-1 2017 年国际抗癫痫联盟提出癫痫发作新分类

局灶性起源 (意识清楚/意识障碍)		全面性起源	起源不明	
运动性	自动症 失张力发作 阵挛发作 癫痫样阵挛发作 过度运动发作 肌阵挛发作 强直发作	运动性 强直-阵挛发作 阵挛发作 强直发作 肌阵挛发作 失张力发作 阵挛-强直-阵挛发作 肌阵挛-失张力发作 癫痫样痉挛发作	运动性 强直-阵挛 癫痫样痉挛发作	
			非运动性 行为终止	
非运动性	自主神经发作 行为终止 认知性发作 情绪性发作 感觉性发作	非运动性 典型发作 (失神) 不典型发作 肌阵挛失神发作 眼睑肌阵挛发作		
局灶性进展为双侧 强直-阵挛性			不能归类	

1981—2017 年癫痫发作分类的变化:①将"部分性"改为"局灶性";②某些发作类型可以是局灶性的、全面性或未知的发作;③不明原因的癫痫发作可能具有可分类的特征;④意识被用作局灶性癫痫发作的分类;⑤取消了认知障碍、单纯部分性、复杂部分性、精神性和继发全面性的术语;⑥新的局灶性癫痫发作类型包括自动症、自主神经发作、行为终止、认知性发作、情绪性发作、过度运动、感觉性发作以及局灶性进展为双侧强直阵挛性癫痫发作,失张力性发作、阵挛性发作、癫痫性痉挛、肌阵挛性发作和强直性癫痫发作可以是局灶性起源,也可以是全面性起源;⑦新的全面性起源的癫痫发作类型包括眼睑肌阵挛伴失神、肌阵挛失神、肌阵挛-强直-阵挛、肌阵挛-失张力和癫痫性阵挛。新的分类并不代表根本的变化,但是允许在命名的类型上更灵活和更透明。

(二)癫痫的分类

2017 年 ILAE 提出将癫痫分为四个大类,其中全面性合并局灶性癫痫是新提出的类型,临床表现为全面性起源和局灶性起源的癫痫发作,且脑电图提示全面性棘波和局灶性痫样放电,如 Dravet 综合征及 Lennox-Gastaut 综合征。

(三)癫痫综合征的分类

癫痫综合征基于癫痫发作类型、脑电图、影像特征等信息,有时可诊断相应的癫痫综合征。2017 年 ILAE 特别提出 2 种癫痫综合征：

1. 特发性全面性癫痫　属于全面性癫痫，其中特发性指未发现明确病因，考虑与基因相关。特指 4 类癫痫综合征：儿童失神癫痫、青少年失神癫痫、青少年肌阵挛性癫痫、单独的全面性强直阵挛癫痫。

2. 自限性局灶性癫痫　多儿童期起病，最常见的是伴有中央颞区棘波的儿童良性癫痫（benign childhood epilepsy with centrotemporal spikes, BECT），其他包括自限性儿童枕叶癫痫、自限性额叶癫痫、自限性颞叶癫痫、自限性顶叶癫痫等。

五、临床诊断标准

（一）诊断原则

1. 确定发作性事件是否为癫痫发作　临床上的发作性事件可分为癫痫发作和非癫痫发作。鉴别癫痫发作和非癫痫发作是癫痫诊断首要的也是最重要的部分。按照定义，癫痫发作的本质是脑神经元突然异常放电导致的临床表现，有一过性、反复性及刻板性的特点，伴有脑电图的痫性放电。非癫痫发作是指临床表现类似于癫痫发作的所有其他发作性事件，非癫痫发作的原因很多，既包括病理性、也包括生理性原因。不同年龄阶段常见的非癫痫性发作，见表 18-2。

表 18-2　不同年龄阶段常见的非癫痫性发作

年龄阶段	非痫性发作
新生儿和婴儿期（0~2 岁）	呼吸异常（窒息发作、屏气发作）、运动异常（抖动或震颤、良性肌阵挛、惊跳反应、点头痉挛、异常眼球活动）、代谢性疾病（低血糖、低血钙、低血镁、维生素 B_6 缺乏）
学龄前期（2~6 岁）	睡眠障碍（夜惊症、睡行症、梦魇）、习惯性阴部摩擦、惊跳反应、腹痛、注意力缺陷、晕厥
学龄期（6~18 岁）	晕厥、偏头痛及头痛、抽动障碍、发作性运动障碍、精神心理行为异常（焦虑、恐惧、暴怒）、睡眠障碍

2. 确定癫痫发作的类型　对于具体某次的癫痫发作需要明确其发作类型。发作类型的确定是癫痫及癫痫综合征诊断和正确治疗的基础。应按照 ILAE 癫痫发作分类来确定。

3. 确定癫痫及癫痫综合征的类型　癫痫的诊断治疗，对某一位癫痫患儿均要求明确癫痫及癫痫综合征的诊断。应注意，有些病例无法归类于某种特定癫痫综合征，可按照 ILAE 癫痫及癫痫综合征分类系统来确定。

4. 确定病因　需要结合血生化检查、脑脊液检查、电生理检查、影像学检查、基因检测等手段积极寻找病因。

5. 确定残疾障碍和共患病　癫痫是脑部的慢性病变，除了癫痫发作外，还共患其他的临床疾病。

（二）诊断方法

1. 病史收集　完整病史是癫痫诊断中重要的依据，包括现病史（重点是发作史）、出生史、既往史、家族史、疾病的社会心理影响等。

2. 体格检查 体格检查对癫痫的病因诊断有初步提示作用,包括意识状态、精神状态、局灶体征(偏瘫、偏盲等)、各种反射及病理征等;头颅形状和大小、外貌、肢体畸形及排查某些神经皮肤综合征;患儿是否共患其他疾病、营养状况、精神运动发育状况、智力状况等方面的评定。

(三)辅助检查

1. 脑电图(EEG) EEG是能够反映脑电活动最直观、便捷的检查方法,是诊断癫痫发作、确定癫痫发作类型最重要的辅助手段,是癫痫患者的常规检查。建议行24h动态脑电图或视频脑电图检查。但临床应用中也必须充分了解EEG(尤其头皮EEG)检查的局限性,必要时可延长监测时间或多次检查。不能依据阳性EEG的结果诊断癫痫,也不能依据阴性EEG的结果排除癫痫诊断。典型临床发作,加之同步EEG有痫样放电,可明确癫痫发作;若临床发作典型,即使EEG阴性,也可以诊断癫痫;有临床不典型发作,同步EEG有痫样放电,可以诊断癫痫发作;不典型临床发作,同步EEG正常,癫痫发作可能性小,需要排除颞叶内侧、岛叶、皮质下发作可能。健康儿童EEG异常发生率0.8%~18.6%,多数是3.5%~5.0%,在睡眠期异常发生率更高。

对于少数需要外科手术的患儿可能需要皮层EEG检测。

2. 神经影像学 磁共振成像(MRI)对于发现脑部结构性异常有很高的价值。如果有条件,建议常规进行头颅MRI检查。头部CT检查在显示钙化性或出血性病变时较MRI有优势。某些情况下,当临床已确诊为典型的特发性癫痫综合征(如儿童良性部分性癫痫)时,可以不进行影像学检查。其他影像学检查,如功能磁共振(fMRI)、磁共振波谱(MRS)、单光子发射计算机断层扫描(SPECT)、正电子发射断层扫描(PET)等,均不作为癫痫患者的常规检查。对于需要术前评定的患儿可根据具体情况选用以上影像学检查。应注意,影像学的阳性结果不代表该病灶与癫痫发作之间存在必然的因果关系。

3. 其他 应根据患者具体情况选择性地进行检查

(1)血液检查:包括血常规、血糖、电解质、肝肾功能、血气分析、丙酮酸、乳酸、血氨等方面的检查。

(2)尿液检查:包括尿常规及遗传代谢病的筛查。

(3)脑脊液检查:主要为排除颅内感染性疾病,对少数癫痫或某些遗传代谢病的诊断也有帮助。

(4)心电图:对于疑诊癫痫或新诊断的癫痫患者,主张常规进行心电图检查。有助于发现容易误诊为癫痫发作的某些心源性发作(如心律失常所致的晕厥发作),早期发现某些心律失常(如长QT综合征、Brugada综合征和传导阻滞等),从而避免因使用某些抗癫痫药物可能导致的严重后果。

(5)基因检测:目前已经成为重要的辅助诊断手段之一。通常是在临床已高度怀疑某种疾病时进行,不作为常规病因筛查手段。基于二代测序技术的疾病靶向序列测序技术可用于癫痫性脑病的病因学诊断。

六、共患病

癫痫患者常见共患其他疾病,包括神经系统疾病、精神疾病及躯体疾病。癫痫患者中偏头痛、抽动症、孤独症、注意缺陷多动障碍(ADHD)、情感障碍和精神病性障碍的发生率均远高于一般人群。

30%~40% 的癫痫患者存在有认知功能方面的损害,是影响生活质量的重要因素。未用抗癫痫药物的新诊断的癫痫患者,已有明确的认知功能方面的损害,包括词语学习能力、言语记忆、情景记忆、记忆策略、言语命名、视觉搜索能力及精神运动速度等方面的减退,其中以词语延迟回忆的损害最为显著,而其空间结构记忆、注意力及抗干扰能力则未受影响。

癫痫患儿共患脑性瘫痪(脑瘫)的患病率差异较大,为 15%~90%,多在 35%~41%;癫痫共患孤独症谱系障碍 20%~25%;癫痫儿童共患 ADHD 的发生率约 30%(13%~70%);癫痫患者中抑郁障碍患病率高达 30%;癫痫患者共患焦虑障碍 14%~25%;癫痫患者约 10% 可以出现双相情感障碍的症状,是正常人群的 7 倍;癫痫患者共患精神病性障碍可达 4%~30%。在癫痫人群中偏头痛的发生率可高达 8.4%~23%。

七、临床治疗

(一)癫痫的处理原则

癫痫是一种多因素导致的、临床表现复杂的慢性脑功能障碍疾病,故临床处理中既要遵循癫痫的治疗原则,又要考虑个体性差异,即有原则的个体化治疗。基本原则包括:

1. 明确诊断　正确诊断是前提,包括是否是癫痫、癫痫发作的分类、癫痫综合征的分类、癫痫的病因、共患疾病、诱发因素等;而且在治疗过程中还应不断完善和修正诊断,尤其是当治疗效果不佳时,应重新审视初始诊断是否正确。

2. 明确治疗的目标　癫痫治疗的最终目标是控制发作和提高患者生活质量。

3. 合理选择治疗方案　选择治疗方案时,应充分考虑癫痫(病因、发作/综合征分类等)的特点、共患病情况以及患者的个人、经济、家庭和社会因素,由医生、家长、患儿、社区共同参与制订个体化综合治疗。初始治疗方案常常需要根据治疗反应,在治疗过程中不断评定和修正,或者进行多种治疗手段的序贯/联合治疗。

4. 恰当的长期治疗　癫痫的治疗应当坚持长期足疗程的原则,根据不同的癫痫病因、综合征类型及癫痫性脑病类型以及患者的实际情况选择合适的抗癫痫药物和疗程。

5. 保持规律、健康的生活方式　应注意避免睡眠不足、暴饮暴食以及过度劳累,如有发作诱因,应尽量祛除或者避免。

(二)癫痫的治疗方法

常用治疗的方法包括药物治疗,外科治疗(包括神经调控疗法),生酮饮食治疗和癫痫共患病治疗及其他治疗。

1. 癫痫的药物治疗　抗癫痫药物治疗是癫痫治疗最重要和最基本的治疗,也往往是癫痫的首选治疗。自 20 世纪 80 年代一直强调单药治疗,至少进行 2 种或 2 种以上的单药治疗失败后再考虑进行联合药物治疗,但从 2007 年以后部分专家认为在第一种抗癫痫药失败后,即可以考虑合理的多药治疗。

(1)选择抗癫痫药物(AEDs)的基本原则和注意事项:

1)根据发作类型和综合征分类选择药物:是治疗癫痫的基本原则,同时需考虑共患病、共用药物、患者的年龄及其患者或监护人的意愿等进行个体化治疗。

2)合理评定:如果合理使用一线抗癫痫药物仍有发作,需严格评定癫痫的诊断。

3)药物选择:由于不同抗癫痫药的制剂在生物利用度和药代动力学方面有一定差异,为了避免其疗效降低或副作用增加,应推荐患者固定使用同一生产厂家的药物。

4)单药治疗:尽可能采用单药治疗。

5）加药减药：①如果选用的第一种抗癫痫药因为不良反应或仍有发作而治疗失败，应试用另一种药物，并加量至足够剂量后，将第一种用药缓慢地减量；有严重的不良反应应该立即停药。②如果第二种用药仍无效，在开始另一种药物前，应根据相对疗效、不良反应和药物耐受性将第一或第二种药物缓慢撤药。

6）联合用药：仅在单药治疗没有达到无发作时才推荐联合治疗。

7）权衡利弊：如联合治疗没有使患者获益，治疗应回到原来患者最能接受的方案（单药治疗或联合治疗），以取得疗效和不良反应耐受方面的最佳平衡。

8）注意不同年龄特点：儿童用药需要考虑患儿的特点。

9）专科治疗：对治疗困难的癫痫综合征及难治性癫痫，建议转诊至癫痫专科医生进行诊治。

（2）开始药物治疗的原则：

1）抗癫痫药治疗的起始决定：当癫痫诊断明确时应开始抗癫痫药治疗，需要与患者或其监护人进行充分的讨论，衡量风险和收益后决定，讨论时要考虑到癫痫综合征的类型及预后。

2）用药时机：①通常情况下，第二次癫痫发作后推荐开始用抗癫痫药物治疗；②虽然已有两次发作，但发作间隔期在一年以上，可以暂时推迟药物治疗。

3）首次发作用药：以下情况抗癫痫药治疗在第一次无诱因发作后开始，并与患者或监护人进行商议：①患者有脑功能缺陷；②脑电图提示明确的痫样放电；③患者或监护人认为不能承受再发一次的风险；④头颅影像学显示脑结构损害。

根据癫痫发作类型的选药原则见表 18-3，根据癫痫综合征的选药原则见表 18-4。

表 18-3 根据癫痫发作类型选药原则

发作类型	一线药物	添加药物	可以考虑的药物	可能加重发作的药物
全面强直阵挛发作	丙戊酸 拉莫三嗪 卡马西平 奥卡西平 左乙拉西坦 苯巴比妥	左乙拉西坦 托吡酯 丙戊酸 拉莫三嗪 氯巴占 *		
强直或失张力发作	丙戊酸	拉莫三嗪	托吡酯 卢非酰胺 *	卡马西平 奥卡西平 加巴喷丁 普瑞巴林 替加宾 * 氨己烯酸 *
失神发作	丙戊酸 乙琥胺 * 拉莫三嗪	丙戊酸 乙琥胺 * 拉莫三嗪	氯硝西泮 氯巴占 * 左乙拉西坦 托吡酯 唑尼沙胺	卡马西平 奥卡西平 苯妥英钠 加巴喷丁 普瑞巴林 替加宾 * 氨己烯酸 *

续表

发作类型	一线药物	添加药物	可以考虑的药物	可能加重发作的药物
肌阵挛发作	丙戊酸 左乙拉西坦 托吡酯	左乙拉西坦 丙戊酸 托吡酯	氯硝西泮 氯巴占* 唑尼沙胺	卡马西平 奥卡西平 苯妥英钠 加巴喷丁 普瑞巴林 替加宾* 氨己烯酸*
局灶性发作	卡马西平 拉莫三嗪 奥卡西平 左乙拉西坦 丙戊酸	卡马西平 左乙拉西坦 拉莫三嗪 奥卡西平 加巴喷丁 丙戊酸 托吡酯 唑尼沙胺 氯巴占*	苯妥英钠 苯巴比妥	

标注*者为目前国内市场尚没有的抗癫痫药。

表 18-4 根据癫痫综合征选药原则

癫痫综合征	一线药物	添加药物	可以考虑的药物	可能加重发作的药物
儿童失神癫痫、青少年失神癫痫与其他失神综合征	丙戊酸 乙琥胺* 拉莫三嗪	丙戊酸 乙琥胺* 拉莫三嗪	氯硝西泮 唑尼沙胺 左乙拉西坦 托吡酯 氯巴占*	卡马西平 奥卡西平 苯妥英钠 加巴喷丁 普瑞巴林 替加宾* 氨己烯酸*
青少年肌阵挛癫痫	丙戊酸 拉莫三嗪	左乙拉西坦 托吡酯	氯硝西泮 唑尼沙胺 氯巴占* 苯巴比妥	卡马西平 奥卡西平 苯妥英钠 加巴喷丁 普瑞巴林 替加宾* 氨己烯酸*
仅有全面强直-阵挛发作的癫痫	丙戊酸 拉莫三嗪 卡马西平 奥卡西平	左乙拉西坦 托吡酯 丙戊酸 拉莫三嗪 氯巴占*	苯巴比妥	

癫痫综合征	一线药物	添加药物	可以考虑的药物	可能加重发作的药物
特发性全面性癫痫	丙戊酸 拉莫三嗪	左乙拉西坦 丙戊酸 拉莫三嗪 托吡酯	氯硝西泮 唑尼沙胺 氯巴占 * 苯巴比妥	卡马西平 奥卡西平 苯妥英钠 加巴喷丁 普瑞巴林 替加宾 * 氨己烯酸 *
儿童良性癫痫伴中央颞区棘波、Panayiotopoulos综合征或晚发性儿童枕叶癫痫（Gastaut 型）	卡马西平 奥卡西平 左乙拉西坦 丙戊酸 拉莫三嗪	卡马西平 奥卡西平 左乙拉西坦 丙戊酸 拉莫三嗪 托吡酯 加巴喷丁 氯巴占 *	苯巴比妥 苯妥英钠 唑尼沙胺 普瑞巴林 替加宾 * 氨己烯酸 * 艾司利卡西平 *	
West 综合征（婴儿痉挛症）	类固醇 氨己烯酸 *	托吡酯 丙戊酸 氯硝西泮 拉莫三嗪	拉科酰胺	
Lennox-Gastaut 综合征	丙戊酸	拉莫三嗪	托吡酯 左乙拉西坦 卢非酰胺 * 非氨酯 *	卡马西平 奥卡西平 加巴喷丁 普瑞巴林 替加宾 * 氨己烯酸 *
Dravet 综合征	丙戊酸 托吡酯	氯巴占 * 司替戊醇 * 左乙拉西坦 氯硝西泮		卡马西平 奥卡西平 加巴喷丁 拉莫三嗪 苯妥英钠 普瑞巴林 替加宾 * 氨己烯酸 *
癫痫性脑病伴慢波睡眠期持续棘慢波	丙戊酸 氯硝西泮 类固醇	左乙拉西坦 拉莫三嗪 托吡酯		卡马西平 奥卡西平

续表

癫痫综合征	一线药物	添加药物	可以考虑的药物	可能加重发作的药物
Landau-Kleffner 综合征	丙戊酸 氯硝西泮 类固醇	左乙拉西坦 拉莫三嗪 托吡酯		卡马西平 奥卡西平
肌阵挛 - 失张力癫痫	丙戊酸 托吡酯 氯硝西泮 氯巴占 *	拉莫三嗪 左乙拉西坦		卡马西平 奥卡西平 苯妥英钠 加巴喷丁 普瑞巴林 替加宾 * 氨己烯酸 *

标注 * 者为目前国内市场尚没有的抗癫痫药物。

（3）停药原则：通常情况下，癫痫患者如果持续无发作 2 年以上，即存在减停药的可能性，但是否减停、如何减停，还需全面综合考虑患者的癫痫类型（病因、发作类型、综合征分类）、既往治疗反应及患者实际情况，仔细评定停药复发风险，确定减停药复发风险较低，并且与患者或其监护人进行充分沟通减药与继续服药的风险 / 效益比，在取得一致意见之后，可考虑开始逐渐减停抗癫痫药物。减停药物时的注意事项如下：

1）脑电图：对减停抗癫痫药物有参考价值，减药前须复查视频或动态脑电图，停药前最好再次复查脑电图。多数癫痫综合征需脑电图完全无痫样放电再考虑减停药物，且减药过程中需定期（每 3~6 个月）复查长程脑电图，如果减停药过程中脑电图再次出现癫痫样放电，需停止减量。

2）少数年龄相关性癫痫综合征（如 BECT）：超过患病年龄，并不完全要求减停药前复查脑电图正常。存在脑结构性异常者或一些特殊综合征，如青少年肌阵挛癫痫（JME）等，应延长到 3~5 年无发作，再考虑减药。

3）减药：单药治疗时减药过程应不少于 6 个月；多药治疗时每种抗癫痫药物减停时间不少于 3 个月，一次只减停一种药物。

4）一些药物撤停时间：在减停苯二氮䓬类药物与巴比妥药物时，可能出现药物减停相关性综合征和 / 或再次出现癫痫发作，撤停时间应不低于 6 个月。

5）减药过程中再次出现癫痫发作或停药后复发：如减药过程中再次出现癫痫发作，应当将药物恢复至减量前一次的剂量，并给予医疗建议；停药后短期内出现癫痫复发，应恢复既往药物治疗并随访；在停药 1 年后出现有诱因的发作可以观察，注意避免诱发因素，可暂不应用抗癫痫药物；如有每年 2 次以上的发作，应再次评定确定治疗方案。

2. 癫痫的外科治疗　癫痫外科治疗是癫痫治疗的重要部分，必须经过严格的多学科（小儿神经科、神经外科、影像学、术前术后监护、脑电图等）术前评定，确保诊断和分类的正确性。

（1）外科治疗的目的：提高患者生活质量，终止或减少癫痫发作。

（2）目前癫痫手术的适应证：尚不统一，切除性癫痫手术的适应证主要是药物治疗失败且可以确定致痫部位的难治性癫痫、有明确病灶的症状性癫痫,同时还需判定切除手术后是否可能产生永久性功能损害,以及这种功能损害对患者生活质量的影响;姑息性手术主要可用于一些特殊的癫痫性脑病和其他一些不能行切除性手术的患者。

（3）癫痫外科治疗的主要方法:

1）切除性手术:病灶切除术、致痫灶切除术、（多）脑叶切除性、大脑半球切除术、选择性海马-杏仁核切除术。

2）离断性手术:单脑叶或多脑叶离断术、大脑半球离断术。

3）姑息性手术:胼胝体切开术、多处软膜下横切术、脑皮层电凝热灼术。

4）立体定向放射治疗术:致痫灶放射治疗、传导通路放射治疗。

5）神经调控手术:目前癫痫常用的神经调控手术有迷走神经刺激术、脑深部电刺激术、反应式神经电刺激术、微量泵的植入技术及经颅磁刺激等。

（4）癫痫外科治疗后用药:仍应继续应用抗癫痫药物,围手术期抗癫痫药物的应用参照《癫痫外科手术前后抗癫痫药物应用的专家共识》。

（5）术后随访:癫痫外科治疗后应做好患者的早期和长期随访,早期关注癫痫控制、手术并发症、药物治疗方案和药物不良反应,长期随访重点做好患者的癫痫长期疗效和生活质量变化。

3. 生酮饮食　生酮饮食是高脂、低碳水化合物和适当蛋白质的饮食。这一疗法用于治疗儿童难治性癫痫已有数十年的历史,虽然其抗癫痫的机制目前还不清楚,但是其有效性和安全性已得到了公认。

（1）生酮饮食的适应证:

1）难治性儿童癫痫。

2）葡萄糖转运体Ⅰ缺陷症。

3）丙酮酸脱氢酶缺乏症。

（2）生酮饮食的禁忌证:患有脂肪酸转运和氧化障碍的疾病者,为生酮饮食的禁忌证。

（3）治疗原则:

1）治疗前全面评价临床和营养状况:在开始生酮饮食前,需详细询问病史和辅助检查,特别是患儿的饮食习惯,给予记录存档,以评价发作类型、排除生酮饮食的禁忌证;估计易导致并发症的危险因素;完善相关辅助检查。

2）选择合理食物开始治疗:首先禁食24~48h,监测生命体征及微量血糖、血酮、尿酮,若血糖低于2.2mmol/L或血酮大于3.0mmol/L,开始予生酮饮食。食谱中摄入食物中的脂肪:蛋白质+碳水化合物比例为4:1。

3）正确处理治疗初期常见问题:早期常见的不良反应包括低血糖、过分酮症、酮症不足、恶心、呕吐、困倦或嗜睡、癫痫发作增加或无效等,需对症处理。

4）随访:在开始的阶段应与家属保持较密切的联系,稳定3~6个月随访一次。随访的项目包括对患儿营养状况的评定,根据身高、体重和年龄调整食物热量和成分,检测不良反应,进行必要的实验室检查。

5）停止生酮饮食:如果无效,应逐渐降低生酮饮食的比例,如果有效,可维持生酮饮食2~3年。对于葡萄糖载体缺乏症、丙酮酸脱氢酶缺乏症和结节性硬化的患者应延长治疗时间。对于发作完全控制的患者,80%的人在停止生酮饮食后仍可保持无发作。

4. 癫痫共患病的治疗

（1）癫痫共患脑瘫的治疗：

1）脑瘫共患癫痫患儿治疗的一般原则：脑瘫共患癫痫患儿，控制癫痫发作与脑瘫的康复治疗同样重要。尽早全面控制癫痫临床发作及高度失律或患者睡眠中癫痫性电持续状态（electrical status epilepticus in slow waves sleep，ESES）等严重痫性放电，是防止患儿进一步遭受癫痫性脑损伤、获取脑瘫康复最大疗效的前提。基础脑瘫患儿的癫痫治疗没有独立的诊疗指南，其癫痫的治疗也应遵循一般患儿癫痫的治疗原则，但此类患儿在治疗过程中有其特殊性：①脑结构的异常，大多数患儿有脑结构的异常，故其癫痫控制相对困难，易出现癫痫持续状态和发展为难治性癫痫；②用药，较一般癫痫患儿，共患脑瘫的癫痫患儿在治疗中一种药物往往难以奏效，更多需 2 种或多药的联合治疗，其剂量相对偏大、疗程偏长；③年龄，由于此类患儿年龄较小，对一些抗癫痫药的不良作用耐受较差；④选药慎重，很多脑瘫患儿共患有智力障碍和行为情绪等问题，在选用药物时需要十分慎重，宜选择对疗效较好、认知功能影响较小、配伍合理的抗癫痫药物。

临床医生应在癫痫确诊后明确地告知患儿家长癫痫的危险性，包括癫痫发作本身和药物不良反应对身体的影响、癫痫发作导致的意外伤害等。经常性地有效沟通能使患儿及家长了解癫痫相关危险的信息，并学会如何在最大限度上降低风险，提高自我管理能力。有条件的话，可以聘请专业护士、自我管理能力较好的患者和家长、志愿者等来帮助沟通，能取得更好的效果。癫痫患儿的康复治疗是一个长期、艰苦、复杂的过程，需要医护人员和家长的共同参与，进行全方位综合治疗和干预，提高患儿的自理能力及生活质量，使尽可能多的患儿早日回归社会。

2）临床下痫样放电对脑瘫患儿的影响及其处理：临床下痫样放电（Subclinical epileptiform discharges，SEDs）指仅有 EEG 上的痫样放电而从来没有临床癫痫发作的现象。SED 对脑瘫患儿认知功能的影响是近年来研究的热点。36.2%~50.0% 的 SEDs 可引起一过性的认知损伤。

对于已存在于 SEDs 有关的认知发育障碍，应考虑 AEDs 治疗，以探索抑制痫样放电的可能性。但应注意，AEDs 本身也可能影响认知功能，故尽可能选择对认知功能影响较小的 AEDs。在用药 3~6 个月后应密切观察其认知功能与精神行为状态的改善情况。有效者可考虑继续用药，直到 SEDs 持续被抑制，停药后不再暴发出现。无效者则应考虑停药或换药。

（2）癫痫共患其他病的处理原则：癫痫共患其他疾病如注意力缺陷多动障碍、抽动障碍、孤独症谱系障碍、偏头痛、情绪障碍、行为异常、认知损害、心理障碍和精神障碍的发生率均远高于一般人群。在进行癫痫共患病诊疗中应遵循以下基本原则：

1）明确癫痫共患病诊断：全面评定病史、临床表现、体检异常及辅助检查，评价影响患者疾病和整体功能状态的因素，采用针对性的量表或问卷调查，确定共患病表现与癫痫的关系。

2）评价癫痫治疗与共患病的关系：包括疾病本身、发作、抗癫痫药物、发作类型、家庭社会对癫痫儿童的态度等，必要时调整抗癫痫药物治疗。

3）评定共患病是否需要治疗：共患病症状轻微可暂不处理；症状明显并且对生活造成较大影响者需要采取针对性的治疗措施。

4）确定共患病治疗管理策略：由癫痫专业医生、护士和相关专业医生（小儿精神科、社会医学医生、教师等)共同制订治疗策略。通过综合应用医学、社会教育职业和其他有效措施,消除各种障碍,帮助其在身体条件许可的范围内最大限度地恢复其学习能力、社会适应能力、生活能力和劳动能力,成为身心健康的、对社会有用的人才,注重知识宣教,加强风险防范,兼顾远期疗效,改善生活质量。

八、康复评定

癫痫患儿由于长期的疾病、用药及社会偏见等原因,常伴有精神情绪(抑郁、焦虑)、认知损害、发育障碍、行为异常等问题。及时地识别这些伴随问题,可全面准确地进行疾病诊断和治疗,有效改善癫痫患者及其家人的生活质量。

(一)整体发育评定的方法

1. 丹佛发育筛查测验量表(DDST)　进行筛查测试。

2. Gesell 发育诊断量表(GDDS)　由美国心理学家 Gesell 经过 2 次修订后成为完整的 0~6 岁儿童智力发育量表。

3. 贝利婴幼儿发展量表(BSID)　国际通用的婴幼儿发展量表之一,适用于 0~42 个月的婴幼儿,包括精神发育量表、运动量表和婴儿行为记录。

(二)运动发育评定

1. 全面运动功能评定　Peabody 运动发育评定量表第二版(PDMS-2)是目前国内外康复界和儿童康复领域中被广泛应用的一个全面的运动功能评定量表,适用于 0~72 个月的儿童,是一种定量和定性功能评定量表,包括 2 个相对独立的部分,6 个分测试,3 个给分等级,最后得出:原始分、相当年龄、百分比、标准分(量表分)、综合得来的发育商和总运动商。

2. 粗大运动功能评定　粗大运动功能评定量表(GMFM):该量表将不同体位的反射、姿势和运动模式分为 88 项评定指标,共分 5 个功能区,全面评定粗大运动功能状况,被广泛采用。该量表还被修订为 66 项评定指标。粗大运动功能分级系统(GMFCS):以自发运动为依据,侧重于坐(躯干控制)和行走功能,按照不同年龄段粗大运动功能特点,分为 I ~ V 级别,级别越高,功能越差。

3. 精细运动功能评定　常用以下两种量表:

(1)儿童手功能分级系统(manual ability classification system for children with cerebral palsy,MACS):适用于 4~18 岁癫痫共患脑性瘫痪儿童,是针对脑性瘫痪儿童在日常生活中操作物品的能力进行分级的系统,旨在描述哪一个级别能够很好地反映儿童在家庭、学校和社区中的日常表现,评定日常活动中的双手参与能力。

(2)PDMS-2:适用于评定 0~72 个月的所有儿童(包括各种原因导致的运动发育障碍儿童)的运动发育水平,可得出精细运动发育商。

(3)精细运动功能评定量表(fine motor function measure scale,FMFM):属于等距量表,适用于 0~3 岁脑性瘫痪儿童,可判断癫痫合并脑性瘫痪儿童的精细运动功能水平,并且具有良好的信度和效度。量表分为 5 个方面,共有 45 个项目,包括视觉追踪、上肢关节活动能力、抓握能力、操作能力、手眼协调能力,每项为 0~3 分 4 个等级。

(三)语言发育评定

可依据 Gesell 发育量表、贝利婴幼儿发展量表中智力量表、S-S 语言发育迟缓评定、构音障碍评定量表中有关交流能力部分的得分做出评定。

儿童语言发育迟缓评定(S-S 法)依照语言行为,从语法规则、语义、语言应用 3 个方面对语言发育迟缓儿童的语言能力进行评定及分类。适用于 1.5~6.0 岁的儿童。

（四）认知评定

儿童期是神经系统发育逐渐趋于成熟的时期。癫痫儿童伴发认知功能障碍,严重影响患者以后的学习和生活。充分认识和科学合理地解决癫痫患儿认知功能障碍,将对癫痫患儿一生的生活质量产生重要影响。

常用的认知量表有韦氏智力测验、瑞文标准推理测验、Peabody、图片词汇测验等,具体见表 18-5。

表 18-5　癫痫儿童常用认知量表及评定范围

量表名称	年龄范围	评定功能
Bayley 婴儿发育量表	1~42 个月	运动量表、心理量表、行为评定量表
韦氏幼儿智力量表第四版中文版	2 岁 6 个月 ~ 6 岁 11 个月	言语量表、绩效量表
斯坦福 - 比奈智力量表（第五版）	2~19 岁	复合智商
考夫曼儿童成套评定测验	3~13 岁	继时加工量表、同时加工量表、成就量表
韦氏儿童智力量表（中文版）	6~16 岁	言语量表、操作量表、全面、言语理解指数、 知觉组织指数
记忆学习基本测试	6~12 岁	记忆、学习
注意缺陷多动障碍诊断系统	5~19 岁	注意力

1. 韦氏智力测验　是世界上应用最广泛的智力测验诊断量表,我国已进行了修订。对于 3 岁以上的儿童要根据其年龄选用适当的韦氏量表。韦氏儿童智力量表（WISC）:适用于 6~16 岁,目前使用的是第 IV 版（WISC- IV）,包括 14 个分测验,分 10 个核心分测验和 4 个补充分测验。《韦氏幼儿智力量表第四版中文版》（Wechsler preschool and primary scale of intelligence-fourth edition-Chinese version, WPPSI- IV -CN）:适用于 2 岁 6 个月 ~6 岁 11 个月,可用于评定一般智力功能,也可用于评定认知发育迟缓和智力残疾。使用 WPPSI- IV 能为癫痫的早期教育干预提供有价值的信息,如评定入学预备或学习前的问题,或者为存在学习障碍的儿童提供专门的课程。

2. 瑞文标准推理测验（Raven's standard progressive matrices, SPM）　简称瑞文测验,是英国心理学家瑞文设计的非文字智力测验。它适用的年龄范围宽,包括 A（测知觉辨别力、图形比较、图形想象等）、B（主要测类同、比较、图形组合等）、C（主要测比较、推理、图形组合）、D（主要测系列关系、图形套合等）、E（主要测套合、互换等抽象推理能力）5 个单元。

3. EpiTrack 测试量表　Helmstaedter 和 Lutz 在 2005 年开发了一个筛选工具 EpiTrack,EpiTrack 主要用于追踪癫痫及抗癫痫治疗后认知方面不良反应的测试量表,包括 6 类测试（流畅性、反应抑制、工作记忆、预测、速度、适应性）,重点监测注意力和执行功能。EpiTrack 青少年版本可有效评定青少年癫痫患者的执行功能,评分结果与患者抗癫痫药物数量、起病年龄、癫痫类型等密切相关。目前国内正在完成标准化工作。

（五）行为评定

1. Conners 儿童行为问卷量表　该量表分为父母症状问卷及教师评定量表,该量表主要由家长及教师用于儿童行为问题的观测和评定儿童行为问题。

2. Achenbach 儿童行为量表(child behavior checklist, CBCL) 由家长根据儿童近 6 个月来的行为表现填写,按 0、1、2 计分法,专人收集、评分。CBCL 由 113 个行为症状组成,可分为 9 个行为因子,分别为分裂样、抑郁、交往不良、强迫性、体诉、社交退缩、多动、攻击性、违纪,把每个因子所包括的行为症状的粗分相加就是因子的分数,再与标准常数分项比较以判断是否有行为问题。如果有 1 个因子分超过国内常模第 98 百分位数时即确定该因子异常,若有 1 个因子异常即判定儿童有行为问题。分数越高,问题越严重。

(六)社会交往能力评定

社会交往技能包括适应行为、两人之间的关系、集体中的人际关系、规则的遵守等评定。其中心理行为评定包括情绪、自制力、自我概念、行为等评定。常用的量表包括:

1. 文兰德适应能力量表(VABS) 适用于 0~18 岁,包括交流沟通、生活能力、社会交往、动作能力及问题行为 5 个分测验。评定时可根据特定的目的选择全部或其中某个分测验。

2. 婴儿-初中生社会生活能力评定 适用于 6 个月~14 岁的儿童,包括独立生活、运动能力、作业能力、交往能力、参加集体活动、自我管理能力 6 部分的 132 个项目。由家长或每天的照料人据相应年龄逐项填写,≥10 分为正常。

3. 儿童适应行为评定 用于评定儿童适应行为发展水平,适用于 3~12 岁的低智力儿童或正常儿童。

(七)日常生活活动能力评定

日常生活活动能力(ADL)评定包括自理、功能性活动、家务及认知与交流等方面的评定。常用的评定量表包括:

1. 儿童功能独立性评定量表(WeeFIM) 可评定儿童功能障碍的程度以及看护者对儿童进行辅助的种类和数量,广泛应用于特殊需求儿童功能水平评定、康复计划制订以及疗效评定。

2. 儿童能力评定量表(pediatric evaluation of disability inventory, PEDI) 是针对儿童功能障碍开发的量表,目前被广泛应用于评定自理能力、移动及社会功能三方面活动受限的程度及功能变化与年龄间的关系,可有效检测功能障碍儿童每个领域或能区的损伤情况、判断康复疗效、制订康复计划和指导康复训练。适用于 6 个月~7.5 岁的儿童及其能力低于 7.5 岁水平的儿童。评定者可通过观察儿童的实际操作能力以及询问家长、看护者有关儿童的能力情况来评分。

3. 日常生活活动能力评定量表 包括个人卫生动作、进食动作、更衣动作、排便动作、器具使用、认识交流动作、床上动作、移动动作、步行动作,共 9 部分 50 项内容。

(八)抑郁与焦虑评定

包括汉密顿焦虑量表(HAMA)、汉密顿抑郁量表(HAMD)、匹兹堡睡眠质量指数量表(PSQI)和焦虑自评量表(self-rating anxiety scale, SAS)。

1. 汉密顿焦虑量表(HAMA)、汉密顿抑郁量表(HAMD) 临床上评定焦虑、抑郁状态时应用最为普遍的量表。

2. 匹兹堡睡眠质量指数量表(PSQI) 评分标准:>7 分表示存在失眠,分数越高,失眠越严重。若合并抑郁,需及时给予心理疏导,权衡利弊后加用小剂量抗抑郁药物。

九、康复治疗

癫痫患儿的康复治疗是一个长期、艰苦、复杂的过程,需要医护人员和家长的共同参与,对于共患智力、运动障碍的患者,进行全方位综合治疗和干预,进行长期针对躯体、智力、心理等方面的康复治疗,降低致残程度,提高心理调节能力,掌握必要的学习、工作和生活技能,尽可能促进其获得正常或接近正常的社会及家庭生活。对于儿童期患者应强调通过全面的智力、精神、运动康复,在控制癫痫的同时促进其正常发育,提高患儿的自理能力及生活质量,使尽可能多的患儿早日回归社会。

(一)社会心理问题及其干预

倡导全社会要包容、关心、爱护和帮助癫痫患儿,让他们在欢乐的社会环境中生活和接受抗癫痫治疗。

1. 有效沟通　不要刻意隐瞒病情,帮助他们正确认识疾病、如何应对癫痫发作、安全保护,化解恐惧,积极配合医生的治疗,增强战胜疾病的信心,降低风险,增加治疗成功的机会。

2. 心理干预及康复　心理治疗可采用精神上的安慰、支持、劝解、保证、疏导和环境调整等,并对患者进行启发、诱导和引导式教育,帮助他们认识疾病,常用的方法有认识疗法、个别心理治疗、暗示治疗、行为治疗与生物反馈等。

(二)行为干预

听音乐、弹琴、绘画、书法、做手工、心理咨询、利用聚会的形式交流等,可一定程度上稳定患儿的情绪、陶冶情操。尽量避免疲劳、睡眠不足、饮酒等,严禁吸毒,保持健康的生活方式。不必过度限制外出活动,这样会加重自我封闭和焦虑抑郁等心理障碍,从而影响生活质量。因此,适当的、有陪护的户外集体活动有利于改善注意力、调节情绪。若学习压力过大,家长应和老师配合,根据患儿的病情和特点帮助他们完成学习任务。

(三)确保机体安康,提高生活质量

预防癫痫发作可能引起的意外损伤,如舌咬伤、烫伤、烧伤、颅脑外伤、骨折和软组织伤等,甚至高处坠落、溺水等意外死亡。适当的锻炼,如保龄球、乒乓球、慢跑、步行、瑜伽等能增强体能和改善生活质量。

(四)认知功能的康复

认知功能的康复详见本章智力发育障碍章节。

(五)社会功能康复

可通过互联网和传媒传播健康资讯等多种形式改变公众对癫痫的认识和态度,塑造公众的健康和疾病观念,改善癫痫患儿由于被歧视、教育水平较低、就业较差、失业率较高和较难以胜任工作、经济负担较重以及自身抑郁、羞耻感等较为严重而导致其社会交往减少、孤独、结婚率较低等现状,进而提高家庭生活质量。加强社区的康复功能,并通过立法来保障癫痫患儿社会功能康复的合法权益。

随着社会文明和经济的发展,对癫痫认识的提高及临床、基础研究和生物制药技术的进步,必将出现更多、更理想的干预手段使越来越多的癫痫患儿走出疾病的阴影,获得理想预后,融入社会,拥有正常的人生。

十、康复护理

（一）癫痫治疗

在进行癫痫治疗时，应对患儿及家长进行正确的指导。

1. 药物指导　癫痫病程长，需要长时间用药治疗，按时、按量服药，不中途间断，外出时要随身携带药物，防止漏服和减量。应在医生指导下调药、换药或停药，不可自行换药、减药或停药。需要定期到医院复查，注意药物的不良反应，定期复查血常规、肝肾功能、EEG 等。

2. 避免各种诱发因素、防止癫痫发作　指导家长合理安排患儿生活、学习，保证充足的睡眠，生活要有规律，饮食要以清淡为主，避免过饱或饥饿，禁食辛辣刺激性食物，切忌一次进食大量甜食或饮用大量兴奋性饮料（如可乐、咖啡等），避免睡眠不足或情绪波动，避免感冒，避免长时间玩手机、电脑游戏，鼓励患儿适当活动，保持良好的心态。

3. 注意患儿安全　教育年长患儿如有先兆应立即平卧，防止摔伤。年幼患儿家长发现先兆时要立即把患儿安放在安全的地方，给予平卧，头或身体偏向一侧。居住房间无危险品或障碍物，缓解期可以自由活动，但不能单独外出，尤其禁止单独游泳、驾车或攀高，防止溺水或摔伤等意外情况发生。

4. 指导患儿家长癫痫发作时的紧急护理措施　家长目击发作时，尤其是首次看到患儿发作时可能会感到慌张，恐惧、害怕、无助、手足无措。对于癫痫患儿的家长，掌握有关癫痫的基础知识、认识不同癫痫类型发作的特点及其带给患儿的安全隐患、第一时间仔细观察发作形式，并正确急救，会给患儿提供良好帮助。①如果患儿发作，保持镇静，不要惊慌，留意惊厥发作的持续时间和症状表现。将患儿放在安全的地方，禁止强行服药或进水、进食，保持患儿侧卧或头部侧位、下颌托起，维持呼吸道通畅，以便过多的口水或呕吐物误咽或误吸，防止舌咬伤、舌后坠和呼吸道堵塞，并用柔软的枕头或外套来保护患儿的头部；②松开衣领、解开纽扣和腰带、摘掉眼镜；③不要掐人中，这无利于发作停止，不要往患儿口中放置任何物品，咬合力量很强时有时会咬断手指或物品导致窒息。不要用力按压和晃动孩子，以免造成骨折或肌肉拉伤；④陪护患儿直到完全清醒、恢复定向力为止。发作结束后不要限制患儿，以免在发作后意识混乱状态下诱发过激行为，保持患儿处于安全的环境。

如果患儿的首次强直 - 阵挛发作或持续超过 5min；短时间内接连几次发作中间意识状态不恢复；发作停止 10~15min 仍然不能恢复意识，则应电话呼救和立即送医院。

教会家长通过手机和录像设备拍摄视频、记录病情日记等方式对癫痫患儿发作的时间、形式和频率进行记录，为制订和调整治疗方案提供依据，还有利于评定药物治疗及其他干预手段的效果。

（二）患儿和家长的心理护理

1. 患儿自身方面　教育已经懂事的患儿正视现实，家长要经常讲解一些与病魔作斗争的事例，以增强患儿战胜疾病的勇气，消除患儿恐惧心理，保持乐观、向上的心态，积极配合治疗，充分发挥自己的潜能和优势，使生活更加美好。在适当的时机，医生或家长应与患儿共同讨论疾病，使患儿了解癫痫疾病的知识。癫痫发作，短时间的抽搐不会影响脑功能，即使是较长时间的抽搐，在发作得到控制后也极少产生中枢神经系统的不可逆损伤。癫痫是可治之症，把癫痫和智力障碍相提并论没有科学依据。

2. 家庭方面　部分家长心情非常焦虑，相信一些网络广告和偏方，四处求医，医生需要向他们宣传癫痫的病理过程及不正规治疗的危害，消除其心理障碍，使其对癫痫有一个正确的认识。父母除了学习癫痫的有关知识,积极配合医生治疗外,还要悉心照料患儿饮食起居,尽量避免一切诱发癫痫发作的因素。家长要善于疏导患儿的心理不适。心平气和地帮助他们解决问题,使日常生活保持在一个温馨和睦的环境里。

在具体做法中,家长需要注意以下几点:①对患儿病情永久保密是有害的,家长应该根据患儿年龄、理解力告知患儿疾病的有关知识,同时让患儿懂得吃药是自己的义务和责任,了解不规律服药的危害性,使患儿养成习惯,学会管理自己。②培养患儿高度自尊及独立的意识和个性,鼓励患儿参加各项有益活动,增强自我意识,克服羞怯、无能感的心理。避免强调发作的复发性对于减轻患儿的心理障碍有一定帮助。部分家长担心患儿在公共场所发作而限制患儿的社会活动,把患儿关在家中,从而伤害了患儿的自尊心,增加了患儿的自卑心理。所以要鼓励家长带患儿适当参加娱乐活动。③尽量安排患儿在学校就读,家长要与老师和学校沟通,让老师了解患儿的发病和治疗情况,取得老师和同学的同情、理解、关心和照顾。同时,使患儿在集体生活中认识自我,增强社交适应能力。

癫痫的治疗不能仅局限在对于发作的控制,而更要符合 WHO 对健康的定义,使癫痫患儿不仅没有癫痫发作,而且在身体心理和社会各方面达到良好适应,即生命质量得到全面提高。通过对家庭的康复指导,使癫痫患儿早日痊愈、身心健康,生存质量得到提高。

十一、预防

(一)优生优育

1. 加强孕期保健、围生期疾病处理 加强孕期保健、围生期疾病的正确规范处理,降低高危儿的出生率,降低癫痫的发病率。

2. 加强产前咨询和产前诊断 对于有先证者的家庭加强产前咨询和产前诊断,降低遗传代谢性疾病患儿的出生率。随着医学技术的发展,可能可以对常见预后不良的癫痫性脑病和癫痫综合征进行筛查。

(二)遗传代谢疾病筛查

逐步普及遗传代谢疾病筛查,对症状前病例进行定期随访和合理治疗,降低癫痫发病率。

(三)及时正确的治疗

对于确诊患者进行及时正确的治疗,减轻脑损伤,降低致残率、提高生活质量。

十二、预后

影响癫痫的预后因素包括癫痫的自然病程、病因、病情和治疗情况等。总体看来,大多数癫痫患者使用抗癫痫药物治疗的预后较好,约 2/3 病例可获得长期的发作缓解,其中部分患者可完全停药后仍长期无发作。

(一)新诊断癫痫的预后

1. 经治疗的新诊断癫痫的预后 在随诊观察 10 年和 20 年时,经治疗的癫痫累积 5 年发作缓解率分别为 58%~65% 和 70%。在随诊 10 年时,经治疗的成人癫痫 5 年发作缓解率为 61%。在随诊 12~30 年时,经治疗的儿童癫痫 3~5 年发作缓解率为 74%~78%。对于儿童期发病的癫痫患者,在随诊 30 年时,其中有 64% 的病例可以达到 5 年终点无发作,其中 74% 的患者可以摆脱药物的治疗。

2. 新诊断癫痫预后的主要影响因素 最主要的影响因素是癫痫的病因。总体上,特发性癫痫要比症状性或隐源性癫痫更容易达到发作缓解。在儿童癫痫中,能找到明确癫痫病因的患者预后差。其他影响癫痫预后的因素有癫痫早期的发作频率、脑电图是否有局灶性慢波或痫样放电、是否有全面强直-阵挛发作、首次发作6个月内出现再次发作的次数。一般认为,起病年龄和性别对预后影响不大。

3. 癫痫综合征的预后 根据综合征的本身性质和对治疗的反应,癫痫综合征的预后大体上可分为如下4种:

(1)很好预后:占20%~30%,属良性癫痫。通常发作稀疏,可以自发缓解,不一定需要药物治疗。这类综合征包括新生儿良性发作、良性局灶性癫痫BECT/儿童良性枕叶癫痫、婴儿良性肌阵挛癫痫以及某些有特殊原因促发的癫痫。

(2)较好预后:占30%~40%。癫痫发作很容易用药控制,癫痫也有自发缓解的可能性。这类综合征包括儿童失神癫痫、仅有全面强直-阵挛性发作的癫痫和某些局灶性癫痫等。

(3)药物依赖性预后:占10%~20%。抗癫痫药物能控制发作,但停药后容易复发。这类综合征包括青少年肌阵挛癫痫、大多数局灶性癫痫(隐源性或症状性)。

(4)不良预后:占20%。尽管进行了积极的药物治疗,仍有明显的癫痫发作,甚至出现进行性神经、精神功能衰退。这类综合征包括各种癫痫性脑病、进行性肌阵挛癫痫和某些症状性或隐源性局灶性癫痫。

4. 抗癫痫药物治疗和发作预后 目前的证据显示,抗癫痫药物治疗通常只能控制发作,似乎不能阻止潜在致痫性的形成和进展。一线抗癫痫药物之间没有明显的疗效差别。如果正确选择一种抗癫痫药物,新诊断癫痫患者的无发作率能达到60%~70%。有研究显示,使用第一种单药治疗后有47%的新诊断癫痫患者能达到无发作,再使用第二种及第三种单药治疗时则仅有13%和1%的患者可达到无发作。如果单药治疗效果不佳,可考虑联合用药。但即使经过积极治疗,新诊断的癫痫患者中仍有20%~30%的发作最终控制不佳。需注意的是,上述数据主要来自传统抗癫痫药物,新型抗癫痫药物对癫痫长期预后的影响尚缺乏可靠的研究。

(二)停药后癫痫的预后

1. 停药后癫痫复发情况 一项基于人群的长期研究显示,在停止药物治疗后,癫痫的5年终点缓解率为61%。因此,对于已有2年或2年以上无癫痫发作的患者而言,可以尝试减停药物。在减药过程中或停药后,癫痫复发的风险为12%~66%。荟萃分析显示,停药后1年和2年的复发风险分别为25%和29%。在停药后1年和2年时,保持无发作的患者累积比例在儿童中分别是66%~96%和61%~91%,而在成人中则分别是39%~74%和35%~57%,说明成人癫痫比儿童癫痫的复发率要高。复发比例在停药12个月内最高(尤其是前6个月),随后逐渐下降。

2. 停药后癫痫复发的预测因素

(1)高复发风险的预测因素:青少年期起病的癫痫、局灶性发作、有潜在的神经系统病变、异常脑电图(儿童),如青少年肌阵挛癫痫、伴外伤后脑软化灶的额叶癫痫。

(2)低复发风险的预测因素:儿童期起病的癫痫、特发性全面性癫痫、脑电图正常,如BECT、儿童失神癫痫。

(王家勤 吴 德)

参 考 文 献

［1］中国抗癫痫协会.临床诊疗指南：癫痫病分册［M］.北京：人民卫生出版社，2015.

［2］杨敏玲，肖农.小儿脑性瘫痪合并癫痫的治疗进展［J］.中华实用儿科临床杂志，2017，32（11）：875-877.

［3］中华医学会儿科学分会康复学组，中华医学会儿科学分会神经学组.脑性瘫痪共患癫痫诊断与治疗专家共识［J］.中华实用儿科临床杂志，2017，32（16）：1222-1226.

［4］Fisher RS, Cross JH, D'Souza C, et al. Instruction manual for the ILAE 2017 operational classification of seizure types［J］. Epilepsia, 2017, 58（4）: 531-542.

［5］Scheffer IE, Berkovic S, Capovilla G, et al. ILAE Classification of the Epilepsies Position Paper of the ILAE Commission for Classification and Terminology［J］. Epilepsia, 2017, 58（4）: 512-521.

［6］López González FJ, Rodríguez Osorio X, Gil-Nagel Rein A, et al. Drug resistant epilepsy: definition and treatment alternatives［J］. Neurologia, 2015, 30（7）: 439-446.

［7］Fisher RS, Acevedo C, Arzimanoglou A, et al. ILAE official report: a practical clinical definition of epilepsy［J］. Epilepsia, 2014, 55（4）: 475-482.

［8］Johnson EL. Seizures and Epilepsy［J］. Med Clin North Am, 2019, 103（2）: 309-324.

［9］Koutroumanidis M, Arzimanoglou A, Caraballo R, et al. The role of EEG in the diagnosis and classification of the epilepsy syndromes: a tool for clinical practice by the ILAE Neurophysiology Task Force（Part 2）［J］. Epileptic Disord, 2017, 19（4）: 385-437.

［10］Aldenkamp A P, Arends J. Effects of epileptiform EEG discharges on cognitive function: is the concept of "transient cognitive impairment" still valid［J］. EpilepsyBehavi, 2004, 5（Suppl 1）: S25-S34.

［11］Szaflarski JP, Gloss D, Binder JR, et al. Practice guideline summary: Use off MRI in the presurgical evaluation of patients with epilepsy: Report of the Guideline Development. Dissemination, and Implementation Subcommittee of the American Academy of Neurology［J］. Neurology, 2017, 88（4）: 395-402.

［12］Rebecca M. Hauser, David C. Henshall, et al. The Epigenetics of Epilepsy and Its Progression［J］. Prog Clin Neurosci, 2018, 24（2）: 186-200.

［13］Lesca G, Depienne C. Epilepsy genetics: the ongoing revolution［J］. Rev Neurol（Paris）, 2015, 171（6-7）: 539-557.

［14］Tran LH, Zupanc ML. Neurocognitive Comorbidities in Pediatric Epilepsy: Lessons in the Laboratory and Clinical Profile［J］. Semin Pediatr Neurol, 2017, 24（4）: 276-281.

［15］Kaeberle J. Epilepsy Disorders and Treatment Modalities［J］. NASN Sch Nurse, 2018, 33（6）: 342-344.

［16］Spiciarich MC, von Gaudecker JR, Jurasek L, et al. Global Health and Epilepsy: Update and Future Directions［J］. Curr Neurol Neurosci Rep, 2019, 19（6）: 30.

［17］Arya R, Rotenberg A. Dietary, immunological, surgical, and other emerging treatments for pediatric refractory status epilepticus［J］. Seizure, 2019, 68: 89-96.

［18］Mehdizadeh A, Barzegar M, Negargar S, et al. The current and emerging therapeutic approaches in drug-resistant epilepsy management［J］. Acta Neurol Belg, 2019, 119（2）: 155-162.

［19］Dang LT, Silverstein FS. Drug Treatment of Seizures and Epilepsy in Newborns and Children［J］. Pediatr Clin North Am, 2017, 64（6）: 1291-1308.

［20］ Schmidt D. Starting, Choosing, Changing, and Discontinuing Drug Treatment for Epilepsy Patients［J］. Neurol Clin, 2016, 34（2）: 363-381.

［21］ Schachter SC. Determining when to stop antiepileptic drug treatment［J］. Curr Opin Neurol, 2018, 31（2）: 211-215.

［22］ Eekers DBP, Pijnappel EN, Schijns OEMG, et al. Evidence on the efficacy of primaryradiosurgery or stereotactic radiotherapy for drug-resistant nonneoplastic focal epilepsy in adults: A systematic review［J］. Seizure, 2018, 55: 83-92.

［23］ Nagae LM, Lall N, Dahmoush H, et al. Diagnostic, treatment, and surgical imaging in epilepsy［J］. Clin Imaging, 2016, 40（4）: 624-636.

［24］ Ravindra VM, Sweney MT, Bollo RJ. Recent developments in the surgical management of paediatric epilepsy ［J］. Arch Dis Child, 2017, 102（8）: 760-766.

［25］ D'Andrea Meira I, Romão TT, Pires do Prado HJ, et al. Ketogenic Diet and Epilepsy: What We Know So Far ［J］. Front Neurosci, 2019, 13: 5.

［26］ Fisher RS, Cross JH, French JA, et al. Operational classification of seizuretypes by the International League Against Epilepsy: Position Paper of the ILAE Commission for Classification and Terminology［J］. Epilepsia, 2017, 58（4）: 522-530.

［27］ Beghi E, Giussani G, Sander JW. The natural history and prognosis of epilepsy［J］. Epileptic Disord, 2015, 17（3）: 243-253.

第十九章

抽动障碍

概　述

　　抽动障碍（tic disorders，TD）是儿童时期常见的一类慢性神经精神障碍。确切病因和发病机制尚不清楚，其临床表现多样，可伴多种共患病，部分患儿表现为难治性。本指南旨在规范 TD 的临床诊断与治疗，提高其诊疗康复水平。

一、定义与术语

　　TD 是一种起病于儿童和青少年时期，以不随意的突发、快速、重复、非节律性、刻板的单一或多部位肌肉运动抽动和 / 或发声抽动为特点的一种复杂的慢性神经精神障碍。

　　抽动是人体局部肌肉不受主观意志控制而突然发生的收缩运动。它表现为不随意、突然发生、快速反复出现、无明显目的性、非节律性的运动或发声。抽动具有不可克制的体验，但可在短时间内或多或少的控制抽动发作，把抽动行为模仿为随意的动作或言语来掩盖自己的抽动症状。病程中，抽动症状可以消长变化。所有形式的抽动都可因应激、焦虑、疲劳、兴奋、感冒发热而加重，可因放松和 / 或全身心投入某事而减轻，睡眠时消失。

二、流行病学

　　儿童 TD 非常常见，其中以 7~11 岁儿童发病率最高。约 5%~20% 的学龄儿童曾有短暂性抽动障碍（短暂性 TD）病史，慢性运动或发声抽动障碍（慢性 TD）在儿童少年期的患病率为 1%~3%，Tourette 综合征（Tourette syndrome，TS）的患病率为 0.37%~0.71%。尽管患病率数据显示出广泛的变异性，但儿科人群所有 TD 的患病率接近 3%。男性患病的比例通常是女性的 3~4 倍。

三、病因及病理生理

　　TD 的病因是由神经遗传、神经生化、神经免疫、社会心理及环境、感染、创伤、药物滥用等因素综合作用的结果。多巴胺过度释放或突触后多巴胺 D_4 受体发生超敏反应，细胞与细胞之间的信号转导途径发生变化是 TD 的重要发病机制。

　　1. 遗传因素　包括 TD 易感基因、基因表达调控模式、染色体结构变异、表观遗传等因素。TD 的易感基因多巴胺受体 DRD_2 位点 A_1 等位基因的 TAQI 酶切位点的频率增高。候选基因还包括 DRD_5 基因、酪氨酸羟化酶基因、DRD_1 基因、多巴胺 β 羟化酶基因、酪氨酸加氧酶基因、儿茶酚氧位甲基转移酶（COMT）基因、多巴胺转运体基因，其他神经递质的候选基因有 5- 羟色胺 -7（5-HT-7）基因、5-HT-6 基因、5-HT 转运体基因、$5-HT_1A$ 基因、甘氨酸受体基因以及去甲肾上腺素有关的基因。

　　2. 神经生化因素　包括中枢神经递质失衡、多巴胺能神经元活动过度或突触后多巴胺受体超敏感等。

3. **脑器质性因素** 部分 TD 患儿感觉运动和前运动皮质变薄,双侧腹侧壳核和左侧海马、丘脑体积显著增大,双侧尾状核体积减小。大脑皮层和基底节之间的通路异常,导致运动和边缘系统中的背景神经元去抑制,皮质 - 纹状体 - 丘脑 - 皮质环路(cortex-striatum-thalamus-cortical loop,CSTC)直接通路区域激活增加。

4. **社会心理因素** 情绪激动、惊恐、精神压力过大或过于疲劳等社会心理因素可能通过影响机体神经化学和神经内分泌系统,增加下丘脑 - 垂体 - 肾上腺轴的激素水平,提高运动皮质兴奋性,从而促使抽动发生。

5. **免疫因素** 大多数 TD 患儿感染后出现抽动症状,与 A 组乙型溶血性链球菌感染引起的自身免疫有关,其中既有体液免疫的异常,又有细胞免疫的紊乱,还有细胞因子的交互作用。

6. **围生期因素** 母亲怀孕期间受应激事件和不良环境的影响,包括孕期母亲的吸烟行为、铅中毒、锌或铁缺乏等均可增加儿童患 TD 的风险。

四、临床分型

根据临床特点和病程长短,本病可分为短暂性 TD、慢性 TD 和 TS 三种类型。

1. **短暂性 TD** 表现为 1 种或多种运动性抽动和 / 或发声性抽动,病程在 1 年之内。

2. **慢性 TD** 仅表现有运动性抽动或发声性抽动,病程在 1 年以上。

3. **TS** 又称发声和多种运动联合 TD,是病情相对较重的一型,既表现有运动性抽动,又兼有发声性抽动,但二者不一定同时出现,病程在 1 年以上。短暂性 TD 可向慢性 TD 转化,而慢性 TD 也可向 TS 转化。

有些患者不能归于上述任何一类,属于尚未界定的其他类型 TD,如成年期发病的 TD(迟发性 TD)。难治性 TD 系指经过氟哌啶醇、硫必利等常规药物足量规范治疗 1 年以上无效,病程迁延不愈的 TD。

五、临床诊断标准

(一)临床特点

TD 的起病年龄为 2~21 岁,多见于学龄前期和学龄期儿童,以 7~11 岁最多见,10~12 岁最严重。抽动表现为一种不自主、无目的、快速、刻板的肌肉收缩。抽动表现形式多样,可有各种各样的运动抽动和发声抽动,运动抽动表现为眨眼、噘嘴、吸鼻、摇头、耸肩、甩手、举臂、踢腿、收腹动作等;发声抽动表现为发出吸鼻声、清嗓声、尖叫声、犬吠声、秽语等;抽动通常从面部开始,逐渐发展到头、颈、肩部肌肉,而后波及躯干及上、下肢;症状时好时坏,非持久性存在,可短暂自我控制,也可因紧张、焦虑、生气、惊吓、兴奋、疲劳、感染、被人提醒等诱因加重,或因注意力集中、放松、情绪稳定而减轻。

1. **短暂性 TD** 临床表现为突然、重复、刻板的 1 种或多种运动性抽动和 / 或发声性抽动,但是大多数表现为简单性运动抽动,少数表现为单纯的发声性抽动。最为常见的运动性抽动为面部、头颈及手臂的抽动,发声性抽动也很常见。抽动症状时轻时重,通常在紧张、过度兴奋、疲劳等情况下加重。

2. **慢性 TD** 主要临床表现为 1 种或多种运动抽动或发声抽动,但运动抽动和发声抽动并不同时存在。最为常见的抽动为运动性抽动,尤其是面部、头颈部和肢体的抽动。其中以简单或复杂运动抽动最为常见,部位多涉及头、颈、上肢。发声抽动明显少于运动抽动,并以清嗓子、吸鼻等相对多见。

3. TS　TS 是 TD 中最有代表性，临床表现最复杂、最严重，诊断和治疗最困难的一种类型。始发症状通常在 5~8 岁出现，和短暂运动性 TD 相似，抽动较轻且持续时间较短，主要包括面部、头部和上肢的抽动。抽动症状持续存在且症状类型越来越多，通常从身体的上部发展到躯干及腿部，随着时间的推移将出现大量的复杂性运动性抽动，如挤眉弄眼、拍打、触摸、旋转、跳跃、弹击等。在运动性抽动出现 1~2 年后出现发声性抽动。

（二）病情分度

根据病情严重程度，可分为轻度、中度及重度。轻度是指抽动症状轻，不影响患儿生活、学习或社交活动等；中度是指抽动症状重，但对患儿生活、学习或社交活动等影响较小；重度是指抽动症状重，并明显影响患儿生活、学习或社交活动等。

（三）诊断标准

诊断标准依据 ICD-11、DSM-5 和《中国精神障碍与诊断标准》第 3 版（CCMD-3），目前多倾向于采用 DSM-5 的诊断标准。

1. DSM-5 诊断标准

（1）短暂性 TD：①1 种或多种运动性抽动和 / 或发声性抽动；②病程短于 1 年；③18 岁以前起病；④排除某些药物或内科疾病所致；⑤不符合慢性 TD 或 TS 的诊断标准。

（2）慢性 TD：①1 种或多种运动性抽动或发声性抽动，病程中只有 1 种抽动形式出现；②首发抽动以来，抽动的频率可以增多或减少，病程在 1 年以上；③18 岁以前起病；④排除某些药物或内科疾病所致；⑤不符合 TS 的诊断标准。

（3）TS：①具有多种运动性抽动及 1 种或多种发声性抽动，但二者不一定同时出现；②首发抽动后，抽动的频率可以增多或减少，病程在 1 年以上；③18 岁以前起病；④排除某些药物或内科疾病所致。

2. ICD-11 诊断标准　ICD-11 将 TD 更名为慢性发育性抽动障碍，去除短暂性 TD，其他定义与内容未变；另外，TD 被同时归为神经系统疾病，在神经系统疾病中分出的亚型更多，还包括成年期起病的 TD。

（四）鉴别诊断

1. 肌张力障碍　是一种不自主运动引起的扭曲、重复运动或姿势异常，可在紧张、生气或疲劳时加重。肌张力障碍的肌肉收缩顶峰有短时间持续而呈特殊姿势或表情的特点，异常运动的方向及模式较为恒定。

2. 继发性 TD　多种器质性疾病及有关因素可以引起 TD，包括遗传因素（如唐氏综合征、脆性 X 综合征、结节性硬化、神经棘红细胞增多症等）、感染因素（如链球菌感染、脑炎、神经梅毒、克 - 雅病等）、中毒因素（如一氧化碳、汞、蜂等中毒）、药物因素（如哌甲酯、匹莫林、安非他明、可卡因、卡马西平、苯巴比妥、苯妥英、拉莫三嗪等）及其他因素（如脑卒中、头部外伤、发育障碍、神经变性病等）。此外，需排除风湿性舞蹈病、肝豆状核变性、癫痫、心因性抽动及其他锥体外系疾病。

六、共患病

TD 常共患多种疾病。半数患儿共患 1 种或多种行为障碍，包括注意缺陷多动障碍（ADHD）、学习障碍（learning disorder, LD）、强迫障碍（obsessive compulsive disorder, OCD）、睡眠障碍（sleep disorder, SD）、情绪障碍（emotional disorder, ED）、自伤行为（self-injurious behavior, SIB）、品行障碍（conduct disorder, CD）、暴怒发作等。其中共患 ADHD 最常见，达 50% 左右，其次是 OCD，约 20%~60%。伴发 ADHD 的 TS 患儿更易出现心理问题、破坏性行为、功能损害和与学业相关的问题。TS 伴发的强迫症状包括强迫观念和 / 或强迫行为，可表现为反复检查核对、仪式动作、嗅舔、反复洗擦、重复无目的的动作、强迫排序等。在 TS 患儿中出现偏头痛和 SD 的比例也要高于普通人群。TD 共患病越多，病情越严重。共患病增加了疾病的复杂性和严重性，影响患儿学习、社会适应能力、个性及心理品质的健康发展。

七、临床治疗

（一）药物治疗

一般有躯体不适，社会及学校适应功能受影响，单纯心理行为治疗效果欠佳时，应考虑使用药物治疗，包括多巴胺受体阻滞剂、α 受体激动剂以及其他药物等。使用药物的适应证及药物的选择主要取决于治疗的目标症状是抽动本身还是伴随症状。

1. 治疗原则

（1）首选硫必利、舒必利、阿立哌唑、可乐定等一线药物治疗。

（2）起始剂量尽量小，从最低起始剂量开始，待足够判断药物疗效后再逐渐小剂量缓慢加至目标治疗剂量。

（3）病情控制后强化治疗 1~3 个月，强化治疗后仍需用治疗剂量的 1/2~2/3 维持治疗 6~12 个月。为减少不良反应，应保持最低有效剂量。

（4）缓慢减量停药，防止抽动症状反弹加重，减量期至少 1~3 个月，总疗程为 1~2 年。

2. 常用药物

（1）多巴胺受体阻滞剂：硫必利和舒必利主要阻断 D_2 受体，适用于 7 岁以上患儿；氟哌啶醇作为 TS 共患 ADHD 的二线治疗，通常加服等量苯海索，以防止氟哌啶醇可能引起的药源性锥体外系反应；利培酮可联合使用 ADHD 药物治疗 TD 共患攻击行为、品行障碍的患儿；阿立哌唑是第二代抗精神病药物，具有起效速度快，作用时间持久，安全性高的特点。

（2）中枢性 α 受体激动剂：可乐定适用于共患 ADHD 的 TD 患儿，也可使用可乐定贴片治疗。胍法辛是一种新型中枢性 $α_2$ 受体激动剂，对多动、注意缺陷及抽动症状有较好的疗效和耐受性，是 TS+ADHD 治疗的一线药物。

（3）选择性 5- 羟色胺再摄取抑制剂：如氟西汀、帕罗西汀、舍曲林、氟伏沙明等具有抗 TD 作用。

（4）其他药物：抗癫痫药物托吡酯、氯硝西泮、丙戊酸钠等亦具有抗抽动作用。治疗难治性 TD 新药包括新型 D_1/D_5 受体拮抗剂（如依考匹泮）、囊泡单胺转运体抑制剂（如四苯喹嗪）、尼古丁类药物（如美卡拉明）、大麻类药物（如四氢大麻酚）、谷氨酸类药物（如利鲁唑）、γ- 氨基丁酸、非那雄胺等。

3. 共患病的治疗

（1）共患 OCD：可选用氯咪帕明、舍曲林、氟伏沙明等治疗。一般需与治疗抽动症状的药物联合应用。

（2）共患 ADHD：首选托莫西汀，也可用可乐定或胍法辛。如疗效不显著，可选用抗抑郁药。对注意缺陷与多动症状较重、经以上治疗效果较差者，国外报道有用氟哌啶醇或利培酮联合哌甲酯治疗。

（3）伴发自伤行为：应用氟西汀治疗可减少自伤行为。也有报道应用阿片受体拮抗剂纳洛酮或纳曲酮治疗自伤行为有效。

（二）手术治疗

TD 患儿在药物治疗、心理治疗、行为干预及神经调控治疗等不能取得良好效果的情况下，可采用立体定向微创手术，如壳核囊切开术等，将大脑边缘和精神活动密切相关的结构进行破坏，使大脑内的神经递质传递发生改变，从而缓解抽动症状。应用可视靶点定位，将双侧内囊前肢作为靶点，可以将丘脑至前额叶皮质的传导束切断，对额叶和丘脑内侧核的纤维联系进行破坏，可减少并发症的发生，提高手术治疗效果。

八、康复评定

1. 抽动严重程度评定　有关抽动严重程度和疗效评定的量表有耶鲁综合抽动严重程度量表（Yale global tic severity scale, YGTSS）、Hopkins 抽动量表（HMVTS）、综合抽动评定量表（global tic rating scale, GTRS）、TS 问卷调查表（TS questionnaire, TSQ）、TS 严重程度量表（TS severity scale, TSSS）、TS 综合量表（TS global scale, TSGS）、TS 联合评定量表（TS union rating scale, TSURS）等。常用 YGTSS 量表评定运动性抽动和发声性抽动，且对每类抽动进行 5 个方面的评价：即抽动的数量、频度、强度、复杂性、干扰，量化评定 TD 患儿临床症状的严重程度，评定治疗效果，其严重程度判定标准：YGTSS 总分 <25 分属轻度，25~50 分属中度，>50 分属重度。

2. 共患病评定

（1）儿童自我意识量表（Piers-Harris child's self-concept scale, PHCSS）：PHCSS 是美国心理学家 Piers 及 Harris 于 1969 年编制、1974 年修订的儿童自评量表，主要用于评价儿童自我意识。量表含 80 个是否选择型测题，因子分析提取 6 个分量表：即行为、智力与学校情况、躯体外貌与属性、焦虑、合群、幸福与满足，得分低表示自我意识水平的下降。适用于 8~16 岁共患 ADHD、OCD 和焦虑障碍患儿的自我意识评价。

（2）Conners 儿童行为评定量表（CBRS）：包括父母问卷、教师用量表与简明症状问卷等 3 种形式，主要用于评定 ADHD 及相关行为问题。其中父母症状问卷（parental symptom questionnaire, PSQ）适用于 3~17 岁儿童，共 48 个项目，包括 5 个分量表：品行问题、学习问题、心身问题、冲动 - 多动、焦虑；按 0~3 分四级评分。教师评定量表（Conners' teacher rating scale, TRS）28 项，3 个因子：品行问题、多动、注意力不集中；也有多动指数，用于筛查 ADHD 及追踪疗效。

（3）注意缺陷多动障碍评定量表（attention deficit hyperactivity disorder rating scale, ADHDRS）：量表共有 18 个项目，按 0~3 四级评分，将奇数项目得分相加为注意缺陷分量表分，将偶数项目分相加为多动冲动分量表分。适用于评定个体注意缺陷、多动冲动的程度。

（4）耶鲁 - 布朗强迫量表（Yale-Brown obsessive compulsive scale, Y-BOCS）：Y-BOCS 是评定强迫症严重程度的量表，由美国 Goodman 等制定而成，是目前国际上常用的强迫症评分量表，该量表共有 10 个项目，每个项目都采用 5 级评分法，其中第 1~5 个项目评定的是强迫思维，第 6~10 项评定的是强迫行为，评分越高则表明强迫症状越严重。

（5）儿童抑郁量表（children's depression inventory, CDI）：CDI 是目前国际上针对 7~17 岁儿童、青少年使用最多的抑郁自评量表，量表共 27 个条目，分为 5 个分量表：快感缺乏、负性情绪、低自尊、低效感、人际问题；按照 0~2 三级评分，分数越高表示抑郁程度越重。

（6）儿童社交焦虑量表（social anxiety scale for children, SASC）：适用年龄为 7~16 岁，量

表由 10 个条目组成,按 0~2 三级计分,分为两个因子:即害怕否定评价、社交回避及苦恼,用于评定儿童焦虑障碍。

3. 生活质量评定 采用儿少主观生活质量问卷、家庭环境量表评定家庭环境和家庭功能。

九、康复治疗

(一)治疗原则

轻度 TD 患儿主要应用心理行为治疗。对于中、重度 TD 患儿,需要加用药物治疗。对于难治性 TD,或共患 ADHD、OCD 或其他行为障碍时,需要联合用药与综合康复治疗。

(二)心理治疗

心理治疗是改善抽动症状、干预共患病和改善社会功能的重要手段。对于社会适应能力良好的轻症患儿,多数单纯心理行为治疗即可奏效。首先通过对患儿和家长的心理咨询,调适其心理状态,消除病耻感,通过健康教育指导患儿、家长、老师正确认识本病,不要过分关注患儿的抽动症状。

1. 支持性心理治疗 TD 患儿除有抽动症状外,还常伴注意缺陷、多动及强迫、焦虑、抑郁、任性、易激惹等情绪问题,有时出现自我意识水平降低。要从心理上消除患儿的困惑和担心,告知患儿 TD 像躯体感冒发热一样是一种疾病,鼓励患儿树立战胜疾病的信心,消除自卑感。同时指导患儿如何应对应激和来自他人的歧视和嘲笑,避免急慢性应激加重抽动症状。

2. 沙盘游戏治疗 沙盘游戏以其独特的非语言方式,寓治疗于象征性游戏中,其目的是通过沙盘游戏释放患儿的内心矛盾和冲突,提高自控力而获得强烈的可控感,从而减轻 TD 患儿的焦虑、抑郁、社交障碍、注意缺陷以及攻击行为等问题。与个体沙盘游戏相比,团体沙盘游戏能避免个体治疗带来的紧张,且具有高效率和资源利用最大化的优点。

3. 感觉统合训练 可以在轻松愉快的氛围中缓解患儿的身心压力,减少各种心理应激因素,通过训练还可建立神经联系,产生适应性应答,改善患儿的注意缺陷、多动及冲动行为。

4. 共患病的心理干预 对于多动、冲动的患儿,应建立融洽的亲子关系;家长对不服从、违抗、挑衅行为采取正性一致的教育方式实施行为矫正。合理安排慢性 TD 患儿日常生活作息时间,在抽动症状发作时,让患儿通过传递报纸等肢体动作来转移注意力;适当降低对学习困难儿童的期望值,坚持注意力训练,家长多与老师沟通,使患儿拥有温馨的学习氛围并得到适当的学习帮助。

(三)行为干预

一线行为疗法包括习惯逆转训练(habit reversal training, HRT)、综合行为干预(comprehensive behavioral intervention for tics, CBIT)、暴露与反应预防(exposure and response prevention, ERP)。二线行为疗法有密集消退训练(massed practice, MP)、自我监督(self-monitoring, SM)、基于功能或情境管理(contingency management, CM)方法、放松训练(relaxation training, RT)、认知行为治疗(cognitive behavioral therapy, CBT)、正性强化(positive reinforcement, PR)等。

1. 习惯逆转训练 HRT 是由多种疗法组成的综合性干预训练,包括意识训练、抽动特异的觉察训练、放松训练、竞争性反应训练和社会支持等方法。在意识训练中,强调提高父母对抽动的预测能力和在精确时间察觉症状出现的能力,帮助患儿意识到抽动的发生,然后进行竞争性对抗训练,以中断或抑制抽动。荟萃分析显示,基于 HRT 的行为疗法,包括认知行为干预,与支持性心理治疗相比,能够减轻抽动的严重度。HRT 对发声和运动抽动均有效,对 TD 伴随的多动、冲动、焦虑、强迫、抑郁等症状都有积极的作用。

2. 综合行为干预 CBIT 是在 HRT 的基础上补充放松训练以及对影响抽动严重程度的事件及环境因素进行相应心理教育等。对中重度 TD 患儿也有效,干预 6 个月后效果仍可达 80%,对共患的焦虑、抑郁也有帮助,且可以提高患儿的认知能力和自尊心。CBIT 可作为 TS 的一线治疗方法,疗程需 10 周以上,适合于小年龄组患儿。

3. 暴露与反应预防 患儿暴露于先兆感觉,并被要求长时间耐受先兆冲动(通常长达 2h),同时抵制抽动的发生,容忍抽动不发作所致的不适,从而阻止抽动症状的出现。与 HRT 不同的是,患者不是学会对抗,而是学会压抑抽动,当集中注意于先兆冲动有关的不适感觉,结果是压抑时间越来越长。持续暴露被认为会导致习惯化,从而减少抽动频率。

4. 自我监督 包括在指定的时间段内使用计数器或笔记本记录抽动,目的是确定抽动发生的时间和地点,常用于 HRT 和 CBIT 中。

5. 基于功能或情境管理 这种管理方法需对能使抽动症状恶化的因素进行全面评定,确认引起抽动增加的情境,并建立一种系统性管理方法进行干预,以达到减轻抽动症状的目的。CM 主要与其他治疗方法联合使用,并作为 HRT 的一部分,短期疗效得到肯定,长期疗效未得到验证。

6. 放松训练 包括一系列减少压力、愤怒和焦虑水平的策略和技术,如减少肌肉张力、深呼吸、渐进式肌肉放松训练和运动想象等技术,可放松肌肉,减少抽动频率,减轻焦虑,但是持续时间较短,因此,RT 常作为综合性治疗 TD 的方法之一。

7. 认知行为治疗 常采用认识重建、心理应对、解决问题等进行心理疏导,不仅重视不良行为的矫正,更重视改变患儿认知方式。在治疗过程中既采用认知技术,也采用行为矫正技术,包括意识训练、放松训练、自我觉察、对诱发抽动的活动类型进行分类、厌恶、避免过度行为、预防复发等措施。CBT 适用于慢性 TD、TS 共患 OCD、ADHD、焦虑、抑郁等患儿。

(四)神经调控治疗

对于难治性 TD 患儿,可应用脑电生物反馈治疗(EEG biofeedback therapy,EEGBT)、重复经颅磁刺激(repetitive transcranial magnetic stimulation,rTMS)、经颅微电流刺激(cranial electrotherapy stimulation,CES)、经颅直流电刺激(transcranial direct current stimulation,tDCS)、深部脑刺激(deep brain stimulation,DBS)等神经调控治疗方法。

1. 脑电生物反馈治疗 作为一种行为治疗技术,应用操作条件反射原理,通过训练,选择性地强化或抑制某一频段的脑电波,适用于 TD 共患 ADHD 患儿。

2. 重复经颅磁刺激 rTMS 可产生刺激局部及功能相关远隔部位生理生化和功能改变,其生物学效应可持续至刺激停止后 3~6 个月。rTMS 治疗可减轻 TS 共患 ADHD、OCD、焦虑等患儿的症状。

3. 经颅微电流刺激 通过微电流刺激大脑,调节大脑神经递质和应激激素的分泌,从而达到治疗焦虑、抑郁、失眠及儿童相关情绪障碍的目的。TS 患儿进行 CES 治疗后,其运动传导通路的功能活动及连通受到抑制,而 CSTC 回路中控制部分的活动较治疗前更强,适用于 TS 共患 ADHD、OCD、焦虑等患儿。

4. 经颅直流电刺激　阳极刺激增加受刺激区域的皮质兴奋性,而阴极刺激抑制神经元兴奋性。tDCS 适用于治疗 12 岁以上的 TS 患儿。

5. 脑深部电刺激　通过对大脑深部微小区域植入的电极进行电刺激,减少大脑多巴胺递质释放,干扰神经回路,从而抑制抽动。刺激靶点有丘脑中央中核、腹后部苍白球内侧、腹内侧苍白球内侧、苍白球外侧、内囊前肢及伏隔核。DBS 可作为症状严重、严重影响生活质量且药物治疗无效的 TS 病例的一种治疗选择。

（五）学校干预

对因症状或药物不良反应影响学习的 TD 患儿,应予减轻学业负担,制订因人而异的课程计划,鼓励患儿参加正常学习和课外文体活动,帮助其改善伙伴关系和进行放松训练。避免接触不良刺激和不良学习环境,如打电玩游戏、看惊险恐怖片等。患儿正常活动不受影响,但剧烈活动有时会加重症状,故患儿可适当减少竞技性太强的体育活动。

（六）家庭干预

提高家长对 TD 特征和预后的认识,既不视其为故意出洋相而加以训斥、批评、惩罚,也不以"患病"为借口而过分迁就。对家长本身的焦虑、强迫、紧张等心理变化也应予干预。家长应配合医师的工作,不要过度关注,也不要过分溺爱,创造良好的家庭环境。

（七）体育运动

较高的体力活动水平与较低的发声性抽搐的严重程度和生活质量改善有关,无氧的或有氧的体育运动都可减少抽动的频率或程度。运动方式主要是跆拳道、跑步、打乒乓球等,适用于年龄 >8 岁的慢性 TD 和 TS 患儿。

（八）传统中医康复

1. 中医辨证施治　最常见的证候分型是肝亢风动证、外风引动证、痰火扰神证、气郁化火证、脾虚痰聚证和阴虚风动证。肝亢风动选用天麻钩藤饮加减,外风引动证选用银翘散加减,痰火扰神证选用黄连温胆汤加减,气郁化火证选用清肝达郁汤加减,脾虚痰聚证选用十味温胆汤加减,阴虚风动证选用大定风珠加减。

2. 针灸疗法　针刺采用调神疏肝,熄风止痉治则。主穴:百会、四神聪、印堂、风池、神门、合谷、阳陵泉、太冲,均采用捻转泻法。配穴:脾虚肝旺者,加太白、足三里;喉内作响者,配上廉泉、金津、玉液、咽后壁点刺;眨眼者,加翳风、丝竹空、太阳;歪嘴、伸舌重者,加地仓、颊车;摇头、耸肩严重者,配风池、肩井;均用平补平泻法。灸法采用抑肝扶脾治则,选用舞蹈震颤区、百会斜刺,肝俞、脾俞平刺等,配合耳压神门、心、肝俞、脾俞、肾俞、印堂、百会。

十、康复护理

应避免应用食物添加剂、色素、咖啡因和水杨酸等。鼓励和引导患儿参加各种有兴趣的游戏和活动,转移其注意力。指导患儿进行放松训练,减轻甚至消除身体的不适感受。合理安排患儿的学习及生活,适当减轻学习负担,保证充足的睡眠,避免过度疲劳和紧张而加重抽动。

对于有自伤或伤人行为的患儿,应采取必要的安全措施,注意活动的空间有无危险因素,掌握其自伤行为的特点、规律,做到及时发现、及时给予制止,必要时专人护理,设法转移其注意力,减少自伤行为的发生。

十一、预防

（一）一级预防

目的在于消除引起 TD 的病因和高危因素，预防疾病的发生。①产前和围产期保健（孕妇避免吸烟、避免或停用对胎儿发育有不利影响的药物、孕期服用叶酸避免胎儿神经系统发育受损、避免早产等）；②预防链球菌感染；③营养指导，避免铅中毒、铁或锌缺乏；④防治变应性疾病（避免接触变应原）；⑤慎用抗精神病药物或中枢兴奋剂。

（二）二级预防

目的在于早期发现、消除诱发因素。早期正确识别抽动症状，避免提醒、训斥、打骂等导致紧张、焦虑的教育方式。适当降低其学习成绩目标，减轻心理压力，尽量减少电子屏幕接触。

（三）三级预防

对于 TD 患儿采取综合干预措施，积极防治共患病，目的在于减轻 TD 患儿的心理行为障碍和功能损害，提高患儿的社会适应能力。

十二、预后

TD 的预后与是否合并共患病、是否有精神或神经疾病家族史及抽动严重程度等危险因素有关。大部分患儿预后相对良好，TD 症状可随年龄增长和脑部发育逐渐完善而减轻或缓解，成年期近半数病情完全缓解；30%~50% 的患儿病情减轻；5%~10% 的患儿一直迁延至成年或终生，病情无变化或加重，可因抽动症状或共患病而影响患者的生活质量。

（陈光福　张洪宇　邱久军）

参 考 文 献

［1］中华医学会儿科学分会神经学组．儿童抽动障碍诊断与治疗专家共识（2017 实用版）［J］．中华实用儿科临床杂志，2017，32（15）：1137-1140.

［2］戎萍，马融，张喜莲，等.《中医儿科临床诊疗指南·抽动障碍》多中心一致性评价［J］．天津中医药，2018，35（8）：580-582.

［3］Yang J, Hirsch L, Martino D, et al. The prevalence of diagnosed Tourette syndrome in Canada：a national population-based study［J］. Mov Disord, 2016, 31：1658-1663.

［4］Perez-VigilA, FemandezdelaCruzl, BranderG, et al. The link between autoimmune diseases and obsessive compulsive and tic disorders：a systematic review［J］. Neurosci Biobehav Rev, 2016, 7：543-562.

［5］Martino D, Zis P, Buttiglione M. The role of immune mechanisms in Tourette syndrome［J］. Brain Res, 2015, 1617：126-143.

［6］Ganos C. Tics and Tourette's：update on pathophysiology and tic control［J］. Curropin Neurol, 2016, 29：513-518.

［7］Tagwerker Gloor F, Walitza S. Tic disorders and Tourette syndrome：current concepts of etiology and treatment in children and adolescents［J］. Neuropediatrics, 2016, 47（2）：84-96.

［8］Kim S, Jackson SR, Groom M. Visuomotor learning and unlearning in childrenand adolescents with Tourette syndrome［J］. Cortex, 2018, 109：50-59.

［9］ Scharf JM, Miller LL, Gauvin CA, et al. Population prevalence of Tourette syndrome: a systematic review and meta-analysis［J］. Mov Disord, 2015, 30: 221-228.

［10］ Yang C, Hao Z, Zhang LL, et al. Comparative efficacy and safety of antipsychotic drugs for tic disorders: a systematic review and bayesian network meta analysis［J］. Pharmaco psychiatry, 2019, 52（1）: 7-15.

［11］ Wang S, Wei YZ, Yang J, et al. Clonidine adhesive patch for the treatment of tic disorders: A systematic review and meta-analysis［J］. Eur J Paediatr Neurol, 2017, 21（4）: 614-620.

［12］ Yang C, Hao Z, Zhu C, et al. Interventions for tic disorders: An overview of systematic reviews and meta analyses［J］. Neurosci Biobehav Rev, 2016, 63: 239-255.

［13］ Odette Fründt, Douglas Woods, Christos Ganos. Behavioral therapy for Tourette syndrome and chronic tic disorders［J］. Neurol Clin Pract, 2017, 7: 1-9.

［14］ Michael B, Himle & Matthew R, Capriotti. Behavioral therapy for Tourette disorder: an update［J］. Curr Behav Neurosci Rep, 2016, 3: 211-217.

［15］ Hsu CW, Wang LJ, Lin PY. Efficacy of repetitive transcranial magnetic stimulation for Tourette syndrome: A systematic review and meta-analysis［J］. Brain Stimul, 2018, 11（5）: 1110-1118.

［16］ Valsamma E, Richard B, Amelia W, et al. The role of transcranial direct current stimulation（tDCS）in Tourette syndrome: a review and preliminary findings［J］. Brain Sci, 2017, 7, 161: 1-13.

［17］ Coulombe MA, Elkaim LM, Alotai NM. Deep brain stimulation for gilles dela Tourette syndrome in children and youth: a meta-analysis with individual participant data［J］. J Neurosurg Pediatr, 2018, 1: 1-11.

［18］ Grados M, Huselid R, Duque-Serrano L. Transcranial magnetic stimulation in Tourette syndrome: a historical perspective, its current use and the influence of comorbidities in treatment response［J］. Brain Sci, 2018, 8（7）: 129.

［19］ Ong MT, Mordekar SR, Seal A. Fifteen minute consultation: tics and Tourette syndrome［J］. Arch Dis Child Educ Pract Ed, 2016, 101: 87-94.

［20］ Asif Doja MEd, Ammar Bookwala, Daniela Pohl, et al. Relationship between physical activity, tic severity and quality of life in children with Tourette syndrome［J］. Can Acad Child Adolesc Psychiatry, 2018, 27（4）: 222–227.

第二十章

儿童肥胖症

概　述

肥胖症（obesity）是一种由多种因素引起的慢性代谢性疾病，是威胁全人类健康的主要疾病之一，已成为 21 世纪面临的严重的公共健康问题。

儿童肥胖症不仅影响儿童的生理心理健康，而且是高血压、高血脂、2 型糖尿病、脂肪肝、代谢综合征等慢性疾病产生的重要危险因素，且增加成年期慢性疾病的患病风险。儿童期肥胖者人群中约 60.0% 到成年期还会持续肥胖，对心血管系统、内分泌系统、呼吸系统、肝脏、骨骼、心理行为及认知智力等方面都会造成严重危害。鉴于儿童肥胖症危害的严重性及持久性，对肥胖儿童实施早期干预，减少或避免肥胖及其相关并发症的发生非常重要。

一、定义与术语

肥胖症是由多种因素造成的一种综合征。是指人体能量摄入超过人体的消耗，能量以脂肪形式在体内储存的结果。根据有无明确病因分为单纯性肥胖症和继发性肥胖症。

单纯性肥胖症是指由于长期能量摄入超过人体的消耗，使体内脂肪过度积聚，体重超过正常参考值范围的一种营养障碍性疾病。

儿童肥胖症中，95% 是单纯性肥胖症，少部分为继发性肥胖症。儿童单纯性肥胖症是一种与生活方式密切相关，以过度营养、运动不足、行为偏差为特征，全身脂肪组织普遍过度增生、堆积的慢性病。

二、流行病学

《中国居民营养与慢性病状况报告（2015）》显示，2012 年，我国 6~17 岁儿童青少年超重率和肥胖率分别为 9.6% 和 6.4%，其中男性分别为 10.9% 和 7.8%，女性分别为 8.2% 和 4.8%，城市高于农村。2013 年，我国 6 岁以下儿童超重率为 8.4%，其中城市、农村儿童均为 8.4%，男女儿童分别为 9.4% 和 7.2%；肥胖率为 3.1%，其中城市和农村儿童分别为 3.3% 和 2.9%，男女儿童分别为 3.6% 和 2.5%。2014 年，我国 7 岁以上学龄儿童超重率增至 12.2%，肥胖率增至 7.3%。到 2030 年预期我国 0~7 岁儿童肥胖率将达到 6.0%。

三、病因及病理生理

（一）病因

肥胖是多种因素共同作用的结果。遗传因素虽然在肥胖的形成中起着重要作用，但是遗传基因不可能在短时间内导致体重发生显而易见的变化，因此，环境、饮食、生活方式等可控、易变因素的研究至关重要。

1. 遗传因素　肥胖是一种多基因遗传病，受多基因调控，每个致病基因作用微小但有累积效应。目前已发掘了 835 个基因和 317 个 SNPs 与肥胖有关联。父母双方体重均

超重者,所生的子女肥胖发生率达到 60% 以上;父母之一肥胖者,后代肥胖发生率约为
40%~50%;双亲正常的后代发生肥胖的概率仅约 10%~14%。

2. 非遗传因素 包括宫内环境和出生后的环境。①宫内环境:主要与孕期母亲的体质
及行为相关,如孕期糖尿病、孕期肥胖及抽烟等,均会造成宫内胎儿肥胖。②出生后的环境:
包括生活习惯及家庭环境,如婴儿期以人工喂养为主;饮食方面,不吃早餐、晚餐进食过多、
暴饮暴食、快速进食等行为,高脂、高糖饮食、以肉类及快餐食物为主的饮食习惯;活动量过
少,能量消耗减少;睡眠时间减少等,以上因素均会导致肥胖的发生率上升。

3. 其他因素 ①疾病及精神因素:如 Alstrom 综合征、Prader-Willi 综合征、Laurence-
Moon-Biedl 综合征、Cohen 综合征染色体 9q34 缺失、MC4 受体基因突变等遗传性疾病;皮质
醇增多、生长激素和甲状腺激素缺乏、多囊卵巢综合征等内分泌疾病,影响了胰岛素的分泌、
糖和脂肪的代谢,导致肥胖的发生。此外,下丘脑病变可以导致儿童及青少年时期的肥胖;
精神情绪影响进食量,间接与肥胖的形成产生关联。②药物影响:大剂量长期应用糖皮质
激素会造成向心性肥胖和内脏脂肪的堆积。赛庚啶、丙戊酸钠和黄体酮有增加体重的可能。
一些抗精神病药物可以导致体重的快速增长,例如盐酸氯丙嗪片、奋乃静、舒必利、氯氮平、
奥氮平等。③肠道微生物感染学说:肠道菌群主要通过影响能量的吸收、影响与脂肪合成有
关基因的表达、引起系统慢性炎症三种途径导致肥胖和相关并发症的发生。

(二)病理生理

1. 脂肪细胞数目增多及体积增大 人体脂肪量的增减主要是由容纳脂肪的脂肪细胞
数和脂肪细胞大小的变化进行调节。脂肪组织分棕色和白色两种。棕色脂肪主要分布在新
生儿颈部大血管周围、纵隔、腋下、肾脏周围及肋间血管周围,随年龄增长而减少。儿童和成
人的脂肪主要是白色脂肪,分布于皮下和内脏。身体不同部位其脂肪细胞数、细胞大小不
同。正常体重的新生儿脂肪细胞总数约为成人的 1/5~1/4,在生长发育过程中,脂肪细胞数
增加 4~5 倍。人体脂肪细胞数目在胎儿出生前 3 个月、出生后 1 年和青春期三个阶段增多
最为显著。若在这三个阶段摄入营养素过多,即可引起脂肪细胞数目增多及体积增大。

2. 肥胖最根本的病理生理变化是脂代谢的紊乱 肥胖患儿血清甘油三酯、总胆固醇、
极低密度脂蛋白大多增高,且程度与肥胖程度相关。过量聚集的脂肪反馈性的会分泌一些
细胞因子进行对抗,如瘦素、α- 肿瘤坏死因子、刺鼠相关蛋白(AGRP)、前列腺素等,这些因
子会进一步影响许多代谢过程,产生一系列病理生理效应,影响到每一个脏器的功能,进而
产生一系列的并发症。

四、分型

肥胖在临床上可见多种类型,根据病因、脂质分布部位及肥胖指数可分为不同的类型,
具体如下:

(一)根据病因分类

1. 单纯性肥胖 又称特发性肥胖,通常很难找到明确的病因,一般认为是机体能量失
衡,能量摄入多于能量消耗而致使脂肪在体内过量聚集,是多基因参与并与环境因素(饮食
习惯、体力活动等)相互作用的结果。

2. 继发性肥胖 仅占肥胖的 5% 左右,主要是由一些内分泌性疾病、遗传代谢性疾病
或精神性疾病所致,例如 Prader-Willi 综合征、Turner 综合征等。另外,一些药物如类固醇激
素、胰岛素、抗抑郁药物、避孕药等也可启动肥胖的发生。

（二）根据体脂分布分类

1. **全身性肥胖**　全身性肥胖患儿体内脂肪沉积基本上呈均匀性分布,亦称为周围型肥胖,其臀围大于腰围,即梨形身材,青春发育期前的青少年肥胖常常属于这一类型。

2. **向心性肥胖**　腰围≥同年龄同性别儿童腰围的90百分位值（P_{90}）,腰围身高比:男童>0.48,女童>0.46,为向心性肥胖。该类肥胖其危害性较大,更易使人患高血压、糖尿病、高血脂、胆石症、高尿酸血症等疾病。

五、临床诊断标准

（一）临床表现

肥胖可以在任何年龄阶段发生,最常见于婴儿期、5~6岁和青春期,男童的发病率高于女童。最常见的临床表现为体重增长过快,食欲旺盛,运动量减少,易疲劳。重度肥胖的患儿会导致肺通气量不足,造成低氧血症,心脏扩大或出现充血性心力衰竭,甚至猝死。肥胖儿童常伴有自卑、胆怯和孤独等心理障碍。

体格检查:皮下脂肪丰满,分布均匀,重度肥胖者会出现水牛背。皮肤出现黑棘皮,常见于颈部及腋下,严重者可出现皮肤小结。皮肤紫纹或白纹常见于腹部及大腿外侧。肥胖男童常常因小腹及会阴部脂肪堆积,导致阴茎埋藏于脂肪中而形成隐匿性小阴茎。少数重度肥胖患儿因下肢负荷过重可致膝外翻和扁平足。

（二）诊断标准

1. **体重指数法（body mass index, BMI）**　BMI=体重（kg）/身高的平方（m^2）。采用WHO推荐的NCHS标准,当儿童的BMI值在同性别、同年龄 P_{85}~P_{95} 为超重;BMI值在同性别同年龄 P_{95} 以上为肥胖。

2. **身高-体重法**　又称"身高标准体重",当身高（长）的体重在同性别、同年龄段的 P_{85}~P_{97} 为超重,P_{97} 以上为肥胖。

3. **腰围-臀围比（WHR）**　WHR=腰围/臀围,正常比值:男性≤0.9,女性≤0.8。

4. **腰围身高比（WHtR）**　WHtR=腰围/身高,7~16岁正常参考值为女童<0.46,男童<0.48。

5. **皮褶厚度**　测定人体不同部位皮下脂肪的厚度,一般可反应肥胖程度,经常测定的部位有肩胛下、肱二头肌、肱三头肌及腹部。采用CT或MRI测定能比较精确地测量皮下和内脏脂肪的分布和含量,但由于价格昂贵不能作为常规检查的手段。

（三）鉴别诊断

1. **伴有肥胖的遗传性疾病**　如Prader-Willi综合征、Wagr综合征（WAGR syndrome）、Alstrom综合征（Alstrom syndrome, ALMS）、Albright's遗传性骨营养不良症（AHO）、Bardet-Biedl综合征（Bardet-Biedl syndrome, BBS）等遗传病,该类疾病除了有肥胖的临床表现外,通常还会有多系统的损害,包括智力发育障碍等,部分存在家族史,基因检测可进一步明确诊断。

2. **伴有肥胖的内分泌疾病**　如肥胖性生殖无能综合征（Frohlich syndrome）、多囊卵巢综合征（PCOS）、高胰岛素血症、皮质醇增多症及药物性肥胖等,该类疾病所导致的肥胖通常会伴随体内激素、胰岛素等水平的异常,特殊的生化检验及影像学检查有助于鉴别。

3. **其他**　如发作性睡病患儿临床大多可见伴有全身均称性肥胖。通过多次小睡潜伏时间试验、夜间多导睡眠监测、脑脊液下丘脑泌素等检查可以鉴别。

六、并发症与合并症

（一）并发症

1. 代谢紊乱相关并发症　包括胰岛素抵抗和 2 型糖尿病、高脂血症及多囊卵巢综合征。该类疾病若不及时治疗，会导致病情加重，危害生命健康。

2. 心血管并发症　包括高血压、动脉粥样硬化，肥胖儿童发生高血压的风险是非肥胖儿童的 3 倍。

3. 呼吸系统并发症　最常见的有阻塞性睡眠呼吸暂停、肥胖低通气综合征（obesity hypoventilation syndrome, OHS）。其中前者可引起严重的心肺疾病，包括肺心病和肺动脉高压，甚至会有睡眠中窒息的危险。目前一致认为哮喘和肥胖之间也存在着相互作用。

4. 骨骼并发症　包括股骨头骨骺滑脱（SCFE）、胫骨内翻。此外，肥胖患者超负荷的重力长期作用于膝关节，易导致膝关节的机械磨损，进而引发该处的无菌性炎症反应，最终导致膝关节炎。

5. 心理行为并发症　由于年龄及环境的关系，肥胖儿童极易出现焦虑、自卑、敏感、消极的情绪。而心理问题会进一步加重肥胖，形成恶性循环状态。

（二）合并症

1. 非酒精性脂肪肝病　肥胖会导致肝脏脂肪变性及非酒精性脂肪性肝炎，后者可以导致肝脏纤维化、肝硬化，不及时治疗会发展为肝衰竭。

2. 胆石病　肥胖患儿胆固醇增高，易导致血液和胆汁中的胆固醇水平升高，胆囊结石发生率增加。

3. 黑棘皮病　肥胖引起胰岛素抵抗的皮肤特征，也很常见（占 85%~90%）。黑棘皮病症表现为皮肤过度色素沉着、增厚并有皱纹，严重者可出现皮肤小结，通常多见于颈部及腋窝，但在其他皮肤褶皱处，如肘前区域、大腿内侧及腰部也可见。

七、临床治疗

儿童肥胖临床治疗的目的：预防肥胖及肥胖相关并发症的发生。

治疗的目标：促进生长发育、增强有氧能力、提高体质健康水平、控制体脂增长在正常速率范围内，是儿童期体重控制的第一线目的，并非所有的肥胖患儿都需要医学干预，大多都以生活方式干预为主，临床治疗主要包括药物治疗及手术治疗。

（一）药物治疗

根据作用机制的不同，目前治疗肥胖的药物主要分为四类：①能量消耗促进剂：如苯丙胺（Amphetamine）、二硝基酚（Dinitrophenol）、芬佛拉明（Fenfluramine）、麻黄素（ephedra）。②食欲抑制剂：西布曲明。③胰岛素调节剂：利拉鲁肽（Liraglutide）、二甲双胍。④营养吸收抑制剂：奥利司他（Orlistat）。其中能量消耗促进剂以及食欲抑制剂均因副作用大而被禁用。药物治疗不适合儿童和青少年肥胖症，除某些极为个别的病例外。奥利司他（Orlistat）被美国 FDA 批准用于治疗年龄≥12 岁的青少年肥胖症，二甲双胍批准用于≥10 岁的青少年肥胖症。对于合并有糖代谢紊乱的肥胖患儿，经 3 个月有效的生活方式干预后，代谢指标仍无法逆转的 10 岁及以上患儿，建议使用二甲双胍治疗。目前认为二甲双胍对肥胖高胰岛素血症的儿童具有很好的效果，且相对安全。此外，利拉鲁肽是一种非胰岛素类 2 型糖尿病新药，联合低糖饮食和运动可以降低患者的血糖，控制患者体重，被美国 FDA 批准用于

10 岁以上的 2 型糖尿病患者,未来可能会作为一种新型的减肥药物用于治疗青少年肥胖症。

（二）手术治疗

只有满足以下条件时才建议使用外科手术治疗:①患儿青春发育已经达到 Tanner4/5 期,身高已经达到或接近成人身高,且 BMI>40 伴轻度并发症(高血压、血脂异常、中度骨科并发症、轻度睡眠呼吸暂停、非酒精性脂肪性肝炎、继发于肥胖的重度心理困扰);或 BMI>35 伴显著的并发症(2 型糖尿病、中重度睡眠呼吸暂停、假性脑瘤、骨科并发症、非酒精性脂肪性肝炎伴晚期纤维化)。②经过正规方案改变生活方式,使用或未使用药物治疗,极度肥胖和并发症仍持续存在。③心理评定确认家庭单元的稳定性和能力(可能存在肥胖致生活质量受损而造成的心理压力,但患儿并没有潜在的未经治疗的精神疾病)。④患儿有坚持健康饮食和活动习惯的能力。⑤应在能提供必要护理基础设施的儿童减肥手术中心,由经验丰富的外科医生进行手术,手术中心还应包括一个能够长期随访患者及其家庭环境和心理社会需求的团队。

八、康复评定

肥胖的康复评价主要包括对身体结构、身体功能、活动与参与及环境因素的评定;根据评定情况制订相应的治疗方案,其目的既要保证训练的有效性,又要保证安全性。

（一）身体结构的评定

1. 以 BMI 为标准的肥胖程度评定。

2. 心血管、肺脏、骨骼系统的评定。

3. 性腺发育评定

（1）实验室及特殊检查:血清激素水平测定。血清黄体生成素(LH)、卵泡刺激素(FSH)、雌二醇(E2)、泌乳素(PRL)、睾酮(T)等性激素水平。

（2）骨龄:左手包括腕关节 X 线摄片。

（3）超声检查:女孩应查子宫、卵巢、乳腺 B 超,男孩应查睾丸 B 超,可判断乳腺、子宫、卵巢、睾丸的发育程度以及排除器质性病变。

（4）性腺发育评定:常常被忽略,部分肥胖男童会合并小阴茎,故测量男童的阴茎长度及直径是不可忽略的。确诊小阴茎的患儿需进一步做染色体核型分析、SRY 基因检测,必要时进行 DNA 检测。

（二）身体功能的评定

1. 肺功能评定

（1）呼吸功能评定:评定患者呼吸是否吃力。通常观察患者表情,若有鼻翼扩张、脸色苍白、辅助呼吸肌参与、呼吸方式改变、呼吸声异常等。

（2）肺功能检查:包括肺容积、肺通气、弥散功能测定、气道激发试验、气道舒张试验。

1）通过气体稀释法和体积描记法测定或计算肺总量(TLC)、功能残气量(FRC)、残气容积(RV)、肺活量(VC)和残总比(RV/TLC)。

2）肺通气检查包括用力肺活量(FVC)、第一秒用力呼气容积(FEV1)、呼气峰值流速(PEF)、最大自主通气量(MVV)。

3）弥散功能检查:常采用一口气呼吸法肺一氧化碳弥散功能测定(DLCO)。

4）气道舒张试验。

5）严重肥胖所造成的呼吸困难评定：评定呼吸困难严重程度的常用量表有 mMRC 问卷、Borg 量表、WHO 呼吸困难问卷、ATS 呼吸困难评分、基线呼吸困难指数（BDI）、变化期呼吸困难指数（TDI）等。目前对呼吸困难的评定推荐用 mMRC，呼吸重症康复的呼吸困难评定也推荐用 mMRC 问卷。

2. 心功能评定　肥胖患儿心血管并发症多见高血压及动脉粥样硬化，故其评定内容主要包括高血压分级、血管及心脏功能的评定。

（1）高血压分级：目前我国尚无精准的、统一的各年龄肥胖儿童高血压分级标准，暂以欧洲青少年高血压分级标准作为参考。

（2）血管功能异常检测：目前临床上可用的无创性检测手段包括血流介导的血管扩张反应、大小动脉弹性指数（C1、C2）、主动脉脉搏波传导速度（PWV）及桡动脉反射波增强指数（AI）测定等。

（3）心脏功能评定：采用 320 排 CT 测定患者左心舒张与收缩期末容积（EDV、ESV）、射血分数（EF）和每搏输出量（SV）等指标，并与超声心动图测定的相关指标进行比较。

3. 运动功能评定

（1）肌力评定。

（2）6min 步行距离（6MWT）评定。

4. 睡眠功能评定

（1）睡眠呼吸监测：多导睡眠监测系统（PSG）是临床必需和重要的检测手段。

（2）睡眠评定量表

1）主观评定工具：①睡眠日记。②量表评定：常用量表包括匹兹堡睡眠质量指数（PSQI）、睡眠障碍评定量表（SDRS）、失眠严重指数量表（ISI）、Epworth 嗜睡量表（ESS）等。

2）客观评定工具：①多导睡眠图（PSG）；②多次睡眠潜伏期试验（MSLT）；③体动记录仪（actigraphy）。

5. 疼痛评定

（1）单维度评定：视觉模拟评分（visual analogue scale，VAS）、数字评定量表（number rating scale，NRS）、面部表情疼痛量表（faces pain scale，FPS）。

（2）多维度评定：McGill 疼痛调查表（McGill Pain questionnaire，MPQ）、简化 McGill 疼痛问卷表（short-form of McGill Pain questionnaire，SF-MPQ）、疼痛行为评分（behavior pain scale，BPS）、重症监护疼痛观察工具（critical care pain observation tool，CPOT）。

6. 心理评定　韦氏儿童智力量表、儿童行为量表（CBCL）、抑郁自评量表（SDS）、焦虑自评量表（SAS）、汉密尔顿焦虑量表（HAMA）、汉密尔顿抑郁量表（HAMD）、90 项症状清单（SCL-90）、初中生社会适应能力量表。

九、康复治疗

（一）康复治疗原则

肥胖症是一种多病因、多系统受累的临床综合征，预防和干预治疗涉及肥胖人群的个体差异、社会因素、生活环境等多个方面。肥胖患儿防治干预计划的制订，不仅要以患儿在身体、心理和行为等各个方面表现出来的问题为依据，还要根据其在学校、家庭及社会中所担当的角色和承受的任务，制订康复治疗的方案和目标。

儿童肥胖的康复治疗原则和目标，以运动康复为基础，以行为矫正为关键，培养科学、正确、合理的生活方式为理念,制订肥胖儿童、家长、教师和医务人员共同参与的综合治疗方案。在保障、促进儿童正常生长发育(特别是线性发育)的前提下,合理控制体重,提高有氧运动能力,增强体质健康;保证心肺等脏器功能正常,降低各种合并症、并发症的发生。

(二)康复治疗方法

1. 生活方式干预　生活方式的干预是预防和治疗肥胖的基础疗法,包括饮食干预、运动疗法、日常行为的干预。美国 New Hampshire 儿童肥胖专家组曾推荐"5-2-1-0"儿童肥胖行为干预模式,"5-2-1-0"行为干预内容:①"5"代表每天吃 5 个成年人拳头大小的蔬菜和水果;②"2"代表每天看电视、玩计算机等静态活动时间(不包括上课时间)不超过 2h;③"1"代表每天中高强度体力活动时间达到 1h;④"0"代表不喝含糖饮料。

(1)饮食干预

1)营养均衡:饮食要多元化,保证维生素、矿物质及微量元素的摄入,保证营养均衡,同时要避免高热量、低营养物质的摄入。

2)规律饮食:儿童要保证一日三餐的规律进食,不能暴饮暴食,要严格控制患儿进食量,即控制摄入的热量,大致计算出患儿每天摄入的总热量,在满足生长发育需要的前提下,减肥初期减少总热量的 1/5 或 1/4,循序渐进,直至其达到年龄所需维持热量(表 20-1)。

表 20-1　肥胖儿童各年龄每天的摄入热量

年龄/岁	维持期热量/(kcal·d⁻¹)	
	男	女
5	1 350	1 300
6	1 400	1 370
7	1 600	1 450
8	1 650	1 500
9	1 750	1 600
10	1 800	1 700
11	1 900	1 800
15	2 400	2 100
18	2 500	2 200

注:1cal=4.186 8J。

3)保证正常的生长发育:在保证儿童生长发育所需营养的前提下,逐渐减少总热量的摄入,选取低热量、低糖、低脂肪、高蛋白、适量维生素、微量元素的饮食。

4)控制食欲的方法:①饭前 15min 左右喝 1~2 杯水,增加饱腹感;②就餐时细嚼慢咽,控制进食速度,更容易获得饱腹感;③多吃含纤维较多的蔬菜和粗粮,因其热量少,也容易产生饱腹感,如菠菜、辣椒、豆类、生菜等;④清淡饮食。

(2)运动疗法:制订合理的运动处方,在保证安全的前提下,严格执行。①运动强度:运动强度一般为逐步增加,运动时心率维持在各年龄最大心率的 60%~80%,学龄儿童一般需达到 140~160 次/min,青春期控制在 120 次/min,每次持续运动时间达到 1~2h;②运动频率:每周至少运动 5 天;③持续时间:以 1h 平均消耗热能 350kcal 为宜;④运动方式:多以全身性运动为主,如跑步、游泳、骑车、爬楼梯等;⑤运动时间:运动至少 30~60min,可分为 10min 一节;以下午或晚上为宜;⑥运动分类:通常都提倡有氧运动,以中、低强度为宜。通常包括全身性的有氧耐力运动,低强度的肌肉力量练习,舒缓柔和的柔韧性练习等。

表 20-2　各种运动形式所消耗的热量

运动项目	热能消耗 /kcal	运动项目	热能消耗 /kcal
缓慢步行(4km/h)	260	快走(8km/h)	640
缓慢上山(4km/h)	350	快步上山(8km/h)	700
步行上楼梯(1h)	1 050	骑自行车	500
步行下楼梯(1h)	420	打乒乓球	260
穿衣、淋浴(1 次)	120	游泳	650
读书、写字(1h)	114	打网球	500

注:1cal=4.186 8J。

（3）行为矫正:行为矫正的目的是改变肥胖儿童及青少年不健康的行为与习惯,需要家长以身作则,并与医务人员一起对孩子进行心理疏导、拒绝诱惑、实行监督、给予鼓励、抵制和反对伪科学和虚假的商业性"减肥"宣传等,帮助其建立健康的生活方式来达到控制体重的目的。典型的行为矫正干预疗法包括以下主要内容:①制订目标;②监控和评定;③自我强化和反馈;④抵制诱惑和解决问题。

2. 肺功能康复　应进行呼吸再训练的教育,以帮助患儿调节呼吸频率,减少呼吸窘迫感。加深患儿对正确呼吸技巧的认识。

（1）运动训练:包括上肢运动训练和下肢运动训练,是提高运动耐力的一种重要训练方法。应该强调患儿运动的益处,制订个人运动计划,鼓励患儿养成良好的运动习惯。

1）上肢运动训练:①手摇车训练,手摇车训练以无阻力开始,5W 增量,运动时间为 20~30min,速度为 50r/min,以运动时出现轻度气急、气促为宜;②提重物训练,手持重物,开始 0.5kg,以后渐增至 2~3kg,作高于肩部的各个方向活动,每活动 1~2min,休息 2~3min,每天 2 次,监测以出现轻微的呼吸急促及上臂疲劳为度。

2）下肢运动训练:①包括有氧训练和抗阻训练;②每天一次至每周二次不等,达到靶强度的时间 10~45min;训练安排包括准备活动、训练活动、结束活动 3 部分。

（2）呼吸肌训练:①增强吸气肌练习,用一抗阻呼吸器(为一具有不同粗细直径的内管)使在吸气时产生阻力开始练习 3~5min,每天 3~5 次,以后练习时间可增加至 20~30min,以增加吸气肌耐力;②增强腹肌练习,患儿取仰卧位,腹部放置沙袋作挺腹练习,开始为 1.5~2.5kg,以后可以逐步增加至 5~10kg,每次腹肌练习 5min,也可仰卧位作两下肢屈髋屈膝,两膝尽量贴近胸壁的练习,以增强腹肌。

（3）膈肌体外反搏呼吸法:刺激电极位于颈胸锁乳突肌外侧,锁骨上 2~3cm 处(即膈神经处);先用短时间低强度刺激,当确定刺激部位正确时,即可用脉冲波进行刺激治疗;每天 1~2 次,每次 30~60min。

3. 心功能康复　以运动为基础的康复训练可以提高心功能不全患者的运动能力、骨骼肌和呼吸肌功能、生活质量,并减少抑郁症状与心血管危险因素。

（1）耐力有氧运动训练：耐力有氧运动训练可以是连续的也可以是间歇性的。连续性的耐力有氧训练要求至少有 20min 的轻度或中度疲劳感，通常在轻度至中度或高强度下进行能量产量稳定的有氧运动时，允许患者进行长时间的训练，最理想的是 30~60min。间歇性的有氧训练要求患者进行 0~4min 的中度至高强度（50%~100% 峰值运动能力）训练，然后 0~3min 的低强度运动量或者休息，两阶段交替进行。

（2）肌肉阻力 / 力量的运动训练（RST）：是一种针对特定的反对力量进行肌肉的收缩训练，只是有氧耐力运动训练的补充，不能替代。

（3）其他运动训练：如散步、骑自行车、跑步、游泳，有效改善心衰患者的心功能和提高生活质量，还包括传统运动治疗，如太极、气功和瑜伽。

4. 骨骼并发症康复　康复遵守早发现、早治疗的原则，对患处进行按摩、复位，可以适当使用绑带、踝足矫形器、膝-踝-足矫形器、脊柱或胫骨支具等，需要根据病情与患儿和家长沟通。对于胫骨内翻一般需要通过 4~8 次的连续矫形，最后使用支具治疗，前 3 个月全天穿戴，以后只在睡眠时使用，持续 2~3 年。严重者可行外科手术干预。

5. 中医康复治疗

（1）针刺疗法

1）以祛湿化痰，通经活络为原则。取手足阳明经、足太阴经穴为主，采用局部取穴为主结合辨证选穴。

①腹部：中脘、下脘、气海、关元、天枢、大横、滑肉门、大巨八穴围针。

②四肢部：上肢取双侧曲池、支沟、臂臑；下肢取双侧风市、足三里、阴陵泉、丰隆、三阴交；腰部双侧带脉、五枢与维道穴。

2）随证配穴

①胃热滞脾证：选胃经、脾经及大肠经为主，取内庭、上巨虚、公孙、支沟、合谷。

②气滞血瘀证：选任脉及胆、脾经为主，取太冲、肝俞、期门、曲泉、膻中、膈俞。

③脾肾阳虚证：选肺、脾、肾经为主，取肾俞、脾俞、关元、太溪。

④脾虚不运证：选脾经为主，取脾俞、胃俞、水分、太白、地机、大包穴。

⑤阴虚内热证：选膀胱、肾经为主，取肝俞、肾俞、关元、太溪。

毫针针刺每天 1 次，每次留针 30min，留针期间 10min 行针 1 次，以患者能耐受为度，实证用提插捻转泻法，虚证用提插捻转补法，在毫针基础上可以施以电针，10 天为 1 个疗程，疗程期间休息 2 天。

（2）推拿疗法：以足阳明胃经、手阳明大肠经、足太阴脾经为主。

湿热型肥胖常用穴位包括脾穴、大肠穴、小肠穴、八卦穴、板门穴、小天心穴等。

脾虚型肥胖以补脾经、补胃经为主，按揉足三里、中脘，摩腹，揉板门，运内八卦，推四横纹。

（3）中药熏蒸：辨证选取中草药进行熏蒸，借助药力和热力直接作用于需减肥或者可以起到减肥目的的熏蒸部位，如腹部、背部、三阴交等。治疗时间为 20~30min，以患者周身温暖为宜。

（4）中药药浴：辨证选取中草药水煎剂，或成方研成粉末与热水混匀，让患者浸泡其中以达到治疗目的的一种康复方法。治疗时间为每天 1 次，每次 10~15min，30 天为 1 个疗程。

（5）艾灸疗法：艾灸主穴有中脘、水分、天枢、关元、曲池、阴陵泉、丰隆、太冲。胃肠积热常配上巨虚、内庭；脾胃虚弱常配以脾俞、足三里；肾阳亏虚则配以肾俞、关元。施以温和灸和艾灸盒施灸,以局部皮肤潮红为度,每天 1 次,10 次为 1 个疗程。

（6）埋线疗法：主穴取中脘、水分、双侧天枢、大横、带脉、水道、支沟、阴陵泉、足三里、丰隆、三阴交。配穴取局部阿是穴；痰湿内阻加脾俞、胃俞；胃肠腑热加曲池、内庭；肝郁气滞加肝俞、太冲；脾肾阳虚加脾俞、肾俞、关元。选取 9~11 个穴位,交替埋线,忌沐浴,8h 内保持穴位处干燥,每 10~15 天治疗 1 次,3 次为 1 个疗程,共 2 个疗程。

（7）揿针疗法：又称皮内针、埋针法。取穴：天枢、滑肉门、中脘、水分、阴陵泉、丰隆、带脉、脾俞、胃俞。1 周治疗 3 次,12 次为 1 个疗程,连续治疗 3 个疗程。

（8）经络导平疗法：在肥胖治疗中的配穴处方可参照针刺疗法处方,辨证取 3~6 个相应穴,12 次为 1 个疗程。针对肥胖所引起的膝关节疼痛,以阿是穴或疼痛病变附近穴位作为主穴。

（9）耳穴疗法：取口、脾、胃、肺、三焦、神门、内分泌、皮质下、渴点、饥点,每次选用5~8 个穴位,毫针刺法,或埋针法、压丸法,其间嘱咐患者餐前或有饥饿感时,自行按压穴位2~3min,以增强刺激。

6. 心理治疗　包括认知 - 行为疗法、家庭疗法以及精神分析疗法。

十、康复护理

1. 护理评定　①了解患儿既往病史及其病情进展情况；②评定患者的生命体征等基本情况。

2. 护理措施　①环境护理：保持家庭、病房环境舒适；②饮食护理：低脂低糖低盐,清淡饮食；③基础护理；④病情监测：监测患者的生命体征、心肺功能；观察有无呼吸困难的表现；⑤防止继发感染：针刺等创伤性康复治疗过程中注意无菌操作；⑥心理护理：减少患者心理负担,做好患儿的心理安抚工作,时常鼓励。

3. 健康宣教　①生活起居保持室内空气清新,温湿度适宜。增强体质,避免刺激食欲的各种诱因,避免疲劳,情绪激动等不良因素刺激；②饮食根据患儿肥胖轻重及其对饮食护理要求不同,给予相应的指导；③休息与活动：根据患儿的情况指导患儿合理的活动和休息计划；④情志调理,保持沟通。

4. 康复指导　参照临床医生给患儿制订的康复治疗方案给予监督及指导。

十一、预防

肥胖发生的环境因素包括社会、家庭、饮食、运动、睡眠、心理压力等多个方面,因此儿童肥胖预防计划应是以学校为基础、有社区和整个家庭参与的整体计划。

（一）一级预防

目的在于消除或尽可能减少引起肥胖的病因,预防合并症及并发症的发生,主要包括以下几个方面：①卫生教育和营养指导；②产前和围产期保健（劝阻孕妇饮酒吸烟、避免或停用对胎儿生长发育有不利影响的药物）；③肥胖家族史筛查；④加强学前教育和早期训练。

（二）二级预防

目的在于早期发现肥胖患儿合并症及并发症,尽可能在症状未出现之前,作出诊断,进行早期干预,主要包括以下几个方面：①对有肥胖家族史的新生儿进行随访,定期评定,监测身高、体重,早期发现,及时干预；②对学龄前儿童定期进行健康检查（体格、营养、精神心理发育、心肺功能、性器官及运动、睡眠等）。二级预防主要在于早期发现并给予特殊处理。

（三）三级预防

目的在于出现并发症及合并症之后，应采取综合治疗措施，正确诊治疾病，防止其进一步影响生活及学习、工作。

十二、预后

儿童肥胖病的预后与肥胖的程度、是否伴有并发症密切相关。由于儿童青少年肥胖有41%~80%会发展为成人肥胖，65%的肥胖儿童到成年期后会发展成Ⅲ度肥胖（BMI≥40kg/m²），并会引起与肥胖有关的成人疾病早期发生，造成成人非传染性疾病患病率和死亡率的增加，严重威胁人类健康。单纯性肥胖儿童如能及时纠正不良生活习惯和饮食习惯、增加活动量，使体重下降、早期的并发症得到及时控制，预后良好。反之，并发症逐渐形成，随年龄增长而并发症增多，则严重影响其生存预后和生活质量。

（郑　宏　罗飞宏　董关萍）

参 考 文 献

［1］张娜，马冠生.《中国儿童肥胖报告》解读［J］.营养学报，2017，39（06）：530-534.

［2］侯金倩，牟善文.多因素干预对肥胖儿童体质影响综述研究［J］.当代体育科技，20，18（1）：254，256.

［3］黄琪，陈瑞，梁凤霞.肥胖的遗传基因与表观遗传修饰机制［J］.华中科技大学学报（医学版），2018，47（05）：138-141.

［4］李晓南.关注儿童青少年肥胖相关并发症的监测和指导［J］.中国儿童保健杂志，2018，26（12）：7-9.

［5］金悠悠，孙伯青，杨菊，等."治未病"思想在穴位揿针埋针配合针刺疗法治疗单纯性肥胖症中的临床应用［J］.世界最新医学信息文摘，2019，19（08）：205-206.

［6］李辉，刘刚，刘乃刚，等.电针与减肥仪对中心性肥胖影响的对照研究［J］.时珍国医国药，2017（04）：139-141.

［7］胡珂，陆志强.肥胖的药物、手术和介入治疗［J］.世界临床药物，2018，39（03）：199-203.

［8］王莉，尹春燕，肖延风，等.肥胖儿童膳食结构及营养素摄入情况分析［J］.中国儿童保健杂志，2018，26（10）：1130-1133.

［9］武亮，郭琪，胡菱，等.中国呼吸重症康复治疗技术专家共识［J］.中国老年保健医学，2018，16（05）：3-11.

［10］杨月欣，苏宜香，汪之顼，等.中国学龄前儿童膳示指南（2016）［J］.中国儿童保健杂志，2017，25（04）：325-327.

［11］中华医学会儿科学分会内分泌遗传代谢学组，中华医学会儿科学分会心血管学组，中华医学会儿科学分会儿童保健学组，等.中国儿童青少年代谢综合征定义和防治建议［J］.中华儿科杂志，2012，50（6）：420-422.

［12］支涤静，沈水仙.肥胖的危害及预后［J］.中国全科医学，2003，（04）：282-283.

［13］国家卫生计生委疾病预防控制局.《中国居民营养与慢性病状况报告》（2015）［R］.北京：人民卫生出版社，2015.

［14］周双，李晓彤，李维，等.儿童肥胖国际研究热点的文献计量分析［J/OL］.中国儿童保健杂志，2020，28（4）：1-5.

［15］Liu Deruo, Wen Huanshun, He Jie, et al. Society for Translational Medicine Expert Consensus on the preoperative assessment of circulatory and cardiac functions and criteria for the assessment of risk factors in patients with lung cancer［J］. J Thorac Dis, 2018, 10: 5545-5549.

［16］Lurbe Empar, Agabiti-Rosei Enrico, Cruickshank J Kennedy, et al. 2016 European Society of Hypertension guidelines for the management of high blood pressure in children and adolescents［J］. J Hypertens, 2016, 34: 1887-1920.

［17］Pratt J S A, Browne A, Browne N T, et al. ASMBS Pediatric Metabolic and Bariatric Surgery Guidelines, 2018［J］. Surgery for Obesity & Related Diseases, 2018, 14（7）: 882-901.

［18］Valerio Giuliana, Maffeis Claudio, Saggese Giuseppe, et al. Diagnosis, treatmet and prevention of pediatric obesity: consensus position statement of the Italian Society for Pediatric Endocrinology and Diabetology and the Italian Society of Pediatrics［J］. Ital J Pediatr, 2018, 44: 88.

［19］Hales CM, Fryar CD, Carroll MD, et al. Trends in Obesity and Severe Obesity Prevalence in US Youth and Adults by Sex and Age, 2007-2008 to 2015-2016［J］. JAMA, 2018, 319（16）: 1723-1725.

［20］Styne Dennis M, Arslanian Silva A, Connor Ellen L, et al. Pediatric Obesity Assessment, Treatment, and Prevention: An Endocrine Society Clinical Practice Guideline［J］. J Clin. Endocrinol Metab, 2017, 102: 709-757.

［21］Toplak H, Woodward E, Yumuk V, et al. 2014 EASO Position Statement on the of Anti-Obesity Drugs［J］. Obesity Facts, 2015, 8（3）: 166-174.

［22］NCD Risk Factor Collaboration. Worldwide trends in body-mass index, underweight, overweight, and obesity from 1975 to 2016: a pooled analysis of 2416 population-based measurement studies in 128·9 million children, adolescents, and adults［J］. Lancet, 2017, 390（10113）: 2627-2642.

［23］Shehadeh N, Daich E, Zuckerman-Levin N. Can GLP-1 Preparations Be Used in Children and Adolescents With Diabetes Mellitus?［J］Pediatr Endocrinol Rev, 2014, 11（3）: 324-327.

［24］Tamborlane WV, Barrientos-Pérez M, Fainberg U, et al. Liraglutide in Children and Adolescents With Type 2 Diabetes［J］. N Engl J Med, 2019, 381（7）: 637-646.